Med 624
KRU

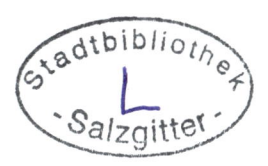

Die Kraft der wertvollsten Pflanzenöle

Bildnachweis:

Cover: fotolia.de/rangizzz: Cover

iStockphoto.com: Seite 5, 8, 19, 40, 47, 51, 57, 92, 98, 112, 116, 119, 120, 123

fotolia.de: Seite 10, 45, 61, 69, 75, 83, 96, 108

dreamstime.com: Seite 13, 15 u., 17, 21, 27, 28, 30, 34, 37, 43, 44, 46, 48, 55, 59, 62, 65, 71, 73, 79, 85, 86, 87, 89, 91, 95, 97, 103, 105, 107, 115, 125, 127, 128, 130, 136, 137

Tina Krupalija: Seite 15 o.

feeling GmbH: Seite 14, 22, 25, 39, 49, 52, 63, 67, 68, 77, 81, 111, 126, 129, 133, 134, 135, Autorenfoto Krupalija

Christine Wurnig: Autorenfoto Karner

Impressum:

ISBN 978-3-70880624-2

Copyright:	Kneipp-Verlag GmbH und Co KG
	A-1010 Wien, Lobkowitzplatz 1
	www.kneippverlag.com
	www.facebook.com/KneippVerlagWien
Autorinnen:	Mag. Tina Krupalija, Ingrid Karner
Lektorat:	Anke Weber
Grafik:	Linea.art, Wien
Umschlaggestaltung:	Katrin Steigerwald, Hamburg
Druck:	Theiss GmbH, A-9431 St. Stefan

Printed in Austria

1. Auflage, April 2014

Hinweis:

Der vorliegende Buchinhalt beruht auf gründlicher Recherche und eigenen Erfahrungen der Autorinnen. Die Empfehlungen in diesem Buch können die Betreuung durch einen Arzt/eine Ärztin bzw. einen Therapeuten/eine Therapeutin nicht ersetzen. Alle Angaben, Empfehlungen und Informationen sind ohne jegliche Verpflichtung oder Garantie der Autorinnen. Zu den Angaben der angeführten Produkte kann weder seitens der Autorinnen noch seitens des Verlages eine Gewähr übernommen werden. Halten Sie bei Bedarf Rücksprache mit dem Arzt/der Ärztin oder mit dem Therapeuten/der Therapeutin Ihres Vertrauens. Alle Inhalte sind urheberrechtlich geschützt.

Tina Krupalija, Ingrid Karner

Die Kraft der wertvollsten Pflanzenöle

Arganöl, Kokosöl, Wildrosenöl & Co

kneipp verlag
WIEN

Geschichte, Einkauf, Wirkung

Warum sind Pflanzenöle so wichtig für den Menschen?
Fette – Grundbausteine des menschlichen Organismus ... 10
Nüsse und Samen – Urnahrung des Menschen ... 10
Bedeutung von Ölen und Fetten für den Menschen – geschichtlicher Rückblick ... 11
Die Rolle der nativen Pflanzenöle heute ... 14
Moderne Gewinnungsmöglichkeiten ... 15
  Kaltpressung von fetten Pflanzenölen ... 16
  Warmpressung oder Heißpressung von fetten Pflanzenölen ... 16
  Lösungsmittelextraktion von fetten Pflanzenölen ... 16
  Hochdruckextraktion mit flüssigem Kohlendioxid (CO_2) ... 18
  Raffination ... 18
Was ist beim Einkauf von Pflanzenölen zu beachten? ... 20
  Qualitätshinweise ... 20
  Bezeichnung von Ölen ... 20
  Basisöl – Wirkstofföl – Mazerat ... 22

Essentielle Fettsäuren und ihre Bedeutung für den Menschen ... 23
Pflanzenfett oder Pflanzenöl – Definitionen ... 23
  Pflanzliches, tierisches, ätherisches oder mineralisches Öl – was ist der Unterschied? ... 23
Aufbau und molekulare Struktur von Pflanzenfetten und -ölen ... 23
  Triglyceride ... 23
  Weitere Inhaltsstoffe nativer Öle (Fettbegleitstoffe) ... 24
  Löslichkeit in Wasser ... 24
  Aufbau und Struktur von Fettsäuren: gesättigt oder ungesättigt? ... 26
  Was sind Omega-Fettsäuren? ... 26
  Fettsäure-Spektren auf einen Blick ... 29
  Was sind Trans- bzw. Cis-Fettsäuren? ... 34
Bedeutung von Fettsäuren in der Ernährung ... 34
Bedeutung von Fettsäuren in der Kosmetik ... 37
  Haltbarkeit und richtige Lagerung ... 37
Die Jodzahl (Iodzahl) – was bedeutet „trocknend"? ... 38
Wozu benötigt man eine CAS-Nummer? ... 38
Spreitverhalten ... 39

Porträts

Arganöl ... 42
Calophyllum- oder Tamanuöl ... 45
Granatapfelsamenöl ... 47
Hanfsamenöl ... 49
Himbeersamenöl ... 52
Johanniskrautöl ... 54
Jojoba (Jojobawachs) ... 57
Kakaobutter ... 60
Kokosöl ... 63
Leinsamenöl ... 66
Macadamianussöl ... 69
Mandelöl süß ... 72
Nachtkerzensamenöl ... 75
Passionsfruchtkernöl ... 78
Sanddornfruchtfleischöl ... 80
Schwarzkümmelöl ... 84
Sheabutter ... 87
Wildrosenöl ... 90

Anwendungstipps

Native Pflanzenöle zum Kochen und Backen ... 94
Ernährungsphysiologische Bedeutung von Fetten ... 94
Aufgaben der Speiseöle ... 96
Temperaturen in der Küche ... 96
  Frittieren ... 98
  Braten ... 98
  Backen ... 98
Anwendung in der heißen Küche ... 101
Anwendung in der kalten Küche ... 102

Pflanzenöle für die Psyche ... 106
Einleitung ... 106
Biologische Grundlagen des Menschen ... 106
  Das zentrale Nervensystem ... 106
  Das Neuron ... 106
  Die Gliazellen ... 108
  Die Rolle der Fette für das zentrale Nervensystem ... 108

Fette Pflanzenöle und Stoffwechsel	109
Hauptaufgaben von Pflanzenfetten	109
Aufnahme fetter Pflanzenöle über die Nahrung bzw. als Nahrungsergänzung	109
Omega-3-Fettsäuren	110
Wirkung ungesättigter Fettsäuren auf weitere psychische Störungen	117
Aggressives Verhalten	117
Aufmerksamkeitsdefizit-Hyperaktivitätssyndrom (ADHS)	117
Entwicklungsstörungen bei Kindern	118
Bipolare Störung	118

Pflanzenöle zur Hautpflege 121

Unser größtes Organ: die Haut	121
Die Funktionsweise der Haut	121
Der Aufbau der Haut	121
Haare, Haut und Co. (Hautanhangsgebilde)	122
Wohltuend für die Haut: Massagen und Einreibungen	122
Massagearten	122
Wichtiges rund um Massageöle	124
Von Kopf bis Fuß – Körperpflege mit Pflanzenölen	126
Gesichtsöle	126
Augenpflege	127
Haarmasken	128
Körper-/Massageöle	128
Hand- und Fußpflege	130
Pflegebalsam zur Fußpflege	130

Duftende Geschenke aus der Natur – ätherische Öle 131

Wesentliche Unterschiede zu einem fetten Öl oder Pflanzenfett	131
Was sind Extrakte, Absolues oder Resinoide?	131
Was sind Chemotypen (Abkürzung „ct.")?	131
Was ist beim Einkauf ätherischer Öle zu beachten?	131
Steckbriefe	132

Index	138
Literaturquellen	140

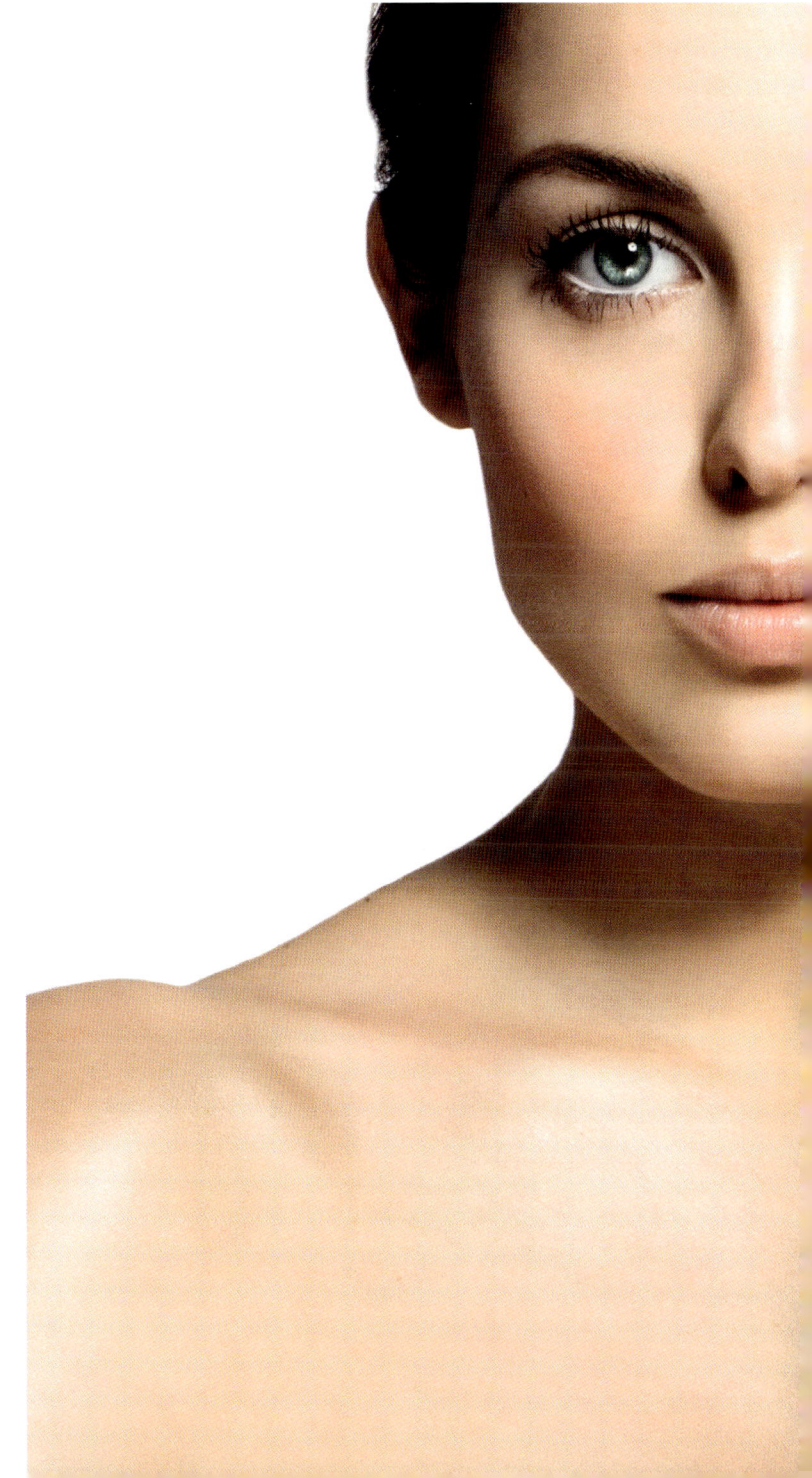

Danksagung

Die Anwendung nativer Pflanzenöle mit deren positiver Wirkung auf den gesamten Organismus wurde von unseren Vorfahren schon seit je her praktiziert und das Wissen darüber auch von Generation zu Generation weitergegeben. Heute bestätigt die moderne Wissenschaft die kraftvolle Wirkung dieser traditionellen Heilmittel. Unsere Kenntnisse verdanken wir sowohl unseren Großeltern und Eltern, die das Wissen an uns weitergegeben haben, als auch den wissenschaftlichen Untersuchungen bzw. Erkenntnissen zahlreicher Experten, die uns geschult haben.

Besonderer Dank gilt dem gesamten Kneipp-Verlags-Team für die kooperative und erfolgreiche Zusammenarbeit. Weiters möchten wir der Firma feeling GmbH ganz herzlich danken – sie unterstützt uns stets mit Qualitätsanalysen, Informationen und hochwertigen Pflanzenölen bzw. Fetten bei unserer Arbeit.

Der größte Dank gilt aber unseren Familien, die uns die Zeit für die Umsetzung dieses Projekts geschenkt und uns somit ermöglicht haben, dieses Buch zu schreiben: Danke Finn, Zoe und Ingo! Danke Anna-Lena und Bernhard!

Tina Krupalija
Ingrid Karner

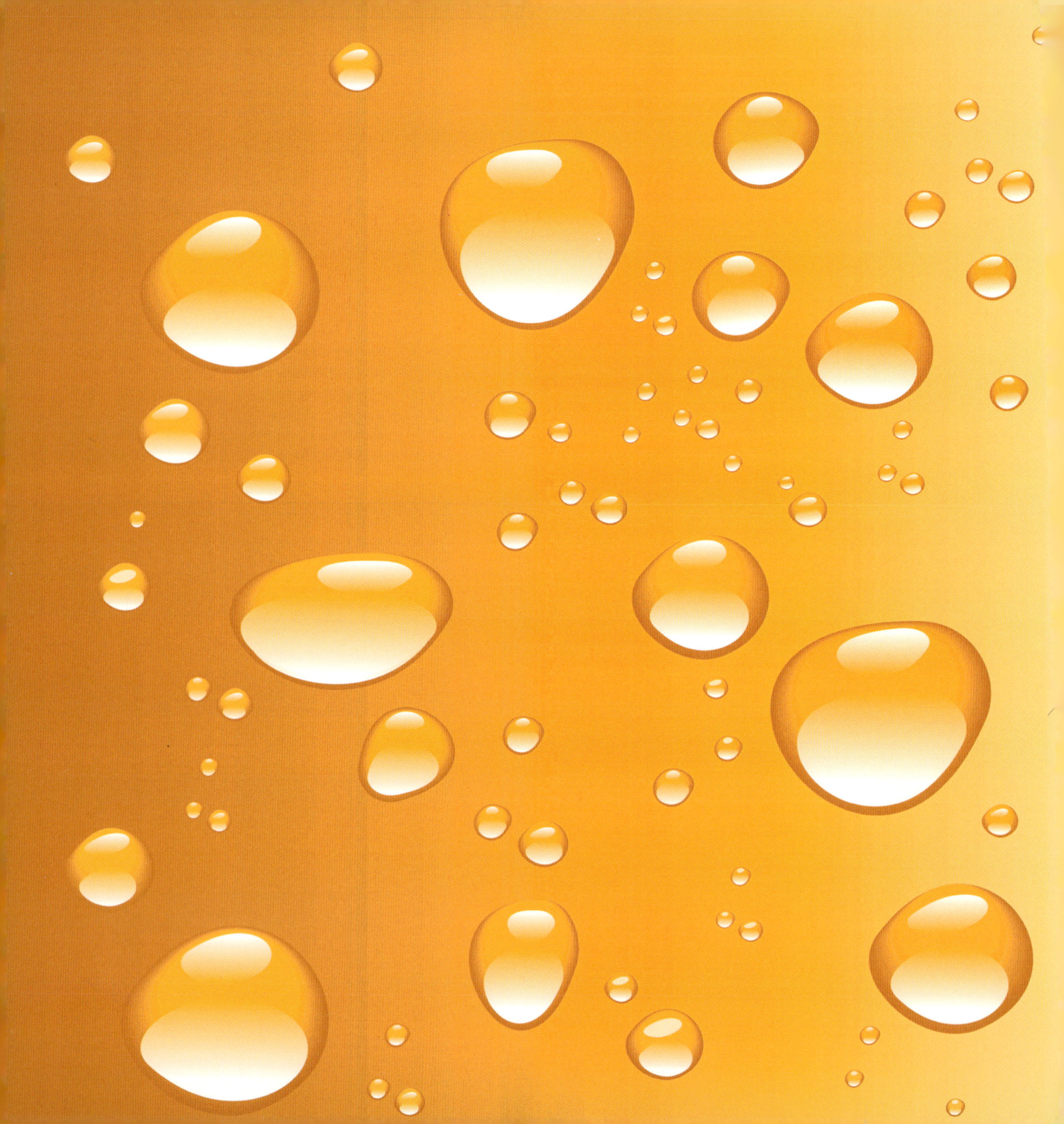

Geschichte ←
Einkauf ←
Wirkung ←

Fette sind Grundbausteine des menschlichen Körpers. Das wussten schon unsere Vorfahren: Nüsse und Samen, in denen diese kraftvollen Substanzen enthalten sind, galten als Urnahrung des Menschen. In den letzten Jahren wurde die positive Wirkung essentieller Fettsäuren auf unseren Organismus durch intensive Forschung und zahlreiche Publikationen wiederentdeckt. Alle Menschen – auch Säuglinge und sehr alte Menschen – profitieren vom qualitätsbewussten Einsatz nativer Pflanzenöle sowohl in der Ernährung als auch in der Hautpflege. Die richtige Wahl beim Einkauf, der korrekte Einsatz und die richtige Lagerung sind maßgeblich für den Erfolg. In diesem Buch finden Sie eine Übersicht über 18 wertvolle Pflanzenöle bzw. -fette.

Hinweis: Die Angaben und Empfehlungen sind auf die detailliert beschriebenen Öle im Buch abgestimmt. Selbstverständlich gibt es noch eine Vielzahl anderer wertvoller Pflanzenöle und -fette, die entweder alternativ oder ergänzend eingesetzt werden können.

Warum sind Pflanzenöle so wichtig für den Menschen?

Öle und Fette sind Stoffwechselprodukte, die v. a. in den Nüssen, Samen und Keimlingen enthalten sind. Sie dienen den Pflanzen u. a. als Energiespeicher und als Lockmittel für Tiere zur Verbreitung der Samen. Der Samen ist jenes kleine, wertvolle „Päckchen", das jede Pflanze seinem Keimling für ein gutes Gedeihen mitgibt. Im Samen steckt alles, was die neue Pflanze für den perfekten Start ins Leben braucht: die geballte Lebenskraft der Natur.

Genau jene Energie tut auch dem Menschen gut. Wir können die Lebenskraft der Pflanzen nutzen, um unsere Gesundheit und unser Wohlbefinden zu fördern.

Fette – Grundbausteine des menschlichen Organismus

Fette sind Grundbestandteile des menschlichen Körpers. Sie dienen der Aufrechterhaltung des Organismus und sind ausgesprochen wichtig für jegliche Abläufe und Vorgänge im Körper. Wichtig ist es jedoch, gesunde, native Pflanzenöle zu sich zu nehmen, d. h. hochwertige Fette und Öle mit einem ausgewogenen Fettsäurespektrum sowie den wertvollen Fettbegleitstoffen, die wir nur in nativen Ölen finden können.

Hinweis: Als natives Öl bezeichnet man ein naturbelassenes, kaltgepresstes Öl bester Qualität (siehe Seite 20).

Der Mensch hat schon immer Fette über seine Nahrung aufgenommen, sei es über Pflanzen, Samen und Beeren, Fisch oder Fleisch. Kein Wunder, denn Kohlenhydrate, Eiweiße und Fette gehören zu unseren Energielieferanten und sind von entscheidender Bedeutung für die Leistungsfähigkeit und Gesundheit unseres Körpers. Unsere Nahrung ist sozusagen unser „Input" und muss alle Stoffe enthalten, die für den Aufbau und Erhalt der Körpersubstanz, geregelte Organfunktionen sowie die Deckung des Energiebedarfs notwendig sind.

Nüsse und Samen – Urnahrung des Menschen

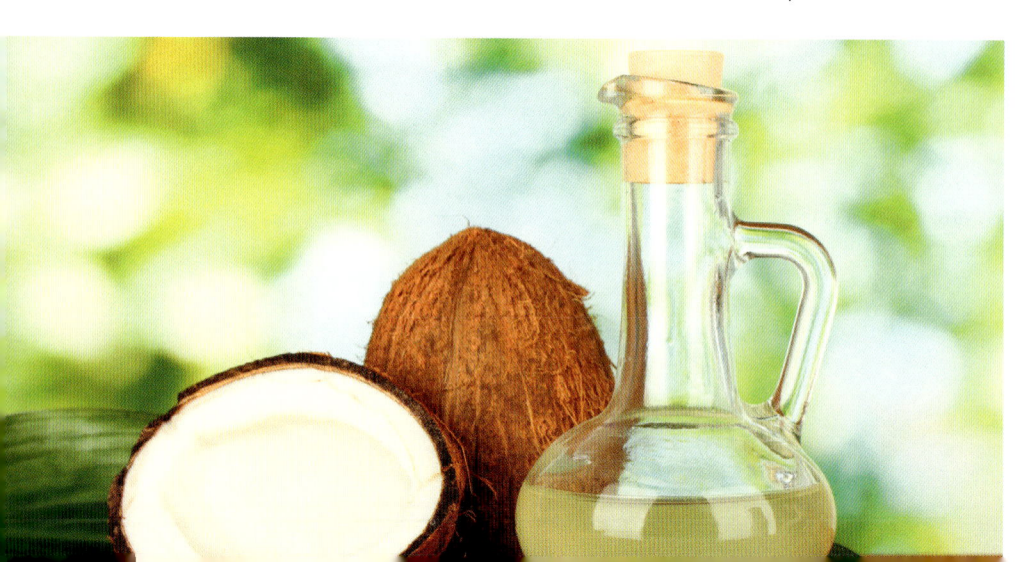

Der menschliche Körper entstand durch evolutionäre Anpassung. Wenn wir davon ausgehen, dass jene Ernährung, die am besten an den menschlichen Körper angepasst ist, die gesündeste ist, so sehen wir die enorme Bedeutung von Früchten, Nüssen und Samen. Sowohl Zähne und Kauapparat als auch der Verdauungstrakt sind ursprünglich nicht auf die Verarbeitung von Fleisch oder Pflanzen ausgelegt, sondern auf die Verdauung von Früchten aller Art, wie Beeren, Samen, Getreide, Wurzeln und Knollen – so wie sich der Homo sapiens vor ca. 100.000 Jahren ernährte.

Erst vor ca. 50.000 Jahren lernte der Mensch Werkzeuge zu benutzen und entwickelte sich durch den Gebrauch von Pfeil und Bogen zum Jäger. Erst zu diesem Zeitpunkt begann der Mensch vermehrt Fleisch zu essen. Aber innerhalb dieser Zeitspanne konnte sich der menschliche Körper, insbesondere der Verdauungsapparat, nicht völlig umstellen und sich an derart geänderte Ernährungsweisen anpassen.

Wir waren ursprünglich also weder Fleisch- noch Allesesser: Der Homo sapiens scheint auf Grund seiner anatomischen Grundlagen ein Früchteesser zu sein.

Bedeutung von Ölen und Fetten für den Menschen – geschichtlicher Rückblick

Fette und Öle waren schon immer Teil unserer Ernährung. Um Fette und Öle jedoch bewusst nutzen zu können, waren gewisse technische Voraussetzungen notwendig. So musste das Öl aus den Samen gepresst, gestampft oder gemahlen werden und das Fett erlegter Tiere ausgeschmolzen werden. Letzteres wurde erst möglich, als die Menschen lernten, Feuer zu machen. Um dann gewonnene Fette und Öle auch lagern zu können, brauchte man Gefäße aus Ton.

Im **Mittelmeerraum und Asien** verwendete man schon sehr früh verschiedene Öle für die Ernährung, Gesundheit und Schönheit. Insbesondere Oliven und Sesam galten als wichtige Öllieferanten.

In der **Bibel** kommt dem Öl an vielen Stellen eine wichtige Bedeutung zu. Chrisam, das Salböl der katholischen Kirche, bestehend aus Olivenöl und wohlriechenden Balsamen, wird bei der Taufe, Firmung oder Priesterweihe ebenso verwendet wie zur Krankensalbung. Und auch als Handelsgut hatte Öl damals einen hohen Stellenwert.

Plinius der Ältere beschrieb zur Zeit um Christi Geburt die Gewinnung von Olivenöl durch Auspressen der reifen Früchte zwischen Schraubenpressen. Man verwendete also bereits damals Hilfsmittel zur effektiven Ölgewinnung. Im Römischen Reich spricht man sogar von einer „Fetttechnologie", die im gesamten Mittelmeerraum bekannt war. Ausgrabungen zeigen ganze Verarbeitungsanlagen bestehend aus Ölmühlen, Ölpressen, Ölläden und Öllagerräumen.

In **Mitteleuropa** nutzte man Bucheckern, um daraus Öl zu pressen. Größere Höfe hatten Ölmühlen oder Ölpressen und stellten damit ihr eigenes Öl her. Durch den Bedarf an Öl entwickelte sich im Laufe des 16. Jahrhunderts der Beruf des Ölmüllers, der für die Bevölkerung deren Saat zu Öl presste. Das Öl wurde durch Mahlen, Stampfen oder Pressen gewonnen. Etwas später wurden Verfahren wie die Schraubenpresse entwickelt, welche durch Wind- und Wasserkraft betrieben wurden. In weiterer Entwicklung nutzte man später hydraulische Pressen zur Ölgewinnung. Ab Mitte des 19. Jahrhunderts konnten Öle und Fette schließlich mittels Lösungsmittelextraktion gewonnen werden.

Die beiden **Weltkriege** in der ersten Hälfte des 20. Jahrhunderts waren Zeiten der Not und Entbehrungen. Den Kriegen folgte eine Phase des Aufschwungs. Damit verbunden waren ein schneller Anstieg der Bevölkerung sowie die Gruppierung in den Städten (Urbanisierung). Die Herstellung und Produktion von Ölen und Fetten musste angepasst werden. Native Pflanzenöle, welche relativ instabil sind und nur von kurzer Haltbarkeit, passten nicht mehr in das völlig neue Verteilersystem für Lebensmittel in den Städten. Um Fette länger haltbar zu machen, wurden Techniken zur Härtung von Fetten entwickelt, was z. B. zur Hochkonjunktur der Margarine führte.

Was jedoch erst später bekannt wurde und ins Bewusstsein der Menschen rückte: Diese gehärteten Fette enthalten sogenannte Trans-Fettsäuren oder Transfette, die durch Erhitzen der Öle entstehen (siehe Seite 34). Diese Transfette stehen heute im Verdacht, sich unvorteilhaft in die menschliche Zellmembran einzubauen und krebserregend zu wirken.

Exkurs: Johanna Budwig – die „Flaxlady"

Schon Johanna Budwig (1908–2003) kam zu der Einsicht, dass Transfette schädlich sind, doch leider wurde sie nicht ernst genommen bzw. von der Lebensmittel-Lobby in ihrer Arbeit gehindert.

Johanna Budwig promovierte in Physik beim so genannten „Fettpapst" Hans Paul Kaufmann und forschte auf dem Gebiet der Fettchemie. Sie verfeinerte das Verfahren der Papierchromatographie, das die Analyse von verschiedenen Fettsäuren selbst kleinster Fettmengen ermöglicht, und entwickelte eine Methode, um den „Grad der Ungesättigtkeit" der Fettsäuren zu bestimmen.

Schnell fand Budwig heraus, dass das Leinsamenöl eine der bedeutendsten Quellen hochungesättigter Fettsäuren ist. Ebenso stellte sie fest, dass die Erhitzung von Ölen sowie andere chemische Eingriffe (wie wir sie bei der Fetthärtung in der Margarineherstellung kennen) verheerende Auswirkungen auf das Öl und in weiterer Folge auf den menschlichen Körper haben.

Budwig untersuchte neben dem Blut gesunder Probanden auch frisch operierte Krebsgeschwulste auf deren Gehalt an Fetten und Fett-Eiweiß-Verbindungen. Immer klarer wurden ihr die Auswirkungen der industriell veränderten Fettsäuren für den menschlichen Organismus. Doch die Margarineindustrie unterband ihre Arbeit. Budwig durfte ihre Erkenntnisse nicht mehr veröffentlichen und musste auch ihre Arbeit am Bundesinstitut für Fettforschung in Münster niederlegen. Die „Flaxlady", wie Budwig gerne genannt wird, trat immer für ihre Meinung ein, doch erst in den vergangenen Jahren gewann ihre Forschung wieder Beachtung, da nun die Folgen der schädlichen Transfette offensichtlich wurden und somit erneut ins Visier der Wissenschaft gelangten.

In den Kriegsjahren und der Nachkriegszeit ging es in erster Linie um das „Sich-Ernähren". Um zu überleben, musste genug Nahrung vorhanden sein. Doch bereits in den 60er und 70er Jahren stand dies nicht mehr so sehr im Vordergrund.

Die „fetten Jahre" begannen und plötzlich drehte sich alles um das „Genießen". Die Menge der Nahrung war nicht mehr entscheidend, man hatte genug von allem. Was nun zählte, war das Geschmackserlebnis der Lebensmittel.

Den entscheidenden Wandel brachte das **„Gesundheitszeitalter"** mit sich, das mit der Jahrtausendwende seinen Anfang nahm. Plötzlich wollten alle gesund, fit und schlank sein. In den Köpfen der Menschen begann sich zu verankern: Fett macht fett. Und so wurde versucht, Fette und Öle möglichst vom Speiseplan zu eliminieren.

Die Folgen sehen wir noch heute bei einem Streifzug durch den Supermarkt: Produktbezeichnungen wie „fettarm" bis „fettfrei", „kalorienarm" und „light", wohin das Auge reicht. Doch das Paradoxon unserer Zeit: Obwohl wir uns viel mit Ernährung beschäftigen, unzählige Diäten entwickeln, Light-Produkte verwenden, nehmen die Menschen trotzdem stetig zu.

> **INFO:** Gemessen am BMI (Body Mass Index) ist in Österreich über die Hälfte der Bevölkerung übergewichtig bis adipös. Bei den Männern sind 43 % übergewichtig, 12 % adipös, bei den Frauen werden laut Statistik 29 % als übergewichtig, 13 % als adipös eingestuft. In absoluten Zahlen sind damit in Österreich 860.000 Menschen ab 15 Jahren fettleibig.
>
> *Quelle: „Österreichische Gesundheitsbefragung 2006/07", www.statistik.at*

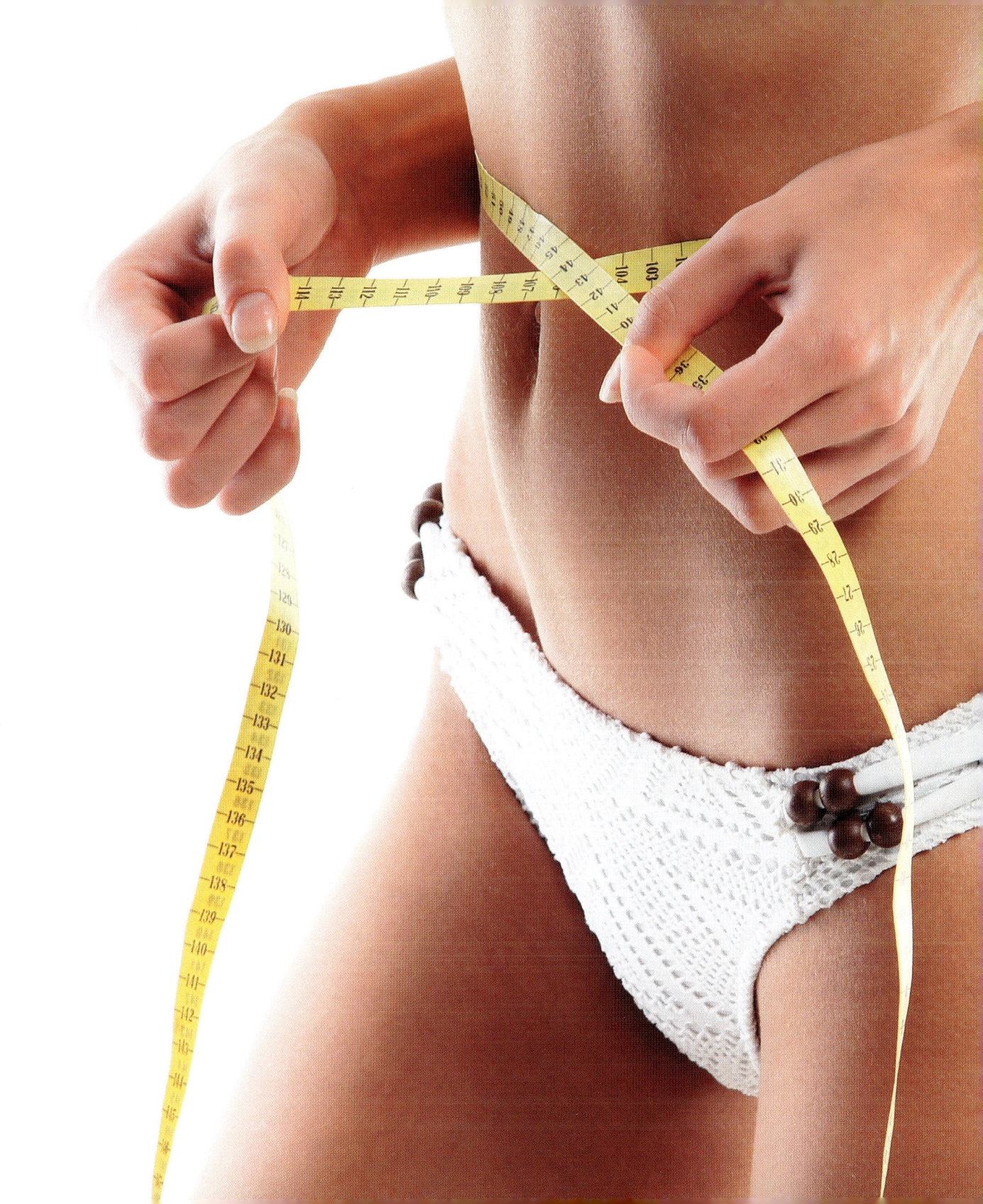

Bedenklich zeigt sich auch, dass immer mehr Kinder und Jugendliche unter Fettleibigkeit leiden. Die mit Übergewicht zusammenhängenden Folgeerkrankungen wie kardiovaskuläre Erkrankungen, Diabetes mellitus, Tumorerkrankungen, hormonelle Störungen, Gelenkschäden, vorzeitiger Verschleiß der Wirbelsäule und nicht zu vergessen reaktive Depressionen und soziale Probleme dürfen auch nicht außer Acht gelassen werden.

Übergewicht sowie viele damit zusammenhängende Krankheiten haben ihre Ursache in falscher Ernährung. Es ist jedoch der falsche Weg, Fette grundsätzlich zu verdammen. Fett ist nicht gleich Fett. Gesunde Fette dienen dem Menschen. Sie sind „essentiell" – also lebenswichtig.

Die Rolle der nativen Pflanzenöle heute

In neuerer Zeit lässt sich der Trend beobachten, dass durch steigendes Körperbewusstsein, Umweltbewusstsein, intensive Befassung mit Mensch und Gesundheit mehr Wert auf Natürlichkeit und Nachhaltigkeit gelegt wird. Naturreine, native Pflanzenöle zur Ernährung sind physiologisch wie auch psychologisch enorm wichtig.

Immer mehr wissenschaftliche Studien zeigen klar, dass native Pflanzenöle mit ihren ungesättigten Fettsäuren und den vielfältigen Fettbegleitstoffen sehr wichtig für die gesunde Entwicklung des Menschen sind – vom Embryo bis zum älteren Menschen.

Ausblick

Gesunde Fette und Öle sollten unbedingt stärker in die Ernährung und Pflege eingebaut werden: native Pflanzenöle aus Bio-Anbau, schonend gewonnen und reich an ungesättigten Fettsäuren sowie sekundären Pflanzenstoffen, die die Öle so individuell in Geschmack, Geruch und Wirkung machen.

Sowohl innerlich als auch äußerlich dienen native Pflanzenöle der Gesunderhaltung und Regeneration von Körper und Geist, denn sie haben einen positiven Einfluss auf unsere Haut und Gefäße, Immunsystem, Nervensystem und Hormonhaushalt. Die weitreichende Bedeutung nativer Pflanzenöle ist uns vermutlich noch gar nicht im vollen Ausmaß bewusst …

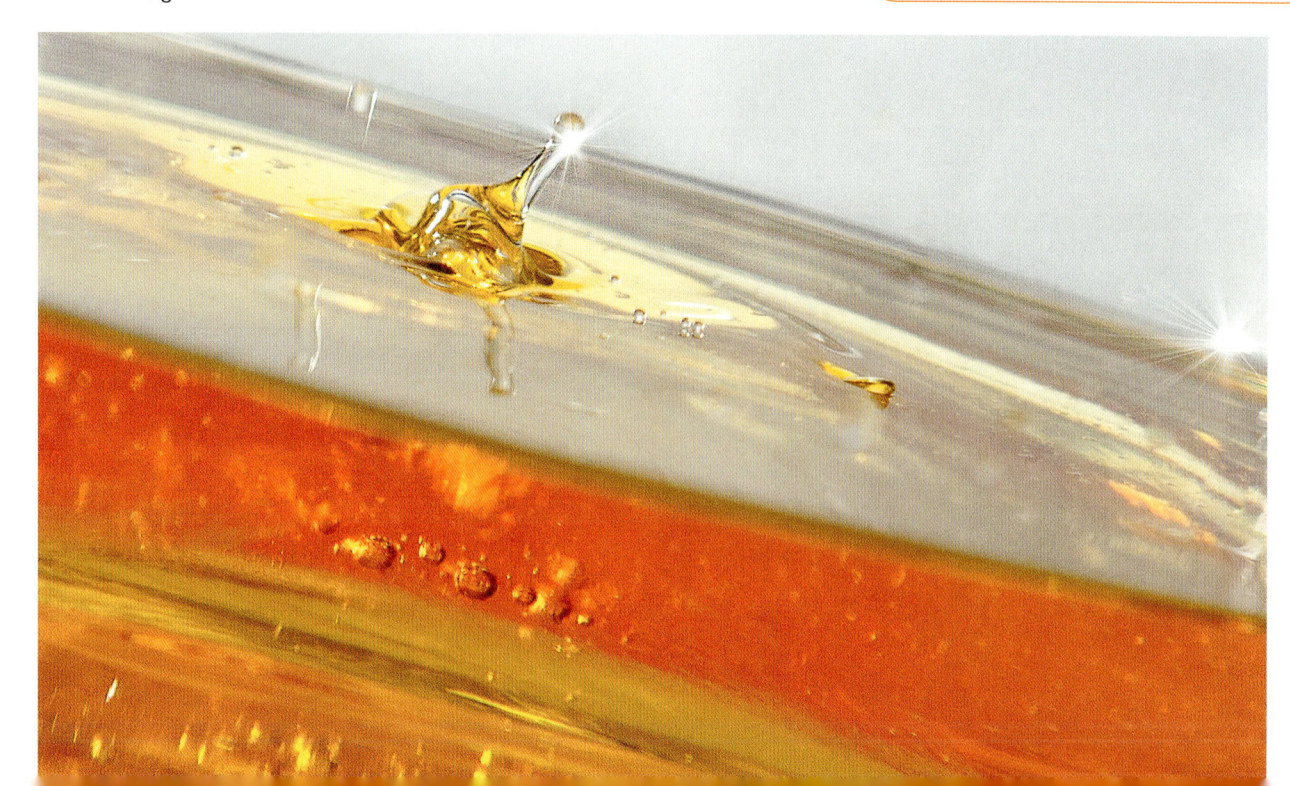

Gewinnung und Einkauf von Pflanzenölen und Pflanzenfetten

Fette Pflanzenöle können durch Pressung oder Extraktion der Samen und Nüsse von Pflanzen gewonnen werden. Doch je nach Herstellungsverfahren erhalten wir unterschiedliche Qualitäten von Ölen. Im vorliegenden Buch sprechen wir ausschließlich von hochwertigen, nativen Pflanzenölen, denn nur jene enthalten die angegebenen Inhaltsstoffe mit entsprechender Wirkung auf Gesundheit und Schönheit.

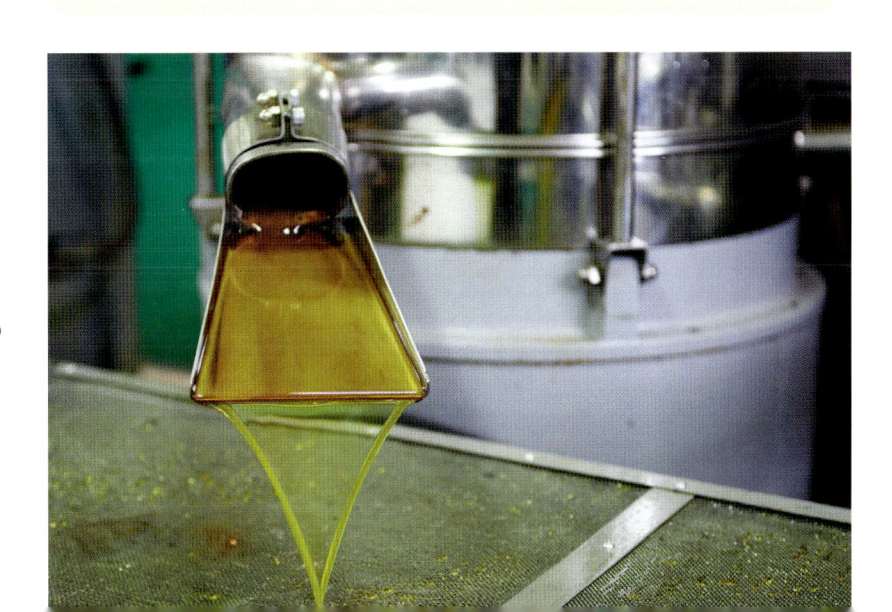

Hinweis: Im Gegensatz zu fetten Pflanzenölen sind ätherische Öle stark duftende Gemische aus vielen Stoffen, bestehend aus Terpenen und Phenylpropanen, die sich in der Luft verflüchtigen (siehe Seite 131).

Die Gewinnung und die Anwendung fetter Pflanzenöle haben eine lange Tradition. Schon sehr früh wurde die Wichtigkeit dieses Energielieferanten entdeckt und auch genutzt. Einfache Möglichkeiten zur Ölgewinnung sind Ölmühlen und Ölpressen.

Auch heute werden hochwertige native Pflanzenöle noch nach dem einfachen Grundprinzip des (Aus-)Pressens bzw. Ausquetschens gewonnen, denn nur so erhalten wir alle wertvollen Inhaltsstoffe wie ungesättigte Fettsäuren und Fettbegleitstoffe.

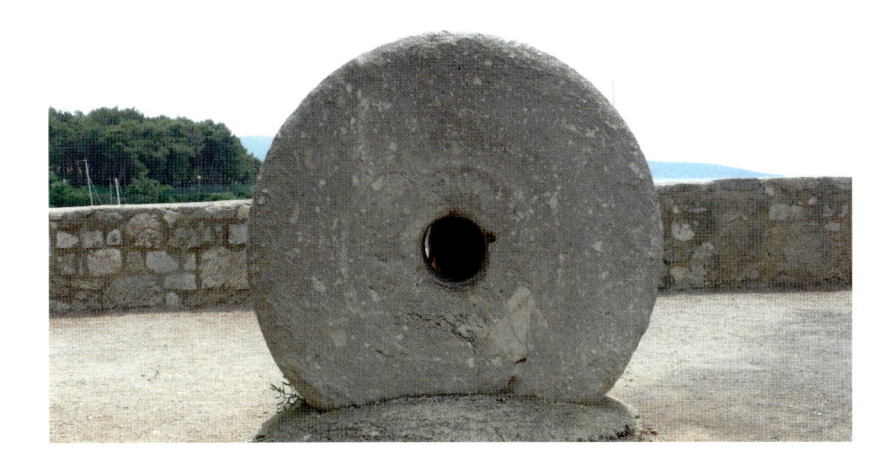

Moderne Gewinnungsmöglichkeiten

INFO:
- Kaltpressung ⟶ sehr empfehlenswert
- Warmpressung/Heißpressung ⟶ bedingt empfehlenswert
- Lösungsmittelextraktion ⟶ nicht empfehlenswert
- Hochdruckextraktion mit Kohlendioxid (CO_2) ⟶ sehr empfehlenswert
- Raffination ⟶ nicht empfehlenswert

Kaltpressung von fetten Pflanzenölen

Die Kaltpressung von Pflanzenölen ist ein rein mechanisches Verfahren. Das native Pflanzenöl wird mit Hilfe von Pressen, z. B. einer Schneckenpresse, aus dem Saatgut herausgepresst. Anschließend wird es lediglich gefiltert, um Schwebepartikel zu entfernen und ein klares Öl zu gewinnen. Diese Filterung erfolgt durch Absetzung der Partikel und anschließendes Abschöpfen, Zentrifugieren oder Filtern mit Papier- oder Stoff-Filtern. Es finden jedoch keine chemischen Schritte statt. Vor der Pressung wird das Saatgut möglicherweise zu einem Brei zermahlen, je nach Pflanze.

Auch bei der Kaltpressung von Ölen entstehen auf Grund des mechanischen Drucks Temperaturen von bis zu 75 °C. Es werden jedoch keine Temperaturen von außen zugeführt, um so die Ausbeute zu erhöhen. Besonders hochwertige native Pflanzenöle werden jedoch bei Temperaturen von maximal 45 °C gewonnen. Mit dem sehr schonenden Verfahren der Kaltpressung erhalten wir ein hochwertiges, naturbelassenes Pflanzenöl mit all seinen wertvollen Inhaltsstoffen. Es hat je nach Pflanze einen charakteristischen Geschmack, Geruch und Farbe. **Jedes naturbelassene Öl ist einzigartig in seinen Eigenschaften und seiner Wirkung.**

Auch bei der Kaltpressung wird natürlich versucht, den Gewinn bzw. den Ertrag an Öl nach Möglichkeit zu erhöhen. So wird der Presskuchen, der so genannte Trester, nach der ersten Pressung nochmals in heißem Wasser eingeweicht und ein zweites, eventuell auch ein drittes Mal gepresst. Die Qualität des Öls ist von Pressung zu Pressung abnehmend.

TIPP: Der Verbraucher erkennt hochwertige Pflanzenöle an den Bezeichnungen „nativ", „kaltgepresst" oder „unraffiniert".

Hinweis: Früher sprach man von „kaltgepressten Ölen", doch auf Grund des so genannten Pressdruckes und infolge der dabei entstehenden Temperaturen im Saatgut wird heute vorwiegend von „nativen Ölen" gesprochen.

Warmpressung oder Heißpressung von fetten Pflanzenölen

Die Warm- bzw. Heißpressung erfolgt im Grunde mit denselben Methoden wie die Kaltpressung, jedoch wird das Saatgut erhitzt und anschließend gepresst. Dies hat den Vorteil, mehr Öl aus den Samen gewinnen zu können – die Ausbeute beträgt bis zu 85 %. Zudem wird das Öl dünnflüssiger.

Allerdings gelangen bei der Heißpressung oft Stoffe in das Öl, welche Farbe, Geruch und Geschmack negativ beeinträchtigen können. Darüber hinaus bilden sich bei Temperaturen über 150 °C schädliche Transfette (siehe Seite 34). Diese Stoffe können nur mittels Raffination aus dem Öl entfernt werden, was das Öl relativ wertlos für den Menschen macht.

Durch Heißpressung erhalten wir also große Mengen Öl, das jedoch für die Gesundheit des Menschen nicht so zuträglich ist wie kaltgepresstes Öl.

Hinweis: Heißgepresste Öle haben meist keine bestimmte Bezeichnung. Der Verbraucher erkennt diese Öle, indem die Deklaration „nativ" oder „kaltgepresst" fehlt.

Lösungsmittelextraktion von fetten Pflanzenölen

Die höchste Ausbeute an Öl erhalten wir mittels Lösungsmittelextraktion. Bis zu 99 % des Ölgehaltes der Pflanze kann durch eine chemische Extraktion gewonnen werden. Als Lösungsmittel dienten früher Schwefelkohlenstoff, Benzol oder Benzin, heute wird zur Lösungsmittelextraktion fast ausschließlich Hexan verwendet – ein starkes Nervengift. Aus dieser Extraktion erhalten wir ein so genanntes Rohöl, das für den Menschen ungenießbar ist. Zudem sind die giftigen Lösungsmittel nur schwer aus dem Öl herauszubekommen.

Bei der Lösungsmittelextraktion ist eine anschließende Raffination des Öls notwendig, die jedem Öl all seine wertvollen Inhaltsstoffe entzieht.

Hinweis: Pflanzenöle, die mittels Lösungsmittelextraktion gewonnen werden, haben keinen gesundheitsfördernden Wert für den Menschen.

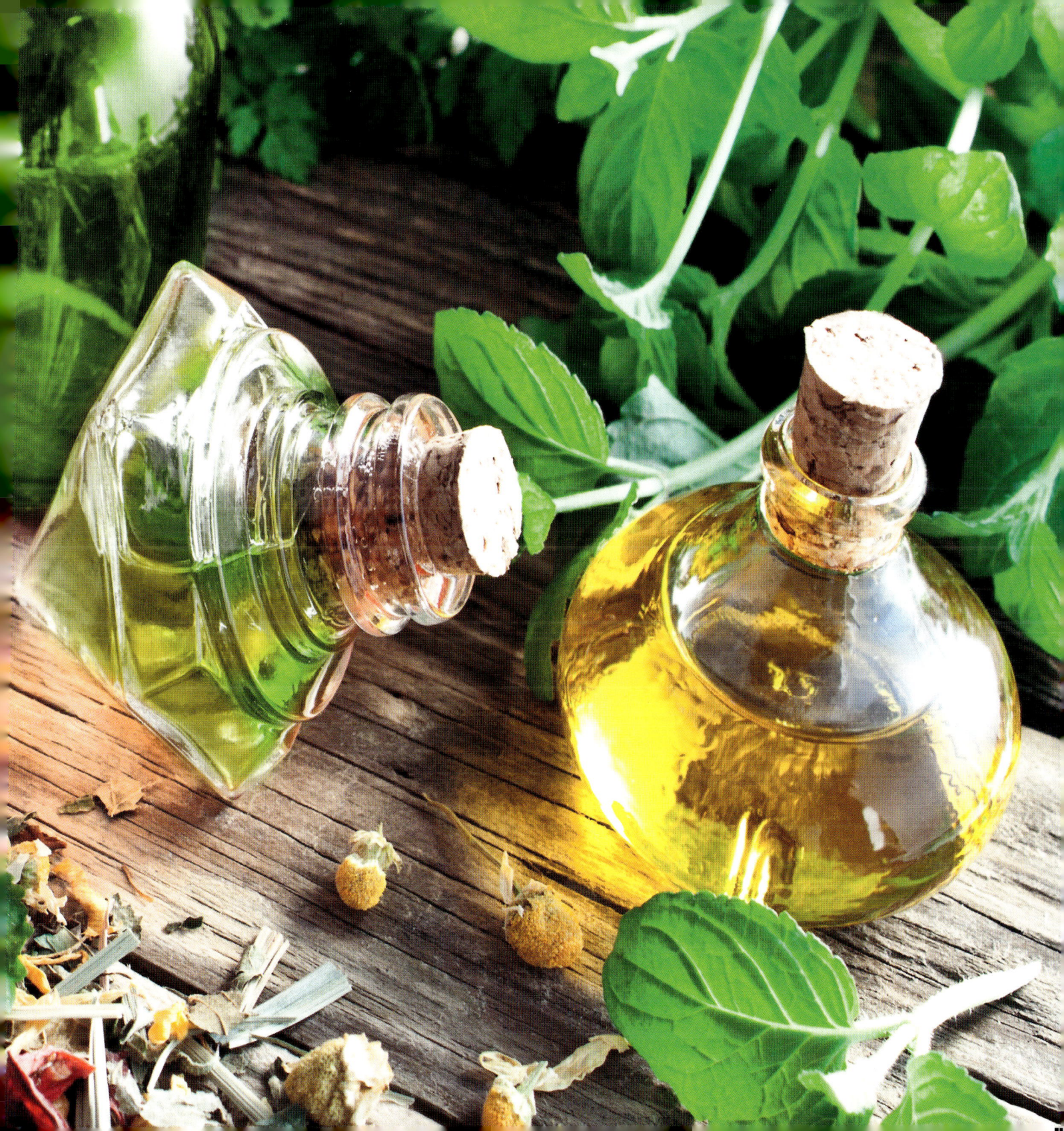

Hochdruckextraktion mit flüssigem Kohlendioxid (CO_2)

Die Kohlendioxidextraktion ist ein aufwändiges Verfahren zur schonenden Gewinnung von Pflanzenölen. Das Öl wird mittels Hochdruckextraktion mit überkritischem Kohlendioxid (CO_2) gewonnen – das klingt zwar hochtechnisch und etwas angsteinflößend, ist jedoch im Moment die sauberste und schonendste Art der Gewinnung von nativen Pflanzenölen.

Hinweis: Überkritisches Kohlenstoffdioxid ist Kohlenstoffdioxid in flüssigem Zustand.

Kohlendioxid (CO_2) ist ein natürlicher Stoff, der bei der Atmung entsteht, während der Photosynthese in Pflanzen umgesetzt wird und mit ca. 0,03 % auch ein Bestandteil der Luft ist. Und genau jenes CO_2 kann in modernen Extraktionsprozessen als Lösungsmittel verwendet werden. Es wird unter hohem Druck flüssig und kann als Lösungsmittel verwendet werden. Dabei ist es absolut ungiftig, umweltschonend einsetzbar und kann rückstandsfreie (Natur-)Extrakte von sehr hoher Qualität liefern. Die Extrakte werden bei niedrigen Temperaturen sowie unter Ausschluss von Sauerstoff gewonnen und sind somit sehr hochwertig und rein.

Kohlendioxidextrakte werden in der Nahrungsmittelindustrie, in der Parfümerie, im kosmetischen Bereich sowie in der Pharmazie verwendet. Ätherische Öle wie auch fette Pflanzenöle können mittels CO_2-Hochdruckextraktion gewonnen werden und sind mittlerweile ein wichtiger Teil der Aromapflege und Aromakunde.

Die Hochdruckextraktion funktioniert mit überkritischem CO_2 (supercritical CO_2). Durch enormen Druck (von 150–500 bar) und Kühlung wird Kohlenstoffdioxid so weit komprimiert, dass es flüssig wird. In einem Kessel mit dem Saatgut (meist getrocknet und gemahlen) wird unter Hochdruck das flüssige CO_2 durch die zerkleinerten Samen geleitet und dabei das Öl aus dem Saatgut gelöst. In weiterer Folge muss lediglich der Druck verringert werden, das CO_2 wird wieder gasförmig, kann zu 100 % aus dem Öl entfernt werden und so für den nächsten Extraktionsvorgang wiederverwertet werden. Was zurückbleibt, ist ein sehr reines, reichhaltiges natives Pflanzenöl, das durch das saubere Gewinnungsverfahren unter Ausschluss von Sauerstoff auch sehr gut haltbar ist.

Raffination

Einige Fette und Öle werden der chemischen Raffination unterzogen, um sie von unerwünschten Farb-, Geruchs- und Geschmacksstoffen zu „reinigen". Diese „Reinigung" erfolgt in mehreren Schritten:

- **Entschleimung:** Durch Zugabe von Phosphorsäure werden die Fettbegleitstoffe (wie z. B. Lecithin) entfernt.
- **Entsäuerung:** Behandlung mit Alkalien, wodurch freie Säuren gebunden und durch nachfolgendes Waschen entzogen werden.
- **Bleichung:** Farbstoffe (wie z. B. Carotinoide) werden mithilfe von festen Adsorbtionsmitteln wie Aluminiumsilikaten, Aktivkohle oder Bleicherde aus dem Öl entfernt.
- **Desodorierung:** Eine im Vakuum durchgeführte Wasserdampfdestillation trennt unerwünschte Aromastoffe ab. Dabei wird das Öl für mehrere Stunden auf über 250 °C erhitzt. Hierbei können auf Grund der Erhitzung die natürlichen so genannten Cis-Fettsäuren in schädliche Trans-Fettsäuren umgewandelt werden (siehe Seite 34).

Durch die Raffination werden ungesättigte Fettsäuren in gesättigte Fettsäuren umgewandelt und Fettbegleitstoffe aus dem Öl entfernt. Auch Schadstoffe wie Pestizide, Schwermetalle und Schimmelreste werden mittels Raffination entfernt. Nach der Raffination werden die Öle jedoch häufig wieder eingefärbt und manchmal bestimmte Fettbegleitstoffe (z. B. Vitamine) hinzugefügt. Wir erhalten ein geruchsneutrales, geschmacksneutrales Öl. Die Vorteile der Raffination sind eine bessere Lagerungsfähigkeit, eine längere Haltbarkeit und erhöhte Hitzeverträglichkeit.

Hinweis: Raffinierte Öle sind weitgehend geruchslos und geschmacklos. Sie haben keinen gesundheitlichen Wert für den Menschen, da alle wertvollen Fettsäuren sowie Fettbegleitstoffe entfernt wurden.

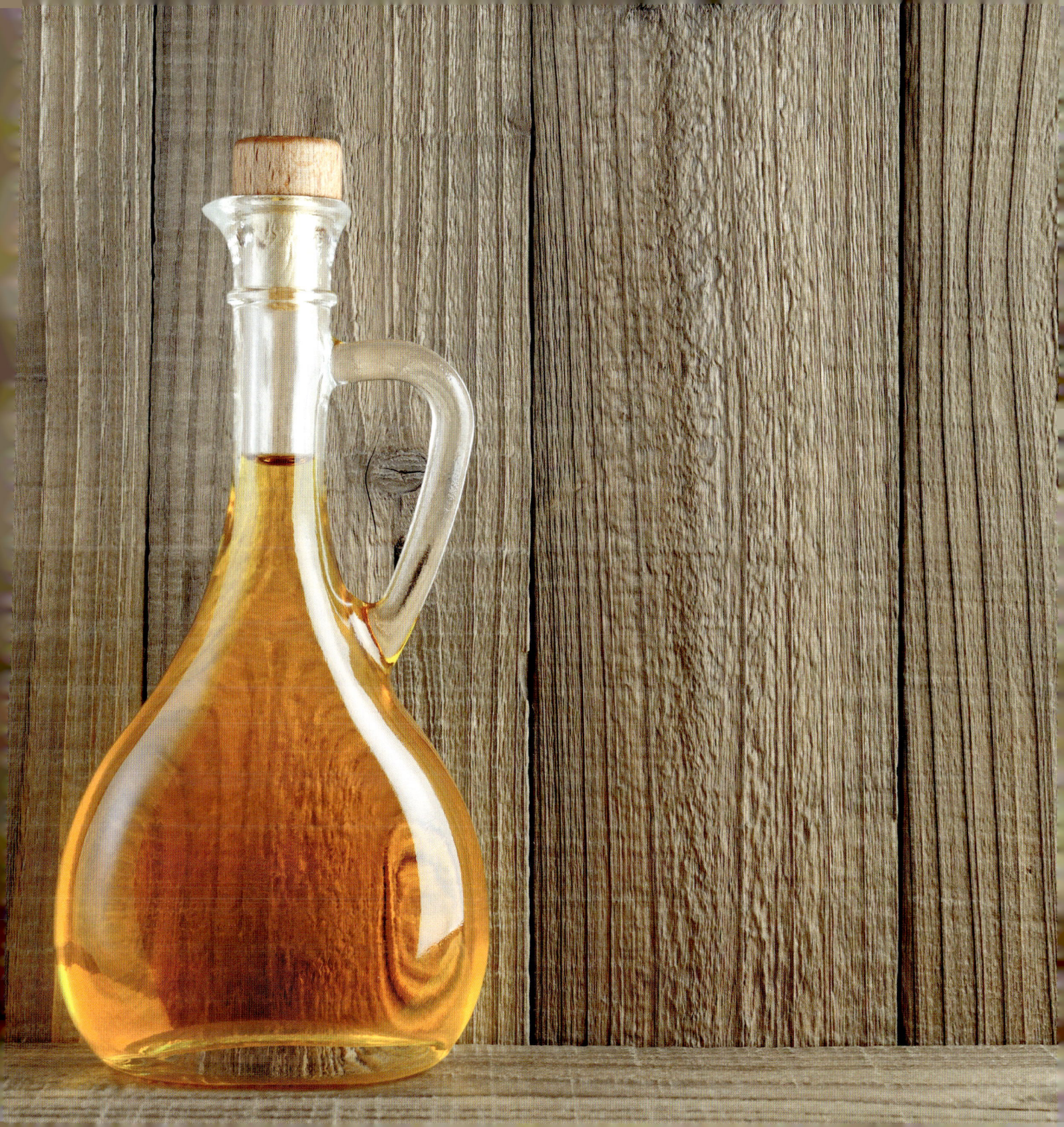

> **INFO:**
> **Qualität des Ausgangsgutes**
> Selbstverständlich hängt die Qualität des Pflanzenöls nicht nur vom Herstellungsverfahren ab, sondern auch vom Ausgangsmaterial – dem Saatgut. Hier unterscheidet man:
> - Pflanzenmaterial aus **konventionellem Anbau** (meist nicht gesondert ausgeschrieben), das Pestizide, Insektizide und sowie chemische Düngemittel enthalten kann, aber nicht muss (für den Anbau gibt es keine Richtlinien).
> - Pflanzenmaterial aus **ökologischem Anbau** (öko. Landbau), **kontrolliert biologischem Anbau** (kbA) oder in **Bio-Qualität** (bio), das für Ernährung, Gesundheit und Naturkosmetik verwendet werden kann.

Was ist beim Einkauf von Pflanzenölen zu beachten?

Wenn Sie im Supermarkt ein Speiseöl kaufen, finden Sie meist raffinierte Öle. Diese raffinierten Öle sind lange haltbar, geschmacksneutral, relativ hitzestabil, hygienisch einwandfrei und vor allem billig. Doch für den Menschen haben sie keinen positiven Effekt für die Gesundheit. Es fehlen die ursprünglichen Inhaltsstoffe der Samen, insbesondere die charakteristischen Fettbegleitstoffe.

Des Weiteren sollten schädliche Transfette in unserer Ernährung vermieden werden. Diese können sich in Backwaren, Frittiertem, Pizza, Fast Food, Fertiggerichten, Margarine u. a. finden und werden vom Bund für Risikobewertung als „unerwünschte Bestandteile unserer Nahrung" bezeichnet, da sie das Risiko für Herz-Kreislauf-Erkrankungen sowie Cholesterinwerte im Blut erhöhen (mehr zu Transfetten siehe Seite 34).

Herauszufinden, welche Lebensmittel frei von Transfetten sind, ist gar nicht so einfach, da es weder eine Kennzeichnungspflicht noch eine Obergrenze dafür gibt. Enthält die Nährwerttabelle bzw. Inhaltsstoffliste jedoch Begriffe wie „gehärtete Fette" oder „teilweise gehärtete Fette", so können wir davon ausgehen, dass Transfette enthalten sind.

Qualitätshinweise

Um die vielen gesundheitsfördernden Effekte der nativen Pflanzenöle nutzen zu können, brauchen wir hochwertige, schonend gewonnene, native Pflanzenöle. Wichtige Qualitätsmerkmale dazu finden wir beim Kauf der Öle auf dem Etikett. Um genau zu wissen, welches Öl wir in welcher Qualität in den Händen halten, sollten folgende Kriterien auf der Flasche ausgeschrieben sein:

- **Botanischer Name** (die lateinische Bezeichnung der Ursprungspflanze, aus der das Öl gewonnen wurde)
- **Herkunft** (von wo stammt die Saat bzw. wo wurde das Öl gepresst; leider meist unklare Angaben, da keine Deklarationspflicht besteht)
- **Gewinnungsart** (wurde das Öl mittels Kaltpressung, Heißpressung, CO_2-Extraktion oder Lösungsmittelextraktion gewonnen)
- **Qualität des Saatguts** (bio, kbA, aus ökologischem Landbau)
- **Chargennummer** (jedes Öl muss an seinen Ursprungsort rückverfolgbar sein)
- **Aufbrauchsfrist** (bis wann ist ein Öl bei guter Lagerung haltbar)
- evtl. **Anwendungsempfehlungen**

Bezeichnung von Ölen

Leider gibt es für Pflanzenöle keine gesetzliche Regelung, mit Ausnahme des Olivenöls. So sind die angegebenen Qualitäten oft etwas unklar. Generell werden die Qualitäten von Ölen wie folgt deklariert:

Kaltgepresst: Das Öl wird ohne Hitzezufuhr von außen gepresst, enthält alle Inhaltsstoffe und hat charakteristischen Geschmack, Geruch, Farbe und Wirkung. Weder das Saatgut, noch das Öl werden chemisch vor- oder nachbehandelt.

Nativ: Ein natives Pflanzenöl ist ein naturbelassenes, kaltgepresstes Öl bester Qualität. „Nativ" ist lediglich eine andere Bezeichnung für „kaltgepresst". Da selbst bei der Kaltpressung Temperaturen bis zu 75 °C entstehen können (z. B. bei Sojaöl und Maisöl), ist es treffender diese Öle als „nativ" zu bezeichnen. Für eine schonende Pressung sollten jedoch 45 °C nicht überschritten werden.

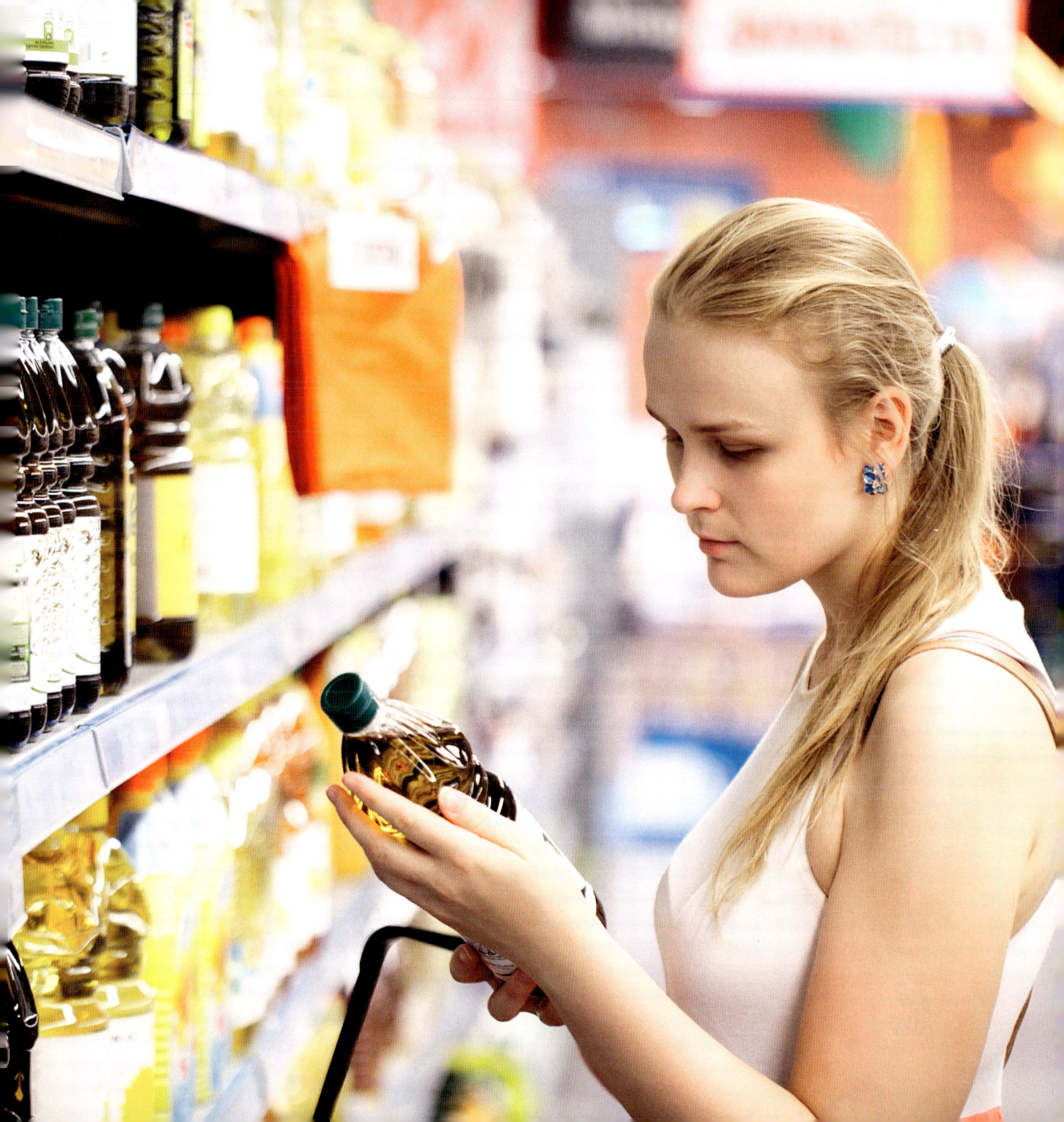

Erste Pressung: Ein Öl aus erster Pressung ergibt das hochwertigste Öl, bei jeder weiteren Pressung nimmt die Qualität etwas ab.

Raffiniert: Das Öl wurde chemisch bearbeitet, ist neutral im Geschmack sowie Geruch und enthält nicht mehr die wertvollen Inhaltsstoffe der Ursprungspflanze (siehe Seite 18).

Unraffiniert bzw. nicht raffiniert: Damit wird explizit ausgeschrieben, dass das Öl nicht chemisch bearbeitet worden ist.

CO_2-extrahiert: Ein CO_2-extrahiertes Öl wurde mittels Kohlendioxidextraktion gewonnen, ist sehr rein, hochwertig und gesundheitsfördernd.

Basisöl – Wirkstofföl – Mazerat
Basisöle sind in der Regel preisgünstiger und länger haltbar als Wirkstofföle. Kosmetische Produkte bestehen überwiegend aus Basisölen oder -fetten, denen Wirkstofföle, ätherische Öle oder andere Komponenten (Farbstoffe, Vitamine etc.) beigegeben werden. Selbstverständlich enthalten sie auch Wirkstoffe, die sowohl aus ernährungswissenschaftlicher als auch aus kosmetischer Sicht wertvoll sind. Ein klassisches Basisöl ist Mandelöl, der Klassiker unter den Basisfetten ist Sheabutter.

Wirkstofföle hingegen werden nur sehr sparsam bzw. punktuell pur auf die Haut aufgetragen und sind in kosmetischen Mischungen in einer Dosis von maximal 10 % enthalten. Sie sind sehr wertvolle und teure Substanzen, von denen viele aufgrund ihrer Wirkstoffe (z. B. hoher Anteil an mehrfach ungesättigten Fettsäuren) nur kurz haltbar sind. Daher kommen sie meist nur in kleinen Gebinden (z. B. 20 ml) in den Handel. Einige von ihnen besitzen einen sehr starken Eigenduft (z. B. Calophyllum) und/oder eine starke Eigenfärbung (z. B. Sanddornfruchtfleischöl).

Die Grenzen zwischen Basis- und Wirkstofföl sind manchmal – wie z. B. bei Arganöl – „verschwommen". Man kann es sowohl als Basis- als auch als Wirkstofföl in Kombination mit anderen Basisölen einsetzen.

Unter einem **Mazerat** versteht man einen Pflanzenauszug. Pflanzenteile – frisch oder (an-)getrocknet – werden in ein Lösungsmittel eingelegt, um bestimmte Inhaltsstoffe zu lösen. Als Lösungsmittel dienen beispielsweise Wasser oder Pflanzenöle (Basisöle). Der Klassiker unter den Öl-Mazeraten ist in unseren Breiten Johanniskrautmazerat – umgangssprachlich als „Johanniskrautöl" bezeichnet. Mazerate werden in kosmetischen Produkten (z. B. in Massageölen) in der Regel wie Basisöle dosiert.

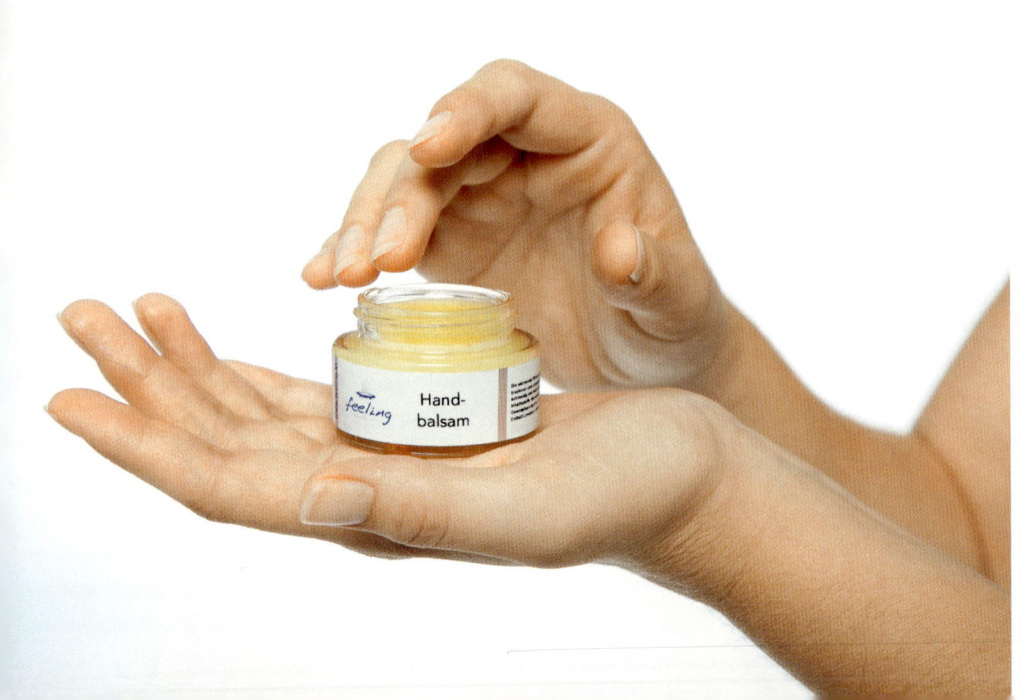

Essentielle Fettsäuren und ihre Bedeutung für den Menschen

Pflanzenfett oder Pflanzenöl – Definitionen

Fette und Öle unterscheiden sich durch ihre Konsistenz bei Raumtemperatur. Ein Fett ist bei 24 °C noch fest, während ein Öl bei dieser Temperatur flüssig ist (Ausnahme Kokosöl: dieses ist bereits bei 23 °C flüssig). Der Schmelzpunkt hängt von den Fettsäuren ab: Je mehr ungesättigte Fettsäuren enthalten sind, desto flüssiger ist das Fett und desto höher ist auch die Tendenz in Gegenwart von Sauerstoff zur autokatalytischen Oxidation („Ranzigwerden"). Fette Pflanzenöle mit einem hohen Anteil an ungesättigten Fettsäuren haben einen niedrigen Schmelzpunkt.

Hinweis: Die meisten Pflanzenöle werden auch im Kühlschrank nicht fest. Sie bleiben flüssig – außer Jojoba – , einige können aber Flocken bilden bzw. fest werden, wie z. B. Olivenöl. Pflanzenfette bleiben dagegen auch bei Raumtemperatur fest, außer Kokosöl (Kokosfett), das wird im Sommer flüssig.

Pflanzliches, tierisches, ätherisches oder mineralisches Öl – was ist der Unterschied?
Mineralöle (Paraffinöle) werden aus Erdöl hergestellt und dienen in der konventionellen Kosmetikindustrie primär als Konsistenzgeber sowie zum „Weichmachen" der Haut. In der Pharmazie und Kosmetik spricht man von so genannten Weißölen in medizinischer Qualität (*Paraffinum liquidum*). Diese Öle sind farb-, geruch- und geschmacklos. Paraffinöle bestehen hauptsächlich aus gesättigten Kohlenwasserstoffen. Diese preisgünstigen Bestandteile konventioneller Kosmetik sind sehr lange haltbar und bilden einen okklusiven („abdichtenden") Film auf der Haut, der bewirkt, dass die Haut kurzfristig optisch „geglättet" erscheint. Wirkstoffe fehlen.

Im Gegensatz zu pflanzlichen Fetten bestehen **tierische Fette** großteils aus gesättigten Fettsäuren. Sie werden hauptsächlich durch Auspressen oder Ausschmelzen von Tierkörpern oder tierischen Produkten hergestellt. Sind sie flüssig, werden sie Tieröle genannt. Als „Tran" (auch „Fischöl", „Polaröl") bezeichnet man Fette und Öle von Meerestieren. Tierfette finden Verwendung in der Lebensmittelindustrie. Ein großer Teil wird aber zur Tensidgewinnung für die Waschmittelindustrie verwendet.

Native Pflanzenöle und -fette werden aus Nüssen, Samen, Kernen etc. hergestellt und zählen in der (Natur-)Kosmetik zu den wirksamsten Komponenten eines Pflegeproduktes. Sie spielen auch in der Ernährung eine bedeutsame Rolle.

Ätherische Pflanzenöle sind ebenso wie fette Öle Stoffwechselprodukte der Pflanzen. Ätherische Öle dienen Pflanzen zum Anlocken von Nützlingen, zur Abwehr von Schädlingen, zur Kommunikation und zur Gesunderhaltung. Sie besitzen eine völlig andere Konsistenz, manchmal eine starke Eigenfärbung und eine ganz andere Wirkstoffzusammensetzung als fette Pflanzenöle bzw. -fette. Sie sind nicht „fett" und können daher auch nicht als „Gleitmittel" (z. B. für Massagen) eingesetzt werden. Sie bestehen aus Terpenen und Phenylpropanen. Ätherische Öle verflüchtigen sich in der Luft und sind intensiv duftend. Sie werden daher zur Raumbeduftung, Aromapflege, Herstellung von Arzneimitteln, in geringeren Konzentrationen zum Aromatisieren von Speisen und Getränken sowie von (Natur-)Kosmetikprodukten verwendet (siehe Seite 131).

Aufbau und molekulare Struktur von Pflanzenfetten und -ölen

Triglyceride
Im Gegensatz zu Mineralölen und Mineralfetten bestehen Pflanzenfette und -öle hauptsächlich aus **Triglyceriden** (auch Triacylglycerole, Triacylglyceride, Glycerol-Triester, Neutralfette) – d. h. drei (meist unterschiedlichen) Fettsäuren, die mit einem Glycerinmolekül verbunden sind.

Glycerin (auch Glycerol) ist ein dreiwertiger Alkohol und bildet die Grundstruktur der Triglyceride. Drei (unterschiedliche) Fettsäuren verestern mit dem Glycerin. Detaillierte Informationen zu den verschiedenen Fettsäuren erhalten Sie in den folgenden Kapiteln.

Hinweis: Sind Fettsäuren nicht mit einem Glycerin verestert, also frei, so sind sie für den Organismus schädlich.

Triglyceride stellen den größten Anteil (über 90 %) aller Inhaltsstoffe in Pflanzenölen und -fetten dar. Triglyceride und Wachse zählen zu den einfachen Lipiden. Unter die Sammelbezeichnung „Lipide" fallen alle wasserunlöslichen und damit fettlöslichen Naturstoffe, die sich in organischen Lösungsmitteln lösen lassen.

Hinweis: Beim Begriff „Triglyceride" handelt es sich um einen Trivialnamen. Die korrekte Bezeichnung laut IUPAC-Nomenklatur (siehe Seite 26) lautet Triacylglycerole. Häufig findet man Triglyceride auch unter dem Synonym „Triacylglyceride".

Weitere Inhaltsstoffe nativer Öle (Fettbegleitstoffe)

Lecithine (Phospholipide) zählen zu den **komplexen Lipiden**. Über die Nahrung aufgenommen, spielen sie eine wichtige Rolle beim Aufbau und für die Durchlässigkeit von Zellmembranen, für die Leistungsfähigkeit des Herzmuskels, beim Wachstum, bei der Blutbildung und für die Gesunderhaltung des Nervensystems. In der Kosmetik werden sie aufgrund ihrer emulgierenden Wirkung geschätzt.

Steroide (v. a. Sterine) und Carotinoide zählen zu den **unverseifbaren Lipiden**. Carotinoide stellen Vorstufen von Vitamin A dar und verleihen Ölen und Fetten eine gelbe, orange oder rote Färbung. Sie sind sehr sauerstoff- und lichtempfindlich. Aufgrund ihrer antioxidativen Wirkung werden sie zur Vorbeugung gegen Krebs, Arteriosklerose, rheumatische Erkrankungen, Morbus Alzheimer und Parkinson sowie Grauen Star empfohlen. Phytosterine (Phytosterole) sollen eine schützende Wirkung gegen Dickdarm-, Brust- und Prostatakrebs haben. Vermutlich beeinflussen sie die Bildung sekundärer Stoffwechselprodukte (sekundärer Gallensäuren, Abbauprodukte von Cholesterin) im Magen-Darm-Trakt.

Auch Cholesterin zählt zu den Steroiden und ist u. a. ein Bestandteil von Zellmembranen. Zu den Steroiden gehören auch Sexualhormone.

INFO: Pflanzenöle enthalten mehr oder weniger (je nach Öl) Inhaltsstoffe, die nicht verseifbar sind. Bei der Herstellung von Seifen werden Fette mit einer Lauge verseift. Chemisch gesehen verbindet sich dabei die Lauge mit den Fettsäuren der Öle und Fette und bildet Seifenmoleküle. Pflanzliche Fette haben jedoch einen gewissen Anteil an Substanzen, die sich nicht verseifen lassen. Diese unverseifbaren Bestandteile „Phytosterole" sind besonders hautpflegend und feuchtigkeitsspeichernd.

Vitamin E: Dazu zählen die Tocopherole und Tocotrienole. Diese besitzen auch eine stark antioxidative Wirkung (wirken sich also auf die Haltbarkeit der Öle und Fette aus) und beeinflussen den Lichtschutzfaktor, das Feuchthaltevermögen und die Wundheilung. Durch Erhitzung baut sich Tocopherol ab.

Squalen (auch Squalanöl): Dabei handelt es sich um ein klares, geruchloses Triterpen mit einer niedrigen Viskosität. Es stellt einen wesentlichen Bestandteil der Hautlipide dar und kommt im Blutserum vor. Squalen kommt in der Natur z. B. in Ziegenmilch und Fischölen (Squalus = Hai) vor. Olivenöl enthält ebenso einen hohen Squalengehalt. Natürliches Squalen ist leicht verderblich. Daher kommt in der Kosmetikindustrie hauptsächlich gesättigtes Squalen zum Einsatz. Squalen ist ein Antioxidans, das auch in höheren Konzentrationen im Körper gespeichert werden kann.

Löslichkeit in Wasser

Lipide (Fette) sind größtenteils nicht wasserlöslich (also hydrophob). Je nachdem wie viele Kohlenstoffatome (C) in der Fettsäure-Kette enthalten sind, bezeichnet man die Fettsäuren als:
- kurzkettig (4–6 C)
- mittelkettig (bis zu 12 C)
- langkettig (bis zu 24 C)

Die **Kettenlänge** einer Fettsäure **bestimmt ihre Löslichkeit in Wasser** (je kürzer, desto wasserlöslicher; ab 14 Kohlenstoff-Atome (C) sind Fettsäuren wasserunlöslich).

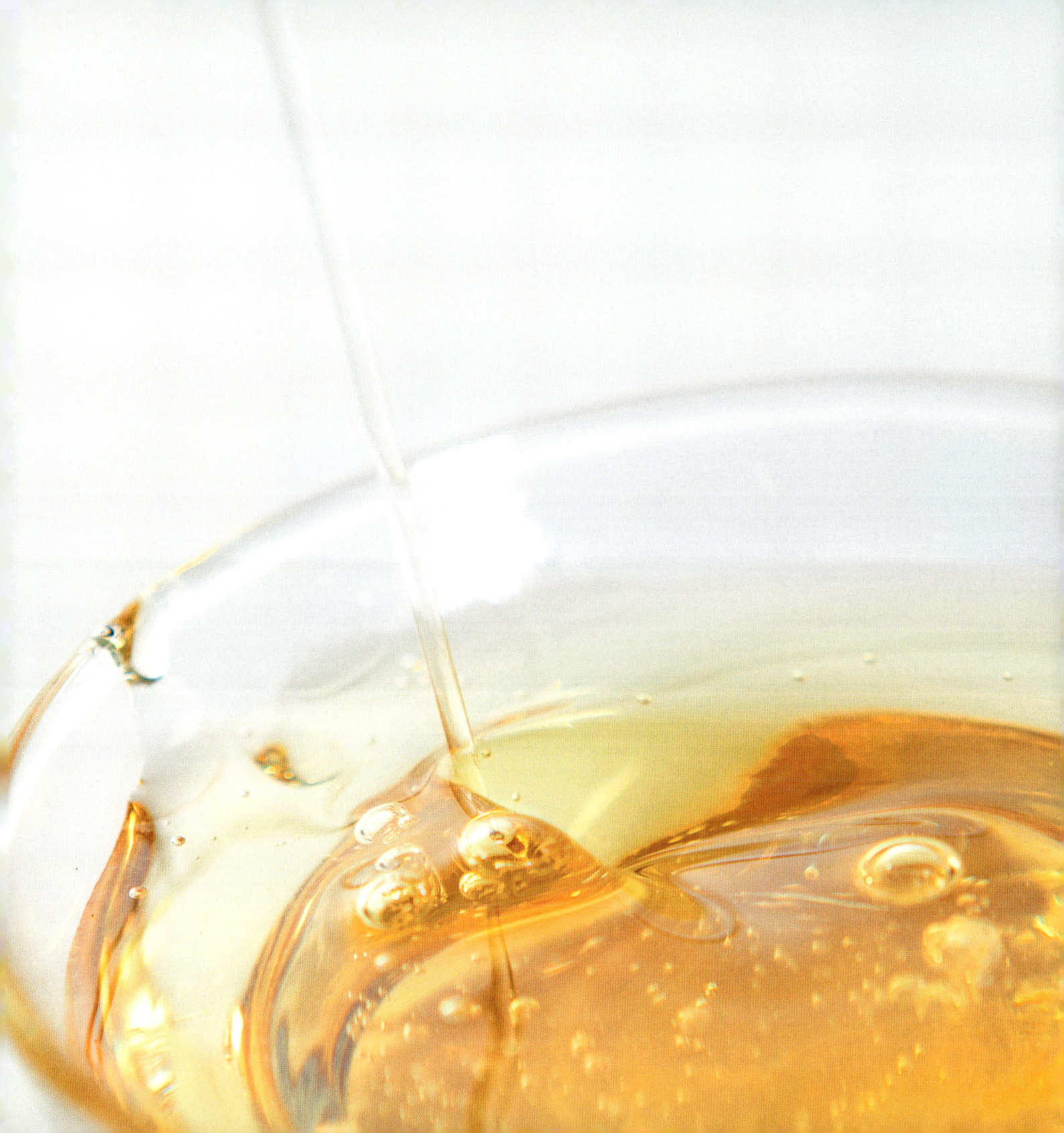

TIPP: Da wir es bei Pflanzenfetten und -ölen mit langen Fettsäureketten (meist über 14 Kohlenstoff-Atome) zu tun haben, sind diese Produkte nicht wasserlöslich.

Aufbau und Struktur von Fettsäuren: gesättigt oder ungesättigt?

Pflanzenfette und -öle bestehen hauptsächlich aus Triglyceriden: drei Fettsäuren, die mit einem Glycerinmolekül verbunden (verestert) sind. Die Länge und die Anzahl der Fettsäuren sowie Anzahl und Position der Doppelbindungen in den Fettsäuren bestimmen die Beschaffenheit und die Eigenschaften des Fetts oder Öls.

Fettsäuren in Pflanzenölen und Pflanzenfetten sind lange Kohlenwasserstoffketten (meist über 14 Kohlenstoff-Atome) mit einer Methylgruppe am einen Ende (dem Omega- oder n-Ende) und einer Säuregruppe am anderen. Manche besitzen keine Doppelbindungen, andere eine oder sogar mehrere.

Die Bezeichnung der Fettsäuren erfolgt in der Regel
- über **Trivialnamen**: z. B. Linolsäure und
- mit **Formeln**: z. B. C18:2 (d. h. 18 Kohlenstoffatome, 2 Doppelbindungen).

INFO: Um die Bezeichnungen für chemische Verbindungen zu vereinheitlichen, gibt es von der IUPAC (*International Union of Pure an Applied Chemistry*) und IUBMB (*International Union of Biochemistry and Molecular Biology*) Richtlinien, die international verbindlich sind. Diese Bezeichnungen sind oft sehr kompliziert, daher werden (auch in wissenschaftlichen Publikationen) häufig Trivialnamen verwendet. Im Gegensatz zum IUPAC-Namen kann man anhand der Trivialnamen nicht auf die chemische Struktur oder Zusammensetzung der Verbindung schließen.

Beispiele:

Trivialname:	IUPAC-Name:
Ölsäure (Oleinsäure)	Octadec-9-ensäure
Linolsäure	Octadeca-9,12-diensäure
Alpha-Linolensäure	Octaceca-9,12,15-triensäure

Je nachdem wie viele Doppelbindungen sich in der Fettsäurekette befinden, spricht man von:
- **Gesättigten Fettsäuren (Cn:0):** keine Doppelbindungen (z. B. Palmitinsäure C16:0, Laurinsäure C12:0, Myristinsäure C14:0, Stearinsäure C18:0)
- **Einfach ungesättigten Fettsäuren (Cn:1):** 1 Doppelbindung (z. B. Palmitoleinsäure C16:1, Ölsäure C18:1)
- **Zweifach ungesättigten Fettsäuren (Cn:2):** 2 Doppelbindungen (z. B. Linolsäure C18:2)
- **Mehrfach ungesättigten Fettsäuren (Cn:3):** 3 oder mehr Doppelbindungen (z. B. Alpha-Linolensäure C18:3, Gamma-Linolensäure C18:3)

Hinweis: Fette Pflanzenöle enthalten oftmals über 80 % ungesättigte Fettsäuren.

Was sind Omega-Fettsäuren?

Je nachdem, **an welcher Position** (z. B. nach dem dritten Kohlenstoffatom) sich eine oder mehrere **Doppelbindungen** befinden, spricht man von Omega-Fettsäuren (wenn vom so genannten Methylgruppen-Ende gezählt wird) oder von Delta-Fettsäuren (wenn vom so genannten Carboxylgruppen-Ende gezählt wird).

Wenn vom „Omega-Ende" (= Methylgruppen-Ende) des Fettsäuremoleküls gezählt wird, unterscheiden wir:
- **Omega-3-Fettsäuren** (bei einer dreifach ungesättigten Fettsäure nach dem dritten C-Atom): z. B. Alpha-Linolensäure (auch ALA), Eicosapentaensäure (auch EPA)

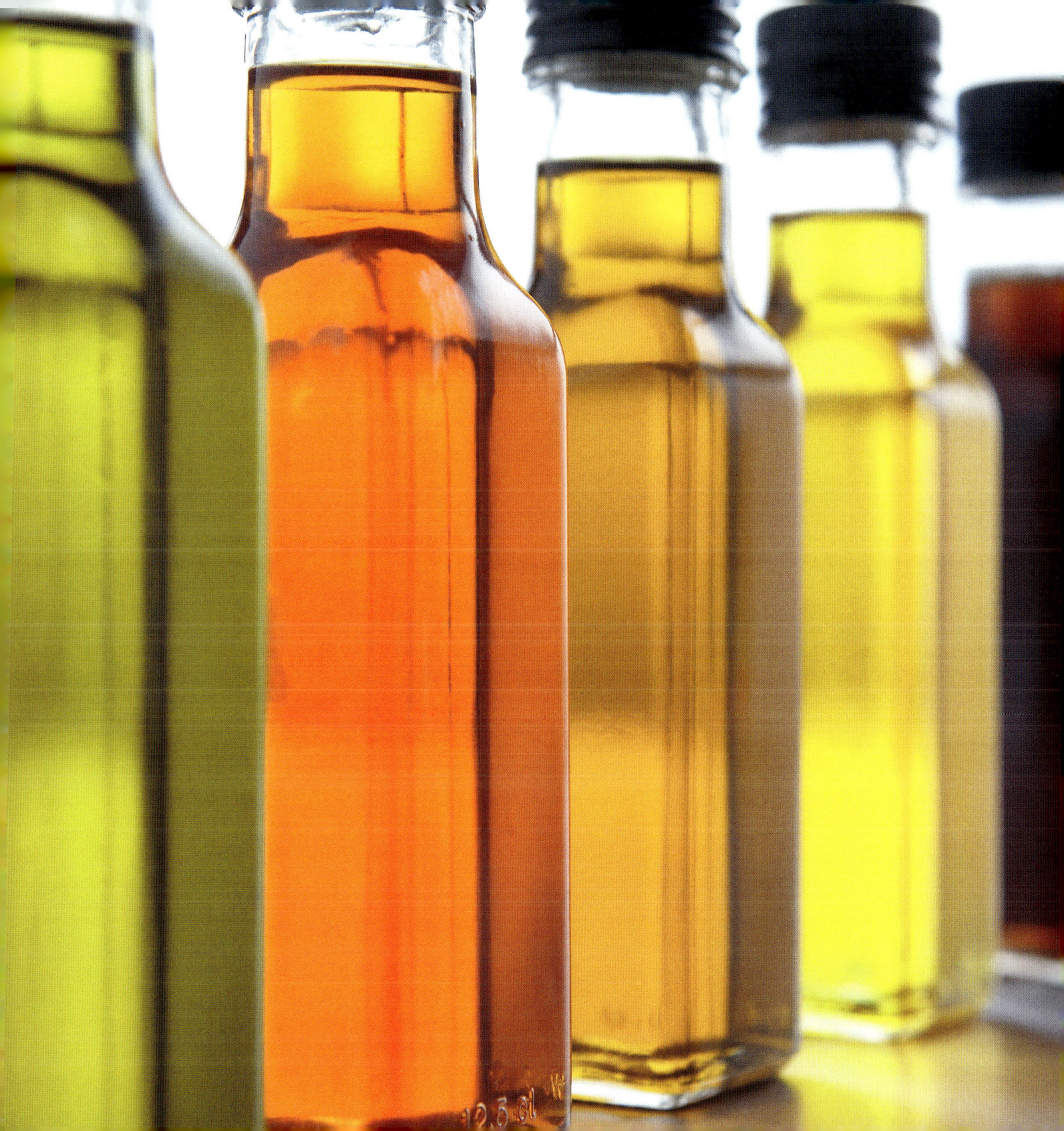

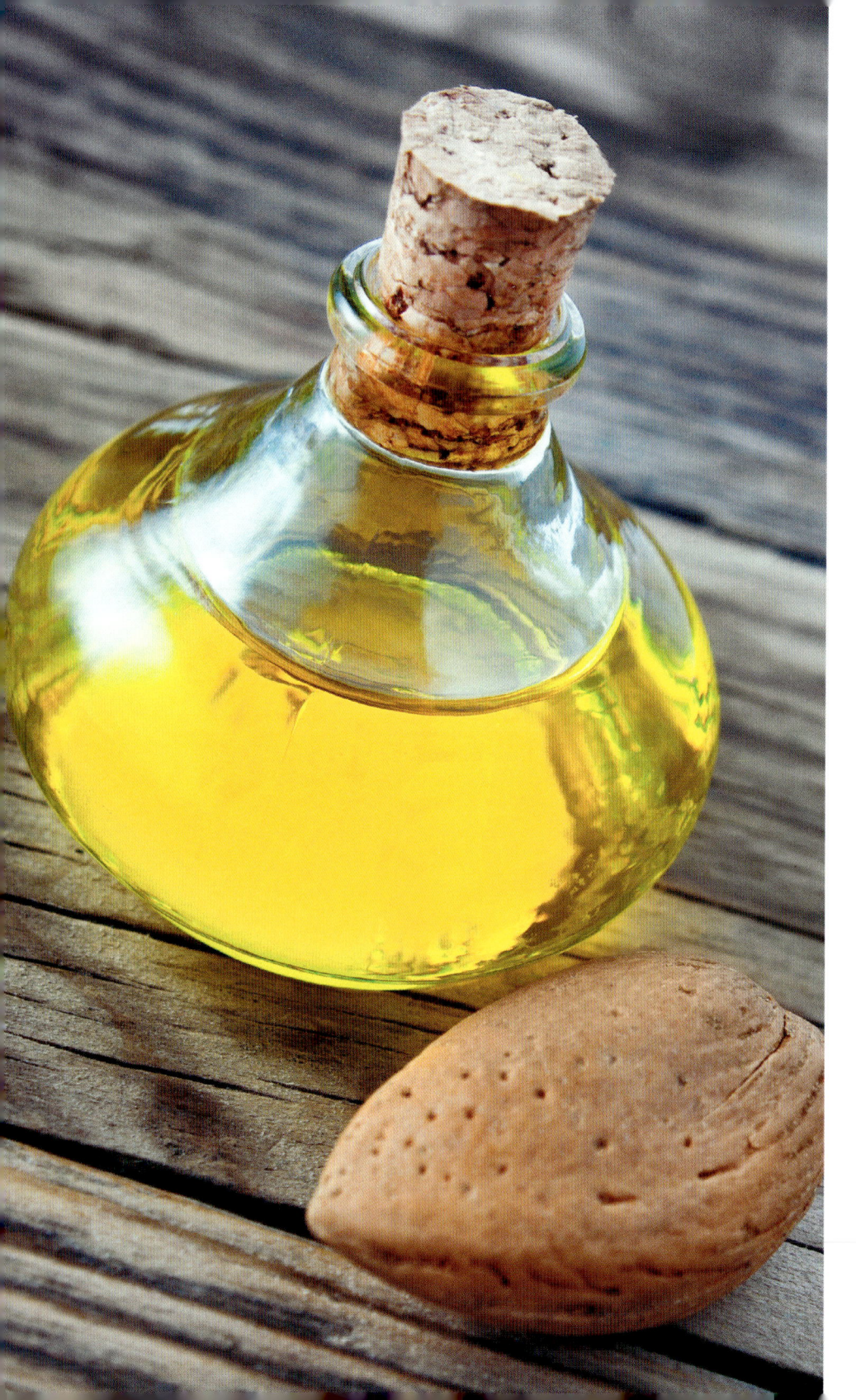

- **Omega-6-Fettsäuren** (bei einer zweifach ungesättigten Fettsäure nach dem sechsten C-Atom): z. B. Linolsäure, Gamma-Linolensäure
- **Omega-9-Fettsäuren** (bei einer einfach ungesättigten Fettsäure nach dem neunten C-Atom): z. B. Ölsäure

Hinweis: Die Lage der Doppelbindung hat einen Einfluss auf die Eigenschaften der Fettsäure. Während Alpha-Linolensäure (z. B. in Leinsamenöl) v. a. schmerzstillend, regenerationsunterstützend und entzündungshemmend wirkt sowie ein wichtiger Baustein der Zellmembran ist, beeinflusst Gamma-Linolensäure (z. B. in Nachtkerzen- und Borretschsamenöl) v. a. den Hormonhaushalt positiv, hellt die Stimmung auf und wird gerne bei Neurodermitis eingesetzt.

Delta-Fettsäuren:
Wenn vom anderen Ende – dem so genannten „Delta-Ende" (oder „Carboxylgruppen-Ende") weggezählt wird, unterscheiden wir ebenso:
- Einfach ungesättigt: Delta-9-Octadecensäure = Ölsäure (C18:1)
- Zweifach ungesättigt: Delta-9, 12-Octadecadiensäure = Linolsäure (C18:2)
- Dreifach ungesättigt: Delta-9, 12, 15-Octadecatriensäure = Alpha-Linolensäure (C18:3)

Hinweis: Wie wir sehen, gibt es eine Menge verschiedener Bezeichnungen und Darstellungsweisen für ein und dieselbe ungesättigte Fettsäure.

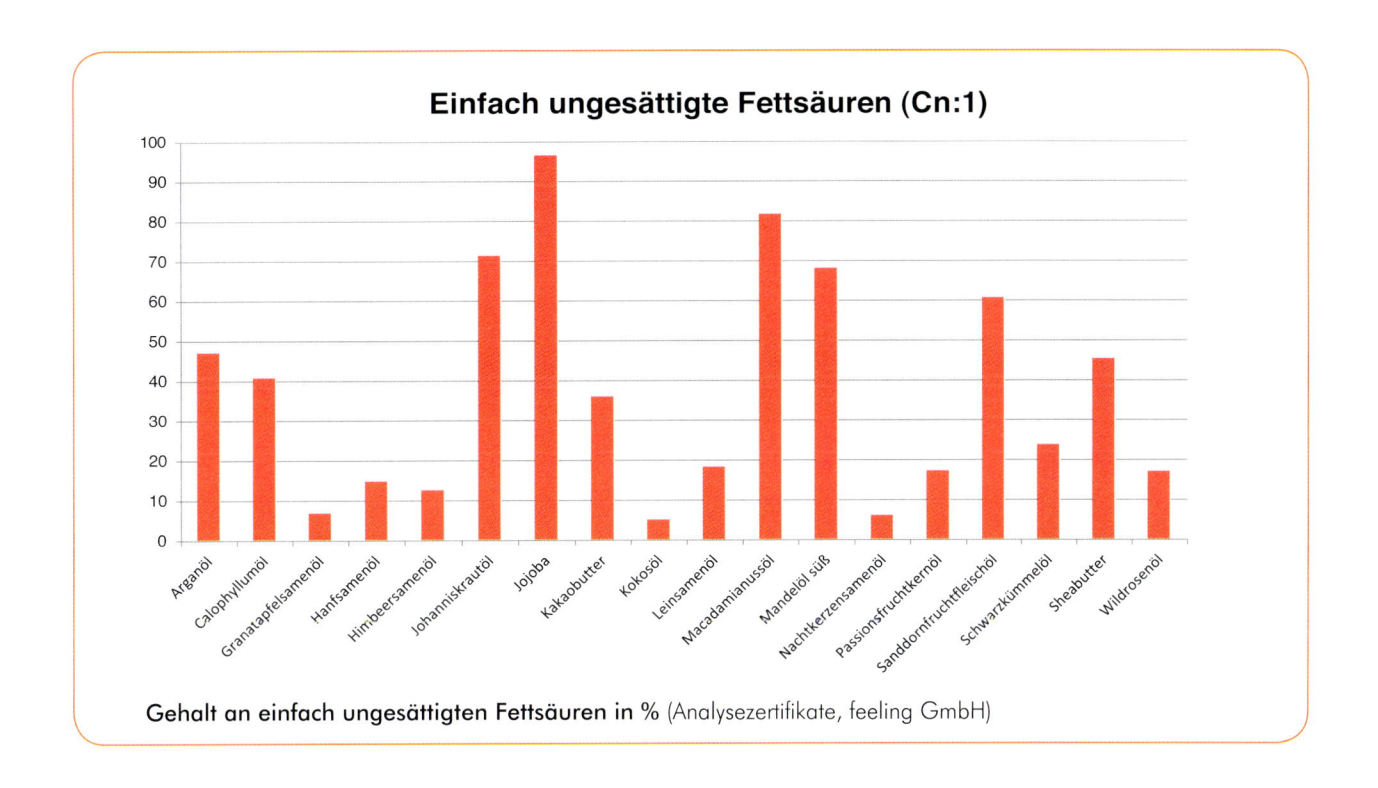

Einfach ungesättigte Fettsäuren (Cn:1)

Gehalt an einfach ungesättigten Fettsäuren in % (Analysezertifikate, feeling GmbH)

Fettsäure-Spektren auf einen Blick

Jojoba enthält den höchsten Anteil an einfach ungesättigten Fettsäuren insgesamt. Diese liegen aber nicht in Form von Triglyceriden (= verestert mit Glycerin) vor, sondern als Wachsester. Macadamianussöl ist jenes Pflanzenöl mit dem höchsten Anteil an **einfach ungesättigten Fettsäuren insgesamt** – gefolgt von Johanniskrautmazerat in Olive und Mandelöl.

Öle mit einem hohen Anteil an einfach ungesättigten Fettsäuren ziehen gut, tief, aber langsam in die Haut ein und fördern die Aufnahme anderer Stoffe (Wirkverstärker). Sie sind daher ideale **Massageöle**.

Mandelöl weist den höchsten Gehalt an **Ölsäure** auf, gefolgt von Johanniskrautmazerat (in Olive) und Macadamianussöl. Macadamianuss- und Sanddornfruchtfleischöl besitzen einen hohen Anteil an **Palmitoleinsäure** – eine Omega-7-Fettsäure, die in allen tierischen Geweben vorkommt (v. a. in der Leber) und eine ähnliche Zusammensetzung wie unsere hauteigenen Fettsäuren besitzt. Palmitoleinsäurereiche Produkte werden zur Vorbeugung gegen Arteriosklerose, Typ-2-Diabetes und Herzinfarkt sowie bei Entzündungen empfohlen.

Jojoba ist ein Sonderfall. Es besteht überwiegend aus **Gadoleinsäure**. Diese Fettsäure ist bei Jojoba aber nicht gemeinsam mit zwei weiteren Fettsäuren mit Glycerin verestert, sondern es liegen Wachsester vor. Jojoba eignet sich daher trotz des hohen Anteils an einfach ungesättigten Fettsäuren nicht als Massageöl, da es zu schnell einzieht. Leindotteröl (*Camelina sativa*) enthält übrigens auch einen hohen Anteil an Gadoleinsäure. Bei diesem Öl ist Gadoleinsäure aber sehr wohl mit Glycerin verestert und daher kann Leindotteröl (im Gegensatz zu Jojoba) auch eingenommen werden.

Zweifach ungesättigte Fettsäuren (Cn:2)

Gehalt an zweifach ungesättigten Fettsäuren in % (Analysezertifikate, feeling GmbH)

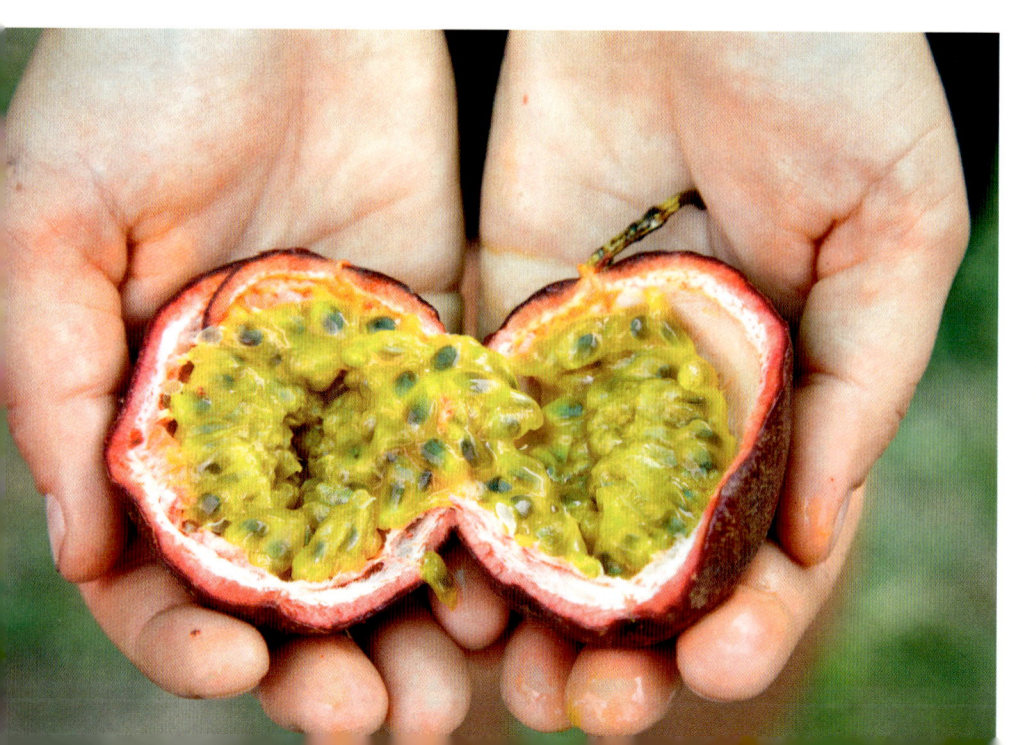

Den höchsten Gehalt an **zweifach ungesättigten Fettsäuren insgesamt** besitzt Nachtkerzensamenöl gefolgt von Passionsfruchtkernöl und Himbeersamenöl.

Linolsäurereiche Öle unterstützen die Haut in ihrer Barrierefunktion, ohne einen okklusiven Film zu erzeugen. Neurodermitische, aber auch unreine Haut profitieren daher besonders von einer Pflege mit linolsäurereichen Ölen.

Nachtkerzensamenöl weist den höchsten Gehalt an **Linolsäure** auf, gefolgt von Passionsfruchtkern-, Himbeersamen- und Schwarzkümmelöl.

Dreifach ungesättigte Fettsäuren (Cn:3)

Gehalt an dreifach ungesättigten Fettsäuren in % (Analysezertifikate, feeling GmbH)

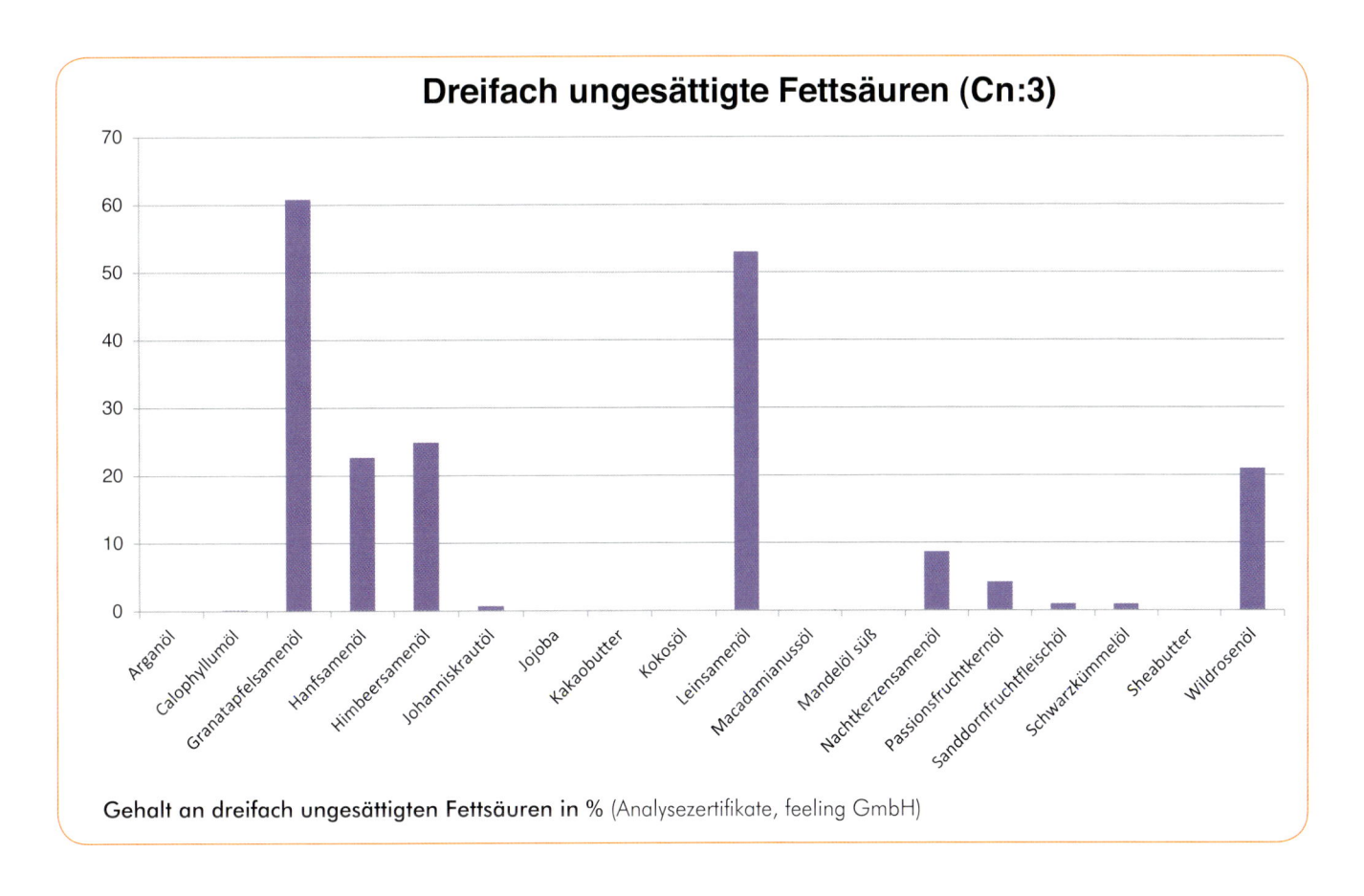

Granatapfelsamenöl weist den höchsten Anteil an **dreifach ungesättigten Fettsäuren insgesamt** auf – gefolgt von Leinsamenöl.

Leinsamenöl weist den höchsten Anteil an **Alpha-Linolensäure** auf – gefolgt von Wildrosen-, Himbeersamen- und Hanfsamenöl. Alle genannten Öle sollten im Kühlschrank aufbewahrt und innerhalb weniger Wochen verbraucht werden. Alpha-Linolensäurereiche Öle halten die Haut geschmeidig und unterstützen die **Zellregeneration**.

Hanfsamenöl enthält etwa 2 % und Nachtkerzensamenöl etwa 9 % der seltenen **Gamma-Linolensäure**, die nicht nur für unsere Haut, sondern auch für unsere körpereigenen **Informationssysteme** (Hormon- und Nervensystem) von zentraler Bedeutung ist.

Granatapfelsamenöl besteht überwiegend aus **Punicinsäure** (Omega-5-Fettsäure), die heute eines der wichtigsten Antioxidationsmittel darstellt.

Gesättigte Fettsäuren

Gehalt an gesättigten Fettsäuren in % (Analysezertifikate, feeling GmbH)

Öl/Fett	%
Arganöl	20
Calophyllumöl	29
Granatapfelsamenöl	6
Hanfsamenöl	12
Himbeersamenöl	3
Johanniskrautöl	14
Jojoba	2
Kakaobutter	64
Kokosöl	93
Leinsamenöl	11
Macadamianussöl	15
Mandelöl süß	9
Nachtkerzensamenöl	7
Passionsfruchtkernöl	15
Sanddornfruchtfleischöl	33
Schwarzkümmelöl	16
Sheabutter	47
Wildrosenöl	4

Die meisten gesättigten Fette erkennt man daran, dass sie bei Raumtemperatur fest sind. Sie tragen zur strukturellen Festigkeit der Zellwände bei.

Kokosöl besteht überwiegend aus einer Mischung aus den gesättigten Fettsäuren: Capryl-, Caprin-, Laurin-, Myristin-, Palmitin- und Stearinsäure. Den größten Anteil macht Laurinsäure mit etwa 50 % aus.

Kakaobutter enthält etwa zu gleichen Teilen Stearin- und Palmitinsäure, während Sheabutter hinsichtlich gesättigter Fettsäuren fast ausschließlich aus Stearinsäure besteht.

Äußerlich aufgetragen unterstützen Öle und Fette mit einem hohen Anteil an gesättigten Fettsäuren die Haut in ihrer Barrierefunktion. Werden sie eingenommen, dienen sie in erster Linie der Energiegewinnung.

Geschichte • Einkauf • Wirkung 33

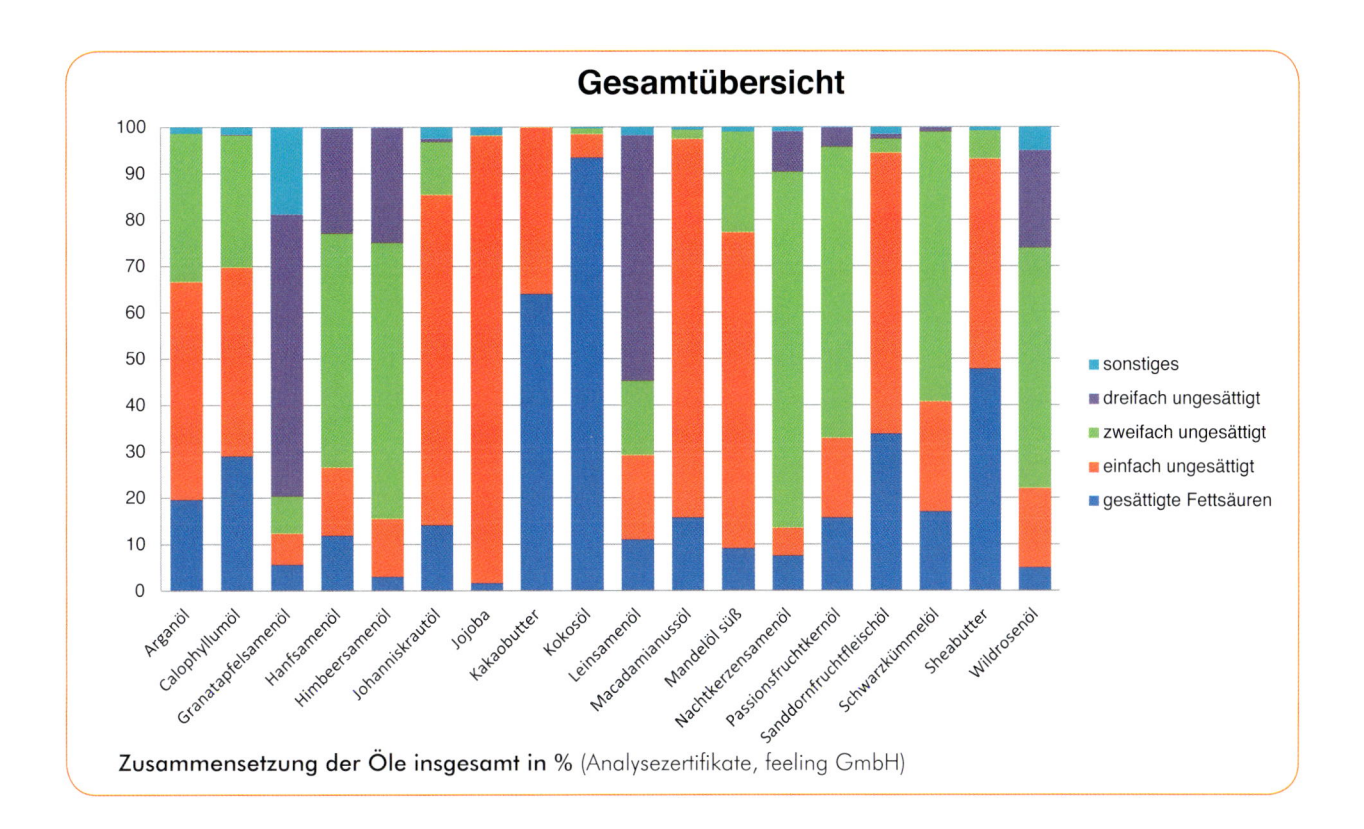

Gesamtübersicht

Zusammensetzung der Öle insgesamt in % (Analysezertifikate, feeling GmbH)

Legende:
- sonstiges
- dreifach ungesättigt
- zweifach ungesättigt
- einfach ungesättigt
- gesättigte Fettsäuren

Öle (x-Achse): Arganöl, Calophyllumöl, Granatapfelsamenöl, Hanfsamenöl, Himbeersamenöl, Johanniskrautöl, Jojoba, Kakaobutter, Kokosöl, Leinsamenöl, Macadamianussöl, Mandelöl süß, Nachtkerzensamenöl, Passionsfruchtkernöl, Sanddornfruchtfleischöl, Schwarzkümmelöl, Sheabutter, Wildrosenöl

Vergleichbare Öle hinsichtlich der Zusammensetzung aus gesättigten, einfach- und mehrfach ungesättigten Fettsäuren:
- Arganöl, Macadamianussöl und Mandelöl süß
- Granatapfelsamenöl und Leinsamenöl
- Hanfsamenöl, Himbeersamenöl und Wildrosenöl
- Kakaobutter, Kokosöl und Sheabutter
- Passionsfruchtkernöl und Schwarzkümmelöl

Hinweis: Der Wirkstoffmix jedes einzelnen Öls ist für den Gesamtcharakter von Bedeutung. Bitte lesen Sie bei den einzelnen Ölbeschreibungen nach und entscheiden Sie erst dann im Einzelfall, ob und durch welches Öl Sie ein anderes tatsächlich sinnvoll ersetzen.

Sonderfälle, für die es keine Alternativen gibt:

Öl	Begründung
Calophyllumöl	Fettbegleitstoffe (v. a. Calophylloide, Cumarine und ätherische Öle)
Johanniskrautöl	Mazerat (v. a. Hypericin)
Jojoba	Wachsester
Nachtkerzensamenöl	Gamma-Linolensäure
Sanddornfruchtfleischöl	Hoher Gehalt an Vitamin A und E sowie anderen Fettbegleitstoffen

Was sind Trans- bzw. Cis-Fettsäuren?
Je nachdem wie Wasserstoff (H)-Atome vor und nach einer Doppelbindung im Fettsäuremolekül positioniert sind, spricht man von so genannten Cis- oder Trans-Konfigurationen.

In Pflanzenölen finden wir fast ausschließlich **Cis**-Formationen der Fettsäure-Moleküle. Das bedeutet, dass sich das H-Atom vor und das H-Atom nach einer Doppelbindung **auf der gleichen Seite** des Moleküls befinden. Durch diese Konstellation muss sich das Fettsäuremolekül „beugen" – es entsteht ein „Knick". Dadurch nimmt das Molekül mehr Raum ein und ist beweglicher.

Hinweis: Wenn Pflanzenöle mit Cis-Bindungen (auch „Kinkenstruktur") stark erhitzt werden (über 150 °C), können diese zu Trans-Bindungen umgewandelt werden.

Bei der **Trans**-Konfiguration hingegen befinden sich das H-Atom vor einer Doppelbindung auf der einen Seite und das H-Atom nach der Doppelbindung auf der **gegenüberliegenden Seite**. Bei dieser Konfiguration verringert sich die Beweglichkeit des Moleküls. Trans-Fettsäuren finden wir häufig in tierischen Fetten und in industriell produzierter Nahrung. Trans-Fettsäuren (auch Glycerin-Ester genannt) gelten zunehmend als gesundheitsschädigend, da sie das Arteriosklerose fördernde LDL-Cholesterin erhöhen und das schützende HDL-Cholesterin senken können.

Trans-Fettsäuren entstehen u. a. bei der Fetthärtung – einem chemisch-technischen Verfahren, um ein flüssiges Öl in einen streichfähigen, härteren Zustand zu überführen. Nehmen wir Trans-Fettsäuren auf, so bauen sich die „unbeweglichen", „starren" Fettsäuren in unsere Zellmembran ein und beeinträchtigen somit die Funktion der Zelle. Dies kann negative Folgen für unsere Gesundheit haben und steht sogar im Verdacht, krebsfördernd zu sein.

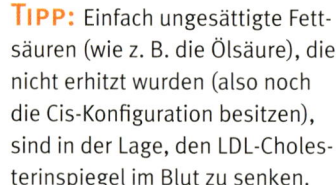

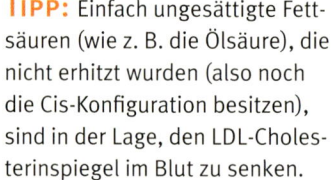

Tipp: Einfach ungesättigte Fettsäuren (wie z. B. die Ölsäure), die nicht erhitzt wurden (also noch die Cis-Konfiguration besitzen), sind in der Lage, den LDL-Cholesterinspiegel im Blut zu senken.

Bedeutung von Fettsäuren in der Ernährung

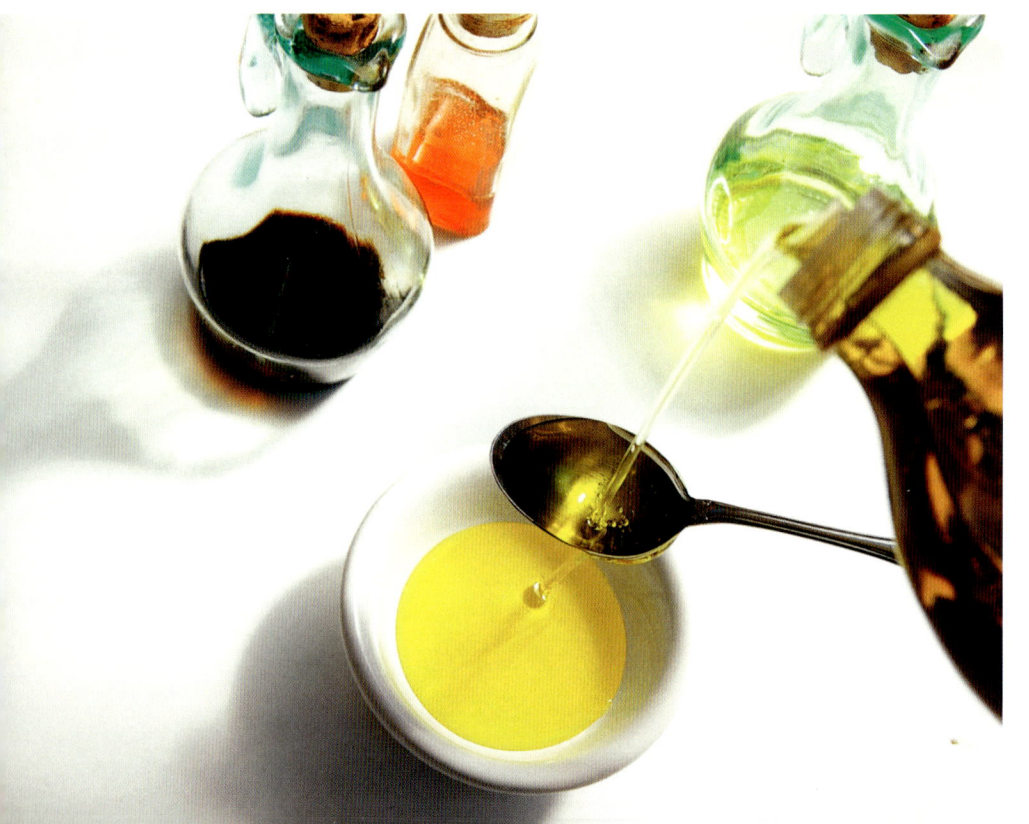

Neben Proteinen und Kohlenhydraten zählen Fette zu den drei Grundbausteinen unserer Ernährung und dienen als wichtiger Energielieferant. Weil sich die Fette in ihrer Struktur und Verwertbarkeit für den Körper unterscheiden, ist es wichtig, auf die Art der Fette zu achten, die man dem Körper zuführt. Der Großteil des aufgenommenen Fetts sollte aus ungesättigten Fettsäuren bestehen, weil der Körper diese für wichtige Funktionen benötigt.

Einfach ungesättigte Fettsäuren können vom Körper selbst teilweise synthetisiert werden; sie sind somit nicht „essentiell". Mehrfach ungesättigte Fettsäuren sind **essentielle** Fettsäuren (früher auch „Vitamin F" genannt) und **müssen** dem menschlichen Körper über die Nahrung **zugeführt werden**, genauso wie z. B. Vitamine.

Gesättigte Fettsäuren dienen vorwiegend der **Energiegewinnung** und werden auch über die Nahrung aufgenommen. Die Aufnahme an gesättigten Fettsäuren ist jedoch in der Regel viel zu hoch und birgt gesundheitliche Risiken in sich.

Hinweis: Nach der Leitlinie „Fettkonsum und Prävention ausgewählter ernährungsmitbedingter Krankheiten" der Deutschen Gesellschaft für Ernährung kann ein hoher Gesamtfettkonsum mit hoher Wahrscheinlichkeit das Risiko für Adipositas, koronare Herzerkrankungen, hohen Cholesterinspiegel und Brustkrebs erhöhen – besonders dann, wenn der hohe Gesamtfettkonsum **auf einer erhöhten Zufuhr an gesättigten Fettsäuren** beruht.

Ungesättigte Fettsäuren hingegen spielen u. a. eine bedeutsame Rolle hinsichtlich des Arterioskloseriskos. Die vierfach ungesättigte Arachidonsäure (AA) sowie die fünffach ungesättigte Eicosapentaensäure (EPA) und die Docosahexaensäure (DHA) sind Bestandteile aller Zellmembranen und haben einen Einfluss auf den Transport von Elektrolyten sowie auf hormonelle bzw. immunologische Reaktionen an den Zellmembranen.

Hinweis: Eine Studie am Royal Adelaide Hospital in Australien kommt zu dem Schluss, dass Pflanzenöle, die reich an Alpha-Linolensäure (= ALA) sind, in Kombination mit einer Linolsäure-armen Ernährung ähnlich den EPA-Spiegel im Gewebe steigen lassen wie Nahrungsergänzungen mit Fischöl. Das liegt daran, dass ALA eine unmittelbare Vorstufe von EPA ist und u. a. einen positiven Einfluss auf den Stoffwechsel hat.

Omega-3- und Omega-6-Fettsäuren stellen Vorstufen für regulatorisch wirksame **Gewebshormone**, nämlich so genannte Eikosanoide (z. B. Prostaglandine, Leukotriene etc.), dar.

Somit haben essentielle Fettsäuren, die über die Nahrung aufgenommen werden, einen positiven Einfluss auf folgenden Körperfunktionen:
- Blutdruckregulation
- gefäßverengende oder -erweiternde Wirkungen
- Immunsystem (u. a. Abwehr entzündlicher Prozesse)
- Hormonsystem
- Elektrolythaushalt
- Cholesterinspiegel
- Erhöhung der Muskelkraft
- Verbesserung kognitiver Leistungsfähigkeit
- Prävention von Demenz

Alpha-Linolensäure
Zahlreiche Studien belegen die Wirksamkeit von **Alpha-Linolensäure** (ALA), die über die Nahrung aufgenommen wird:
- signifikante Senkung des **Herzinfarkt**-Risikos
- signifikante Senkung des **Hirnschlag**-Risikos

Um das Risiko von Herzinfarkt und Herzschlag (vor allem bei **Bluthochdruck**) sowie von **Darmkrebs** zu senken, ist es erforderlich, die Zufuhr an Alpha-Linolensäure (ALA) zu erhöhen und die Zufuhr von Linolsäure (LA) zu limitieren. Während unter den üblichen Ernährungsgewohnheiten das Verhältnis etwa 10:1 (LA:ALA) ist, ist eine Mengenrelation von 5:1 optimal.

TIPP: Das Verhältnis von ALA zu LA ist im Hanfsamenöl besonders ausgewogen (3:1). Um Ihrem Körper mit diesem wertvollen Speiseöl etwas Gutes zu tun, empfiehlt es sich, kurmäßig über einen Zeitraum von etwa ein bis zwei Monaten einmal täglich einen Teelöffel Hanfsamenöl einzunehmen. Alternativen dazu sind Himbeersamenöl oder Wildrosenöl.

Hinweis: Ungesättigte Fettsäuren sind sehr reaktionsfreudig: Wenn sie mit Luft in Berührung kommen, reagieren sie sehr leicht mit Sauerstoff. Die Reaktionsfähigkeit steigt mit der Anzahl der Doppelbindungen in der Fettsäure. Diese Reaktion, auch Autooxidation genannt, erleben wir als „Ranzigwerden".

INFO: Ungesättigte Fettsäuren für Schwangere

Für Frauen, die selten bzw. nie Fisch essen, wird die Verwendung von Omega-3-Fettsäuren empfohlen. Positive Effekte:
- Gesündere Schwangerschaft (höheres Geburtsgewicht, geringere Anzahl an Frühgeburten)
- Positive kindliche Entwicklung der Augen und des Gehirns

Es konnte nachgewiesen werden, dass Kinder von Müttern, die ausreichend Omega-3-Fettsäuren während der Schwangerschaft aufnahmen, einen höheren Intelligenzquotienten, eine bessere Feinmotorik, Kommunikationsfähigkeit und soziale Entwicklung aufweisen. Aufgrund der erhöhten Bleikontaminationen bei Fisch wird empfohlen, auf andere Quellen mit einem hohen Anteil an mehrfach ungesättigten Fettsäuren zurückzugreifen. Native Pflanzenöle mit einem hohen Anteil an Omega-3-Fettsäuren (z. B. Alpha-Linolensäure) sind würdige Alternativen. Den höchsten Anteil besitzt Leinsamenöl, gefolgt von Himbeersamenöl, Hanfsamenöl und Wildrosenöl.

INFO: Fette als Beikost für Säuglinge

Die Zugabe von drei Tropfen Pflanzenöl mit einem hohen Anteil an Alpha-Linolensäure in die Beikost könnte die endogene Synthese langkettiger Omega-3-Fettsäuren bei gesunden Säuglingen während des Beikostalters erhöhen und ist einfach in der Durchführung. Muttermilch bzw. Muttermilchersatzprodukte bleiben aber die Hauptlieferanten von langkettigen ungesättigten Fettsäuren. Ziel ist es, atopischen Erkrankungen (z. B. Allergien, Neurodermitis) vorzubeugen.

Das empfohlene Verhältnis zwischen den langkettigen, ungesättigten Fettsäuren Linolsäure und Alpha-Linolensäure für vier bis zwölf Monate alte Säuglinge ist 7:1. Bei Erwachsenen (auch Senioren) liegt die Empfehlung bei 5:1.

Hanfsamenöl, Himbeersamenöl und Wildrosenöl haben einen hohen Anteil an Omega-3-Fettsäuren.

Quelle: „Richtig essen von Anfang an!" (= Österreichische Beikostempfehlung 2010). Hrsg. v. AGES – Österreichische Agentur für Gesundheit und Ernährungssicherheit GmbH, Bundesministerium für Gesundheit und Hauptverband der Sozialversicherungsträger 2010

TIPP: Um das Allergie-Risiko zu senken, sind im ersten Lebensjahr Lebensmittel, die reich an Omega-3-Fettsäuren sind (wie z. B. Leinsamenöl), sehr zu empfehlen.

Ölsäure

Einfach ungesättigte Fettsäuren (wie z. B. die Ölsäure) sind in der Lage, den LDL-**Cholesterinspiegel** im Blut zu senken, und machen Lipoproteine oxidationsstabiler (also länger haltbar). Lipoproteine dienen u. a. dem Transport von Fetten sowie des Cholesterins und spielen eine bedeutsame Rolle bei der Entstehung von Arteriosklerose („Arterienverkalkung").

TIPP: Fette Pflanzenöle mit einem hohen Anteil an Ölsäure, die zunehmend an Beliebtheit für Salatmarinaden oder Brotaufstriche gewinnen, sind neben dem Olivenöl z. B. Arganöl, Hanfsamenöl oder Macadamianussöl.

Bedeutung von Fettsäuren in der Kosmetik

Ungesättigte Fettsäuren weisen aufgrund ihrer Doppelbindung(en) eine räumliche Struktur auf (Cis-Konfiguration), nehmen dadurch mehr Raum ein und sind beweglicher (vergleichbar mit „Gelenken").

Pflanzenöle mit einem **hohen Anteil an ungesättigten Fettsäuren** verbessern den Zellstoffwechsel, indem sie sich in die Zellmembran „einbauen" können und durch ihre eigene räumliche, bewegliche Struktur auch die Struktur der Zellmembran auflockern bzw. flexibler machen. Von dieser Eigenschaft profitiert nicht nur trockene, sondern auch fettige und unreine Haut.

Beispiele:
- Alpha-Linolensäure: v. a. Zellregeneration
- Linolsäure: Barrierefunktion (ohne einen Film auf der Haut zu erzeugen)
- Ölsäure: Wirkstoffverstärker und gutes Gleitmittel

Gesättigte Fettsäuren in Pflanzenölen unterstützen die Haut bei ihrer **Barrierefunktion**. Laurinsäure in Kokosöl besitzt z. B. eine gute **Wirkung gegen verschiedene Bakterien** (z. B. *Staphylokokkus aureus*). Bestimmte gesättigte Fettsäuren können eine Art Schutzfilm auf der Haut bilden – vermutlich durch ihre verfestigende und verdichtende Wirkung auf Zellmembranen.

Dies wiederum kann den Talgabfluss unter Umständen beeinflussen und bei fettiger Haut die Mitesserbildung fördern. Für die Pflege jugendlicher Haut sind daher Öle mit einem hohen Gehalt an ungesättigten Fettsäuren zu bevorzugen (insbesondere Himbeersamenöl).

Hinweis: Fette Pflanzenöle mit einem hohen Anteil an ungesättigten Fettsäuren unterstützen die Haut in ihrer Stoffwechselfunktion, jene mit einem hohen Gehalt gesättigter Fettsäuren in ihrer Barrierefunktion.

Haltbarkeit und richtige Lagerung

Pflanzenöle und -fette mit einem hohen Anteil an ungesättigten Fettsäuren reagieren leicht mit Licht, Sauerstoff und Wärme.

Lagertipps
- dunkel (auf keinen Fall in die Sonne stellen)
- kühl (nicht unbedingt kalt), am besten bei ca. 18 °C – vor allem Temperaturschwankungen vermeiden!
- in Glasflaschen (voll befüllt, sodass sich möglichst wenig Sauerstoff in der Flasche befindet)

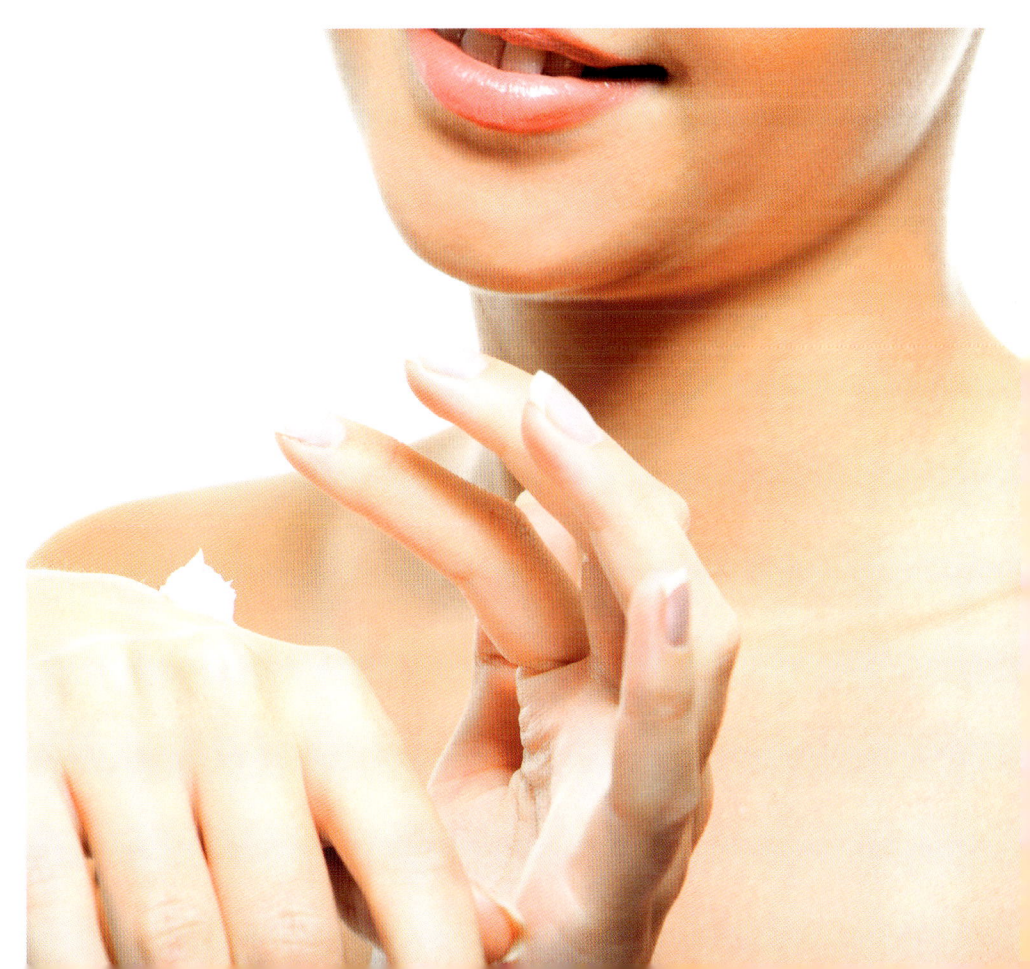

Hinweis: Native Pflanzenöle möglichst nicht erhitzen, keinesfalls jedoch über 150 °C.

> **Tipp:** Selbst gerührte Naturkosmetik mit nativen Ölen kann immer in Kleinmengen frisch zubereitet werden und sollte rasch (innerhalb weniger Wochen) aufgebraucht werden. Somit kann auf eine synthetische Konservierung verzichtet werden. Um die Haltbarkeit zu verlängern, können Sie Pflanzenöle oder selbst erstellte Naturkosmetik einfrieren. Auf jeden Fall aber sollten Sie Naturkosmetikprodukte im Kühlschrank aufbewahren.

Haltbarkeit

Die Haltbarkeit richtet sich nach der jeweiligen Wirkstoffzusammensetzung: Je höher der Gehalt an ungesättigten Fettsäuren im Öl ist, desto schneller sollte es verbraucht werden. Tocopherole machen Öle oxidationsstabiler – also länger haltbar. Dennoch:
- Öle mit einem hohen Gehalt an **dreifach ungesättigten Fettsäuren** sollten sogar im Kühlschrank gelagert und innerhalb von **drei bis sechs Monaten** aufgebraucht werden, z. B. Hanfsamen-, Himbeersamen-, Leinsamen-, Wildrosen- und Nachtkerzensamenöl.
- Öle mit einem hohen Gehalt an **ein- und zweifach ungesättigten Fettsäuren** sollten nicht länger als **ein Jahr** verwendet werden, z. B. Macadamianussöl, Mandelöl süß und Arganöl.

Die Jodzahl (Iodzahl) – was bedeutet „trocknend"?

Die Jodzahl ist eine chemische Kennzahl, um Fette und Öle zu charakterisieren. Je höher die Jodzahl,
- desto mehr ungesättigte Fettsäuren sind in einem Öl enthalten und
- desto schneller reagiert es (z. B. mit Sauerstoff) bzw. kann es auch verderben.

> **Tipp:** Das Altern eines Öls wird auch als „Trocknen" bezeichnet.

Einteilung nach Römpp:

Jodzahl	Bezeichnung	Haltbarkeit
Über 170	Trocknend	Viele mehrfach ungesättigte Fettsäuren, nur wenige Wochen haltbar „Wirkstofföle"
100–170	Halb trocknend	Langsam reagierend
Bis 100	Nicht trocknend	Nicht oder nur kaum reagierend, lange haltbar „Basis- oder Trägeröle"

Quelle: Römpp, Lexikon Chemie, 1996

> **Tipp:** Sowohl in der Kosmetik als auch in der Ernährung ist es sinnvoll, Öle mit unterschiedlicher Jodzahl zu kombinieren, um ein breites Fettsäurespektrum abzudecken.

Wozu benötigt man eine CAS-Nummer?

Für jeden bekannten chemischen Stoff werden eindeutige CAS-Nummern vergeben, um Verwechslungen (v. a. durch Nichtchemiker) vorzubeugen. Es handelt sich also um einen internationalen Bezeichnungsstandard für chemische Stoffe. CAS ist die Abkürzung für *Chemical Abstracts Service* (eine Abteilung der American Chemical Society). Die CAS-Nummer enthält drei Zahlen, die durch Bindestriche getrennt sind. Die erste Zahl besteht aus bis zu sieben Ziffern, die zweite aus zwei und die dritte (= Prüfsumme) aus einer Ziffer.

> **Tipp:** Hochwertige kosmetische Produkte enthalten sehr häufig Pflanzenöle und Pflanzenfette. Die CAS-Nummern sind somit für Hersteller von Kosmetikprodukten von großer Bedeutung, da sie eine eindeutige Bezeichnung der verwendeten Substanzen ermöglichen.

Jedes kosmetische Mittel, das in Verkehr gebracht wird, muss nach der Good Manufacturing Practice (GMP) produziert werden. Die GMP verlangt, dass alle Ausgangsmaterialien einer angemessenen Identitätsprüfung unterzogen werden. Um das sicher zu stellen, verwenden Kosmetikerzeuger und Sicherheitsbewerter u. a. die CAS-Nummern.

Hinweis: Auf der Internetseite der European Commission/Health und Consumers/CosIng können Sie die CAS-Nummern für Substanzen (z. B. Pflanzenöle und Fette) suchen: http://ec.europa.eu/consumers/cosmetics/cosing/

Spreitverhalten

Die Spreiteigenschaften beschreiben das Verhalten beim Auftragen von fetten Substanzen und das damit verbundene Hautgefühl. Das naturkosmetische Spreitmodell nach Olionatura®:

Hochspreitende Öle fühlen sich kaum fettend an, ergeben ein glattes Hautgefühl, das allerdings nur kurz anhält, z. B. Kokosöl.

Niedrigspreitende Öle fühlen sich sehr fett an, ziehen nur sehr langsam in die Haut ein, wirken rückfettend und okklusiv, z. B. Kakaobutter.

Mittelspreitende Öle umfassen die meisten Pflanzenöle, dennoch besteht hier bei einigen Ölen eher die Tendenz zu einem hohen Spreitverhalten (z. B. Jojoba), bei anderen hingegen zu einem niedrigen Spreitverhalten (z. B. Mandelöl).

Tipp: Das beste Hautgefühl wird erzeugt, wenn in der Hautpflege sowohl hoch-, niedrig- als auch mittelspreitende Öle enthalten sind, z. B. eine Mischung für einen Hautpflegebalsam aus Kokosöl, Kakaobutter und Arganöl.

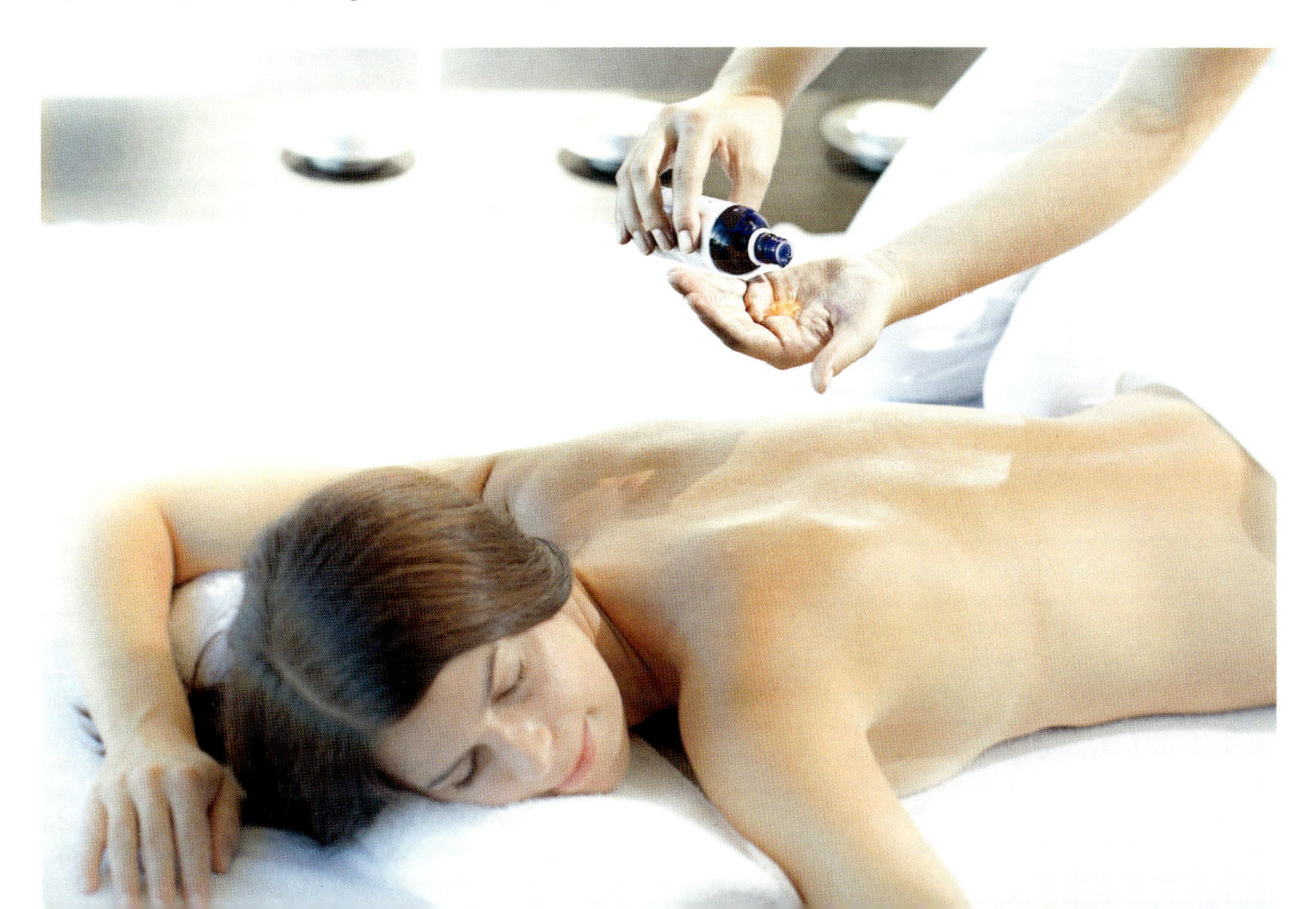

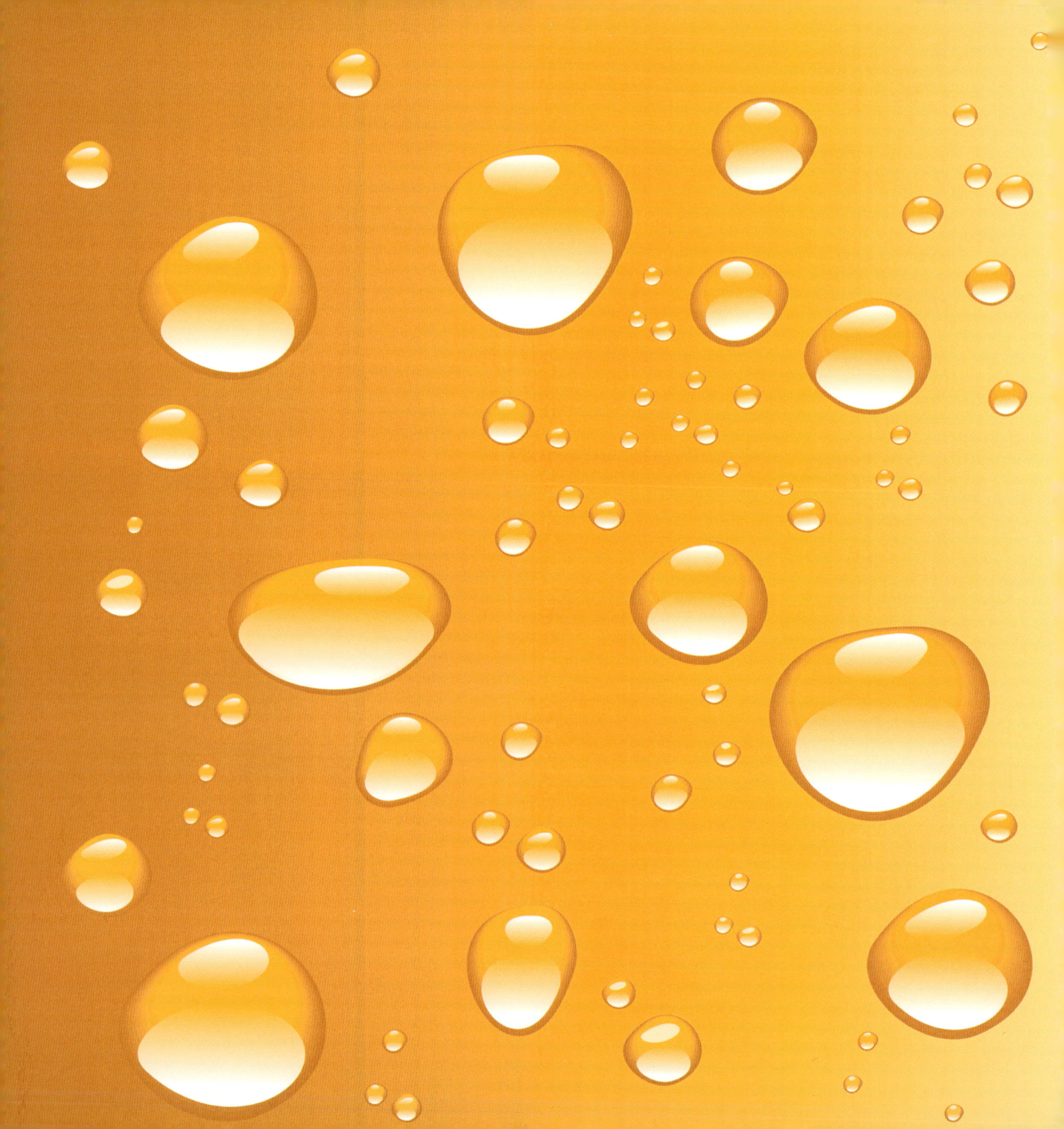

Porträts

Auf den folgenden Seiten erhalten Sie einen Überblick über 18 verschiedene Pflanzenöle bzw. -fette: ihre Zusammensetzung, ihre Haupteinsatzgebiete und nützliche Tipps

Arganöl

"Arganöl – das flüssige Gold Marokkos"
(Berber)

Botanische Bezeichnung: *Argania spinosa L.*
Pflanzenfamilie: Breiapfelgewächse (*Sapotaceae*)
Ursprungsgebiet/Herkunft: Afrika
Synonyme: Ardjanbaum, Eisenholzbaum
Gewinnung: Handpressung, Kaltpressung oder Lösungsmittelextraktion der Samen
Kategorie: Basisöl/Wirkstofföl
Anwendung: äußerlich und innerlich
Haltbarkeit: ca. 12 Monate
Farbe: gelblich bis hellorange
Geschmack/Duft: haselnussartig ölig, leicht säuerlich
Spreitverhalten: mittel
CAS-Nummer: 223747-87-3
Jodzahl: 95–105/nicht trocknend
Erstarrungspunkt: −8,5 °C
Ergiebigkeit: 100 kg Früchte ergeben etwa 1 Liter Öl
Mögliche Alternativen: Macadamianussöl, Mandelöl süß

Das vor einigen Jahren in Europa noch recht unbekannte Arganöl gewann Anfang dieses Jahrhunderts auch in unseren Regionen zunehmend an Bedeutung: in der Kosmetik ebenso wie in der Kulinarik. Arganöl wird äußerlich angewendet, v. a. bei sehr trockener, neurodermitischer oder auch bei reifer Haut sowie bei Juckreiz, Ekzemen, Dermatosen, kann aber auch eingenommen werden, z. B. als Sonnenschutz. Auch in der Säuglingspflege (z. B. bei Übertragungserscheinungen, trockener Haut nach Babyschwimmen, Windeldermatitis) gibt es sehr erfreuliche Erfahrungen mit diesem nativen Pflanzenöl. Geröstetes Arganöl ist ein wertvolles und aufgrund des haselnussartigen Aromas sehr beliebtes Speiseöl.

Geschichtliches

Die Region in Marokko, in der die Arganbäume wachsen, wurde 1998 von der UNESCO zum Biosphärenreservat ausgerufen. Die Bäume sind Staatseigentum, dürfen aber von den Berbern genutzt werden. Touristenattraktion bzw. beliebtes Fotomotiv sind sie deshalb, weil nicht nur Vögel, sondern auch Ziegen (die auf die Bäume klettern, um die Blätter und Früchte zu fressen) in den Baumkronen anzutreffen sind.

Botanik & Gewinnung

Der in Südwestmarokko heimische und wild wachsende, knorrige Baum mit unzähligen Dornen wird bis zu zehn Meter hoch, seine Wurzeln gehen bis zu 30 Meter tief, er kann einen Umfang von 15 Metern erreichen und bis zu 150 Jahre alt werden. Die zur Gewinnung verwendeten etwa 2 cm langen, braunen Samen befinden sich in den Kernen der grünen Arganfrüchte und sind von einer sehr harten Schale umgeben. Die vom Boden aufgesammelten Früchte bzw. Kerne (oft auch von Ziegen, die in den Bäumen herumklettern, ausgeschieden) werden sehr aufwändig nach traditioneller Methode von den Berberinnen zu wertvollem Arganöl verarbeitet. Dieses Öl ist nur relativ kurz haltbar.

Tipp: Arganöl zeichnet sich besonders durch seinen hohen Gehalt an Tocopherol (Vitamin E) aus. Alpha-Tocopherol wird in der Lebensmittelindustrie als Antioxidationsmittel (z. B. auch in Säuglingsnahrung) eingesetzt.

Eine weitere Möglichkeit zur Ölgewinnung, die sich zunehmender an Beliebtheit erfreut, ist die mechanische Pressung der Samen. Die Ausbeute ist hier etwa viermal so hoch wie bei der traditionellen Methode, das Öl ist länger haltbar, enthält aber weniger Säure. Für die Kosmetikindustrie wird u. a. auch so genanntes „enriched argan oil" mittels Lösungsmittelextraktion und anschließender Kurzdestillation erzeugt.

Inhaltsstoffspektrum

Folgende Inhaltsstoffe sind besonders relevant für die Wirkung und die Eigenschaften des nativen Arganöls (Analyserzertifikat, feeling GmbH, 2013):
- Linolsäure (Omega-6): 32 %
- Ölsäure (Omega-9): 47 %
- Palmitinsäure (gesättigt): 13 %
- Stearinsäure (gesättigt): 7 %
- Fettbegleitstoffe:
  bis zu 1,5 % Vitamin-E-Verbindungen (v. a. Alpha-Tocopherol)

Hinweis: Arganöl wird leider immer häufiger mit anderen fetten Ölen verschnitten. Grund dafür ist einerseits ein erhöhter Bedarf (seit es außerhalb von Marokko bekannter geworden ist) und andererseits die Absicht, es länger haltbar zu machen. Die gestreckte Qualität erkennt man z. B. an einer anderen Zusammensetzung des Öls (wenn man Zertifikate beim Lieferanten einfordert).

Ernährungstipps
- kurmäßige Einnahme von 1 Teelöffel pro Tag (für Kinder ab 2 Jahren 1/2 Teelöffel pro Tag) über 2 Monate; beste Zeit für den Start: im Frühling
- als Zugabe zu Salatdressings, Aufstrichen oder über Käse (Dosierung: 1 Teelöffel pro Person)

Zur Ernährung empfiehlt es sich, geröstetes Öl zu verwenden, für kosmetische Zwecke ungeröstetes Öl (ungeröstete Öle besitzen weniger Eigenduft).

Wirkungen

Cholesterinsenkend, antioxidativ, blutdrucksenkend, sehr hautpflegend, juckreizstillend, regenerierend u. v. m.

Anwendungsmöglichkeiten

Die Einnahme empfiehlt sich besonders bei
- Akne
- Bestrahlungstherapien (bzw. nachher)
- Bluthochdruck
- hohem Cholesterinspiegel
- Konzentrationsstörungen
- Neurodermitis
- Schuppenflechte
- erhöhter Lichtempfindlichkeit
- Warzen

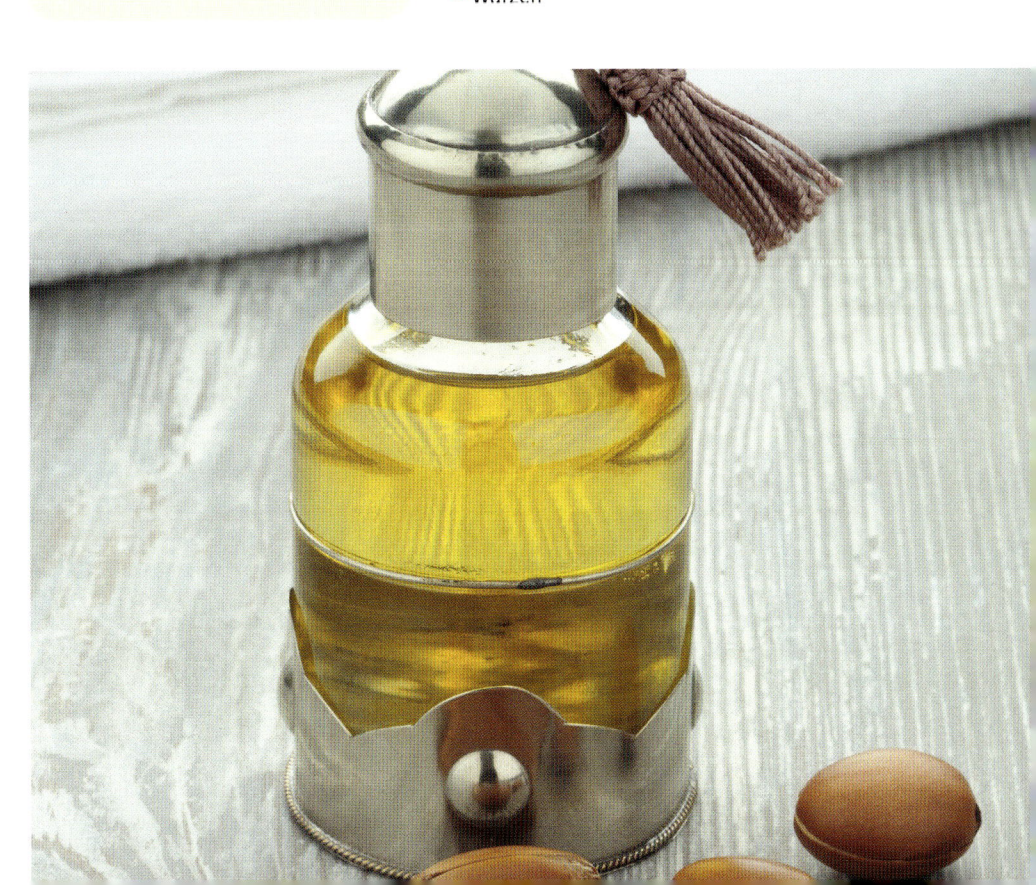

Die äußerliche Anwendung empfiehlt sich besonders bei/zur
- Akne
- Dermatosen
- Ekzemen
- trockenen Haarspitzen
- Neurodermitis
- reifer und trockener Haut
- Pigmentflecken
- Säuglingspflege
- Schuppenflechte
- sonnengeschädigter Haut
- Warzen
- Windeldermatitis

Rezeptidee bei irritierter Haut
20 ml Arganöl
5 ml Wildrosenöl
5 ml Nachtkerzensamenöl
1 Tropfen ätherisches Manukaöl (*Leptospermum scoparium*)
1 Tropfen ätherisches Atlaszedernöl (*Cedrus atlantica*)

Hinweis: Selbstgerührte Naturkosmetik mit nativen Ölen kann immer in Kleinmengen frisch zubereitet werden, sollte aber rasch (innerhalb weniger Wochen) aufgebraucht werden. Somit kann auf eine synthetische Konservierung verzichtet werden. Auch diese Mischung sollte nach der Herstellung innerhalb von 2–4 Wochen verwendet werden.

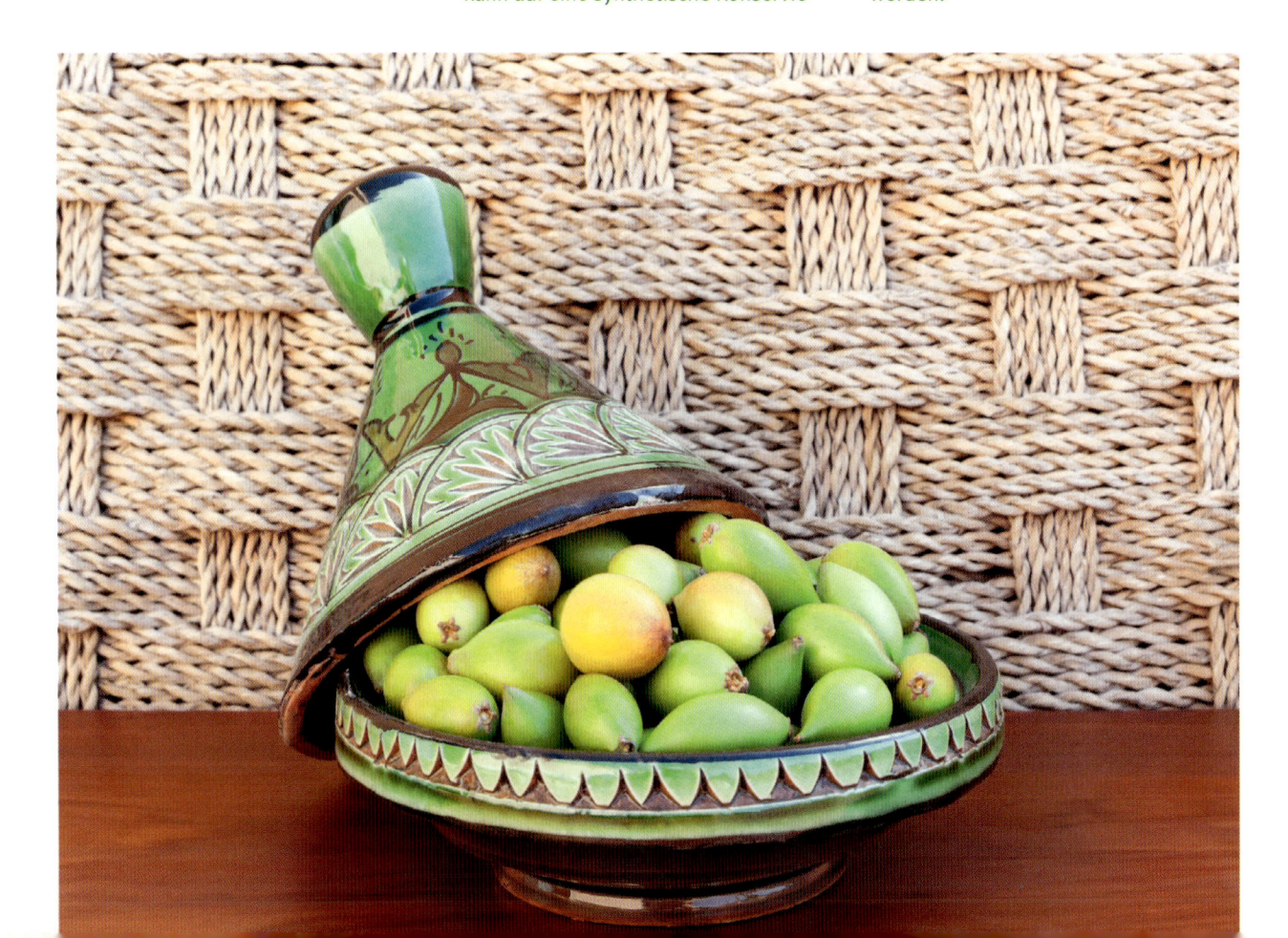

Hautpflegetipp
Arganöl zieht langsam ein und eignet sich v. a. in Kombination mit Wildrosen- und/oder Nachtkerzensamenöl sehr gut zur Pflege bei Neigung zu neurodermitischer, schuppiger, juckender, trockener und reifer Haut.

Calophyllum- oder Tamanuöl

"Wo Eiter ist, dort entleere ihn."
(Paracelsus)

Botanische Bezeichnung: *Calophyllum inophyllum* L.
Pflanzenfamilie: Balsamapfelgewächse (*Clusiaceae*)
Ursprungsgebiet/Herkunft: Küsten des indischen und pazifischen Ozeans
Synonyme: Undi, Indisches Mahagoni, Takamahak, Tacamahaca, Foraha, Kamani
Gewinnung: Kaltpressung der an der Sonne getrockneten Kerne
Kategorie: Wirkstofföl
Anwendung: nur äußerlich
Haltbarkeit: bis zu 2 Jahren
Farbe: braungrün
Geschmack/Duft: bitter, leicht säuerlich, intensiv würzig, heuartig
Spreitverhalten: mittel
Jodzahl: 82–98/nicht trocknend
Erstarrungspunkt: 8 °C
Ergiebigkeit: Samen aus 20 kg Früchten ergeben etwa 1 kg Öl

Geschichtliches

Calophyllum inophyllum wurde früher auch „heiliges Öl" genannt und ist ein traditionelles Heilmittel der Tahitianer, die sich und ihre Kinder damit einölen, um Insektenstiche und Infektionen zu vermeiden.

Botanik & Gewinnung

Calophyllum inophyllum gehört zur Pflanzenfamilie der Balsamapfelgewächse (*Clusiaceae*), die eng verwandt mit den Johanniskrautgewächsen (*Hyperiaceae*) ist. Einige Botaniker fassen diese sogar zu einer Familie zusammen.

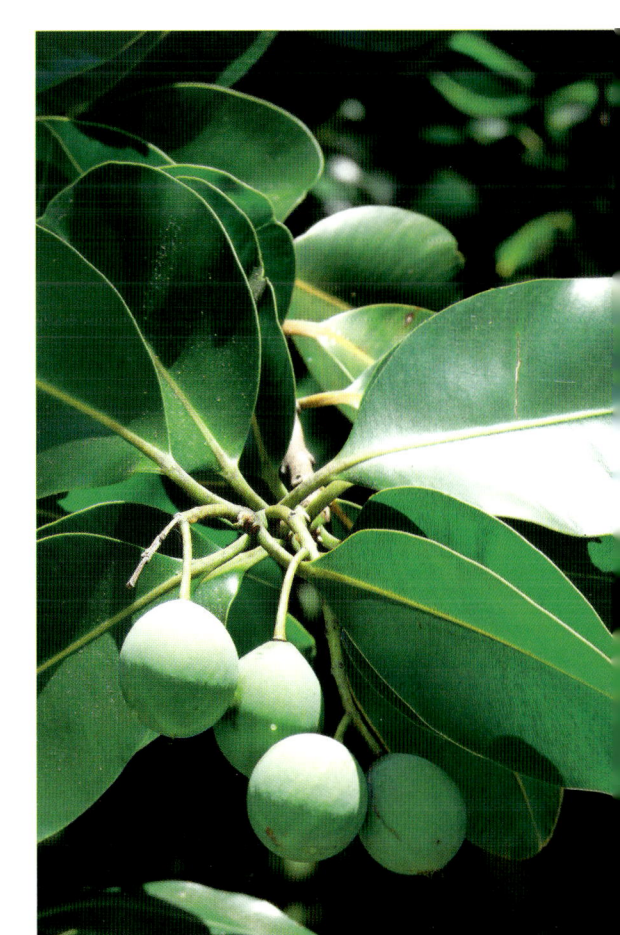

Tamanuöl ist im deutschsprachigen Raum bzw. in der europäischen Aromapraxis besser bekannt unter seinem botanischen Namen „Calophyllum inophyllum". Aufgrund seiner entzündungshemmenden, antiinfektiösen und pflegenden Eigenschaften ist es das Mittel der Wahl bei eitrigen Infektionen, bei rheumatischen Beschwerden und Wunden. Vor allem Entzündungen im Mund und Rachenraum (z. B. nach Zahnentfernung oder bei Aphten), Akne, diabetischer Fuß und Narbenpflege nach tiefen Wunden sind die Haupteinsatzgebiete dieses fetten Wirkstofföls. Da es einen sehr starken Eigengeruch besitzt, wird es in der Kosmetik nur in einer 3 %igen Dosierung verwendet.

Hinweis: Zur Einnahme (z. B. als Nahrungsergänzung) oder für kulinarische Zwecke ist dieses extrem bitter schmeckende Öl nicht geeignet. Calophyllumöl hat einen hohen Cumaringehalt, der bei innerlicher Einnahme die Gerinnungsfähigkeit des Blutes verringern kann.

Beheimatet ist der Tamanubaum in den Küstengebieten Indiens sowie in Südostasien und Polynesien. Es wachsen hunderte verschiedene Arten von Calophyllum in der Pazifikregion. In Indien ist der Baum unter dem Namen Undi bekannt und bevorzugt sandige Stellen in der Nähe von Stränden (er ist relativ tolerant gegenüber Salz).

Nach der Ernte werden die Früchte zerdrückt, damit die Nüsse gewonnen werden können. Im Anschluss werden die Nüsse ungefähr acht Wochen an der Sonne getrocknet. Es kommt zu einer Braunfärbung und sie verlieren etwa ein Drittel ihres Gewichts. Das Calophyllumöl entsteht erst während des Trocknungsprozesses. Im Anschluss werden die getrockneten Nüsse kalt gepresst und das Öl filtriert.

Das Besondere bei Calophyllumöl ist der hohe Anteil an Fettbegleitstoffen – in diesem Fall vor allem Harze und Cumarine bzw. ätherische Öle.

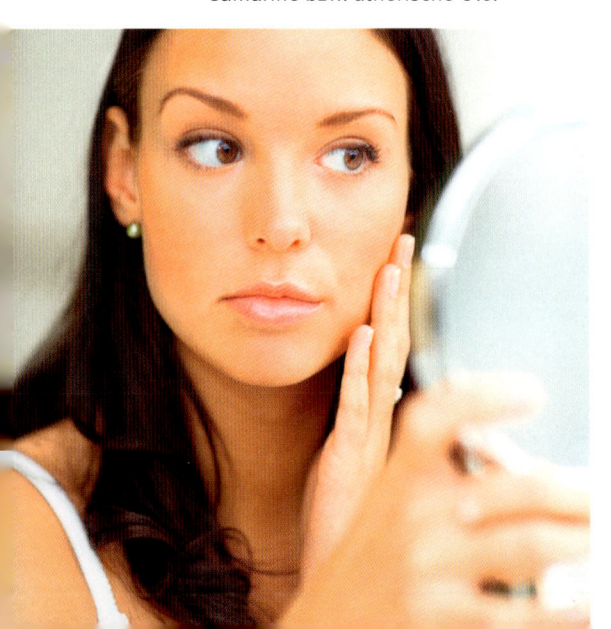

Inhaltsstoffspektrum

Folgende Inhaltsstoffe sind besonders relevant für die Wirkung und die Eigenschaften des Öls (Analysezertifikat, feeling GmbH, 2013):
- Linolsäure (Omega-6): 29 %
- Ölsäure (Omega-9): 41 %
- Stearinsäure (gesättigt): 15 %
- Palmitinsäure (gesättigt): 14 %
- Fettbegleitstoffe: u. a. bis zu 20 % – v. a. Harze, Cumarine bzw. ätherische Öle

Hinweis: Für die entzündungshemmenden, antibakteriellen und antiviralen Eigenschaften sorgen u. a. die Calophylloide (natürliche Neo-Flavonoide), die bisher nur in Calophyllumöl gefunden werden konnten.

Wirkungen

Entzündungshemmend, antiinfektiös, antioxidativ, wundheilend, hautpflegend, zellregenerierend u. v. m.

Anwendungsmöglichkeiten

Die Anwendung über die Schleimhäute empfiehlt sich besonders bei
- Infektionen in Mund- und Rachen (z. B. nach Zahn-/Kieferoperationen, Aphten)
- Hämorrhoiden (z. B. Einarbeitung in Zäpfchen)

Die äußerliche Anwendung empfiehlt sich besonders bei/zur
- Akne
- Ekzemen
- Haarausfall
- Hämorrhoiden
- Herpesinfektionen (z. B. Gürtelrose, Fieberblasen)
- Insektenstichen
- Krampfadern
- Narben
- trockener bzw. reifer Haut
- rheumatischen Beschwerden
- Schuppenflechte
- Verbrennungen
- Wundpflege
- Stimulation der Phagozytose (Tätigkeit der Fresszellen des Immunsystems)

Rezeptidee „Pickel adé" (abends)

5 ml Hanfsamenöl
5 ml Wildrosenöl
9 Tropfen Calophyllumöl
3 Tropfen ätherisches Thymianöl (*Thymus vulgaris ct. Linalool*)
3 Tropfen ätherisches Atlaszedernöl (*Cedrus atlantica*)

Hinweis: Nur punktuell auftragen, nach der Herstellung sollte die Mischung innerhalb von 2–4 Wochen aufgebraucht werden.

Hautpflegetipp

Durch den starken Eigengeruch empfiehlt es sich, dieses Wirkstofföl in einer max. 2–3 %igen Verdünnung einzusetzen. Es lässt sich mit sämtlichen Basisölen wie Mandelöl, Arganöl oder Jojoba sehr gut kombinieren.

Granatapfelsamenöl

"Mut ist der Schlüssel zum Paradies."
(Lisz Hirn)

Botanische Bezeichnung: *Punica granatum L.*
Pflanzenfamilie: Granatapfelbaumgewächse (*Punicaceae*) / Weiderich-Gewächse (*Lythraceae*)
Ursprungsgebiet/Herkunft: Asien
Synonyme: Pomegranate seed oil, Granatapfelbaum, Granatbaum, Grenadine, Paradiesapfel
Gewinnung: Kaltpressung der Kerne, CO_2-Extraktion
Kategorie: Wirkstofföl
Anwendung: äußerlich und innerlich
Haltbarkeit: ca. 6 Monate
Farbe: hellgelb bis goldig
Geschmack/Duft: intensiv, ölig, stechend
Spreitverhalten: mittel
CAS-Nummer: 84961-57-9
Jodzahl: 235/trocknend
Ergiebigkeit: 100 kg Granatäpfel ergeben etwa 500 g Öl
Mögliche Alternative zur Einnahme: Leinsamenöl

Granatapfelsamenöl wird vorwiegend bei zu hohem Cholesterinspiegel und bei Prämenstruellem Syndrom (PMS) eingesetzt. Für Frauen im Klimakterium ist es ein ganz besonders wertvoller Begleiter: sei es bei trockener Vaginalschleimhaut, bei Stimmungsschwankungen, Schweißausbrüchen, zur Vorbeugung von Gelenkserkrankungen oder zur Vorbeugung von Augenfältchen (vgl. „Augapfel").

Geschichtliches

Den Namen verdankt der Granatapfel seinem Aussehen, das an den Halbedelstein Granat erinnert. Die Bezeichnung des Granatapfels ist in vielen Sprachen auch auf das lateinische Wort für Kerne oder Körner „granae" bzw. auf deren große Zahl (lat. granatus = körnig, kernreich) zurückzuführen. Den lateinischen Namen „Punica" bekam er im Römischen Reich, da die Phönizier (auch Punier genannt) diese Pflanze – zum Teil aus religiösen Gründen – verbreiteten.

Botanik & Gewinnung

Der recht anspruchslose, bis zu fünf Meter hohe Granatapfelbaum stammt ursprünglich aus dem Südwesten Asiens und ist heute in frostfreien Gebieten weltweit verbreitet. Der Baum ist recht ungewöhnlich und nimmt eine Sonderstellung in der Pflanzenwelt ein. Es gibt nur zwei Arten in der Gattung Punica. Der im Frühling und Sommer blühende sommergrüne Baum trägt apfelähnliche, anfangs grüne, später orangerote Früchte, die als Grenzfall einer Beere anzusehen sind. Das Öl wird mittels Kaltpressung (unter Ausschluss von Hitze, Licht und Sauerstoff) oder CO_2-Extraktion aus den Kernen (Samen) gewonnen.

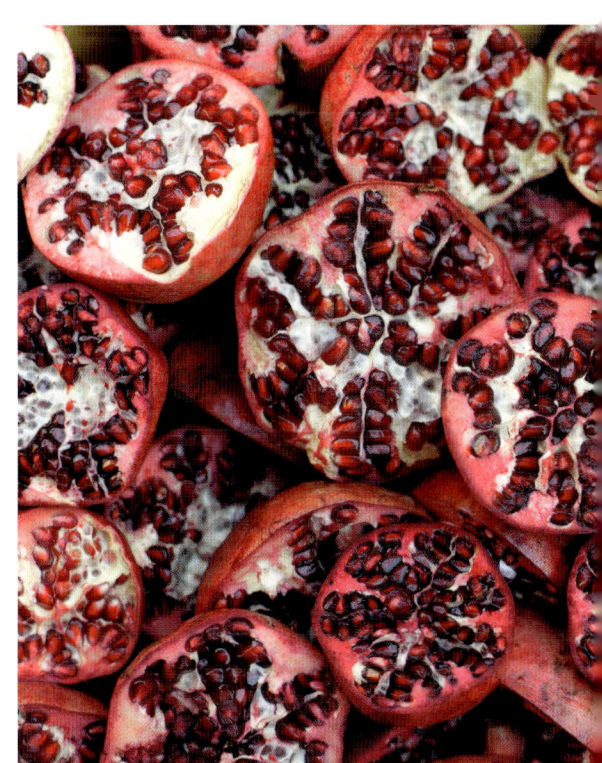

Inhaltsstoffspektrum

Folgende Inhaltsstoffe sind besonders relevant für die Wirkung und die Eigenschaften des Öls (Analysezertifikat, feeling GmbH, 2013):

- Linolsäure (Omega-6): 8 %
- Ölsäure (Omega-9): 7 %
- Punicinsäure (Omega-5): 61 %
- Palmitinsäure (gesättigt): 3 %
- Stearinsäure (gesättigt): 2 %
- Fettbegleitstoffe: u. a. Phytoöstrogen (17-Beta-Estradiol) und Flavonoide

Wirkungen

Cholesterinsenkend, antioxidativ, hormonell ausgleichend, zellregenerierend u. v. m.

Tipp: Granatapfelsamenöl zeichnet sich aus durch seinen sehr hohen Gehalt an der ungewöhnlichen und seltenen Punicinsäure und dem stark antioxidativ sowie hormonell ausgleichenden Phytoöstrogen (17-Beta-Estradiol).

Anwendungsmöglichkeiten

Die Einnahme empfiehlt sich besonders bei/zur

- Ängsten
- Schlafstörungen
- depressiven Verstimmungen
- hohem Cholesterinspiegel
- Erkrankungen der Schilddrüse
- Prämenstruellem Syndrom (PMS)
- Stresssymptomen
- unerfülltem Kinderwunsch
- Vorbeugung von Gelenkserkrankungen

Ernährungstipps

- kurmäßige Einnahme von 1–2 Tropfen 3–4-mal pro Woche (nicht für Kinder) über 2 Monate; beste Zeit für den Start: Februar
- als Zugabe zu Apfelmus (Dosierung: 1 Tropfen pro Person)

Hautpflegetipps

Granatapfelsamenöl sollte äußerlich am besten abends aufgetragen werden. Zur morgendlichen Haut- und Gesichtspflege sind Öle mit einem hohen Anteil an gesättigten Fettsäuren (z. B. Kokosöl) besser geeignet. Zur abendlichen Pflege der Augen- und Stirnpartie ist Granatapfelsamenöl v. a. in Kombination mit Wildrosenöl und Jojoba sehr gut geeignet.

Die äußerliche Anwendung empfiehlt sich besonders bei

- Augenfältchen
- Ekzemen
- Neurodermitis
- Pigmentflecken
- reifer und trockener Haut
- sonnengeschädigter Haut
- trockenen Schleimhäuten (z. B. Nasenschleimhaut, Vaginalschleimhaut)
- Warzen

Rezeptidee „Abendliche Gesichtspflege"

10 ml Jojoba
5 ml Wildrosenöl
5 ml Granatapfelsamenöl
1 Tropfen ätherisches Rosenöl
(*Rosa damaszena*)

Hinweis: Nach der Herstellung sollte die Mischung innerhalb von 2–4 Wochen aufgebraucht werden.

Hanfsamenöl

„Ein aus Hanf gefertigtes Tuch ist gut zum Verbinden der Geschwüre und Wunden, weil die Wärme in ihm mäßig ist."
(Hildegard von Bingen)

Botanische Bezeichnung: *Cannabis sativa* L.
Pflanzenfamilie: Hanfgewächse (*Cannabaceae*)
Ursprungsgebiet/Herkunft: Asien
Synonyme: Marijuana, Haschisch, Haschischkraut, Hasch, Gras
Gewinnung: Kaltpressung der Samen (Nüsschen) bei 40–60 °C
Kategorie: Wirkstofföl
Anwendung: äußerlich und innerlich
Haltbarkeit: ca. 9 Monate
Farbe: grüngelb
Geschmack/Duft: nussig, würzig, krautig
Spreitverhalten: mittel
CAS-Nummer: 89958-21-4
Jodzahl: 143–167/halb trocknend
Erstarrungspunkt: –25 bis –15 °C
Ergiebigkeit: sehr unterschiedlich; Richtwert: 3,5 kg geschälte Samen für 1 Liter Öl
Mögliche Alternativen: Himbeersamenöl, Wildrosenöl

Hanfsamenöl ist das Mittel der Wahl bei (Prüfungs-)Ängsten, Schlafstörungen, Nervosität, Konzentrationsstörungen, depressiven Verstimmungen und zur Burn-out-Prophylaxe. Dieses fette Öl wird bei diesen Befindlichkeiten teelöffelweise als Nahrungsergänzung kurmäßig eingenommen. Hanfsamenöl gewinnt aber auch in der Naturkosmetik in Kombination mit anderen fetten Pflanzenölen wieder zunehmend an Bedeutung, insbesondere bei sehr trockener Haut, Neurodermitis, Schuppenflechte und Ekzemen.

Geschichtliches

Hanf wurde schon vor 7000 Jahren in Zentralasien v. a. zur Fasergewinnung (z. B. für Textilien, Seile und Papier) angebaut und zählt somit zu den ältesten Kulturpflanzen. Bereits vor Christi Geburt gewann Cannabis zunehmend an Bedeutung für rituelle, spirituelle und medizinische Zwecke (u. a. Anwendungen bei Epilepsie zur Krampflinderung, bei Asthma, Malaria, rheumatischen Beschwerden und zur Schmerzstillung bei Operationen). In Europa wird das aus den Samen gewonnene Öl bereits seit dem Frühmittelalter bei Husten, Gelbsucht und Geschwülsten eingesetzt. Hildegard von Bingen und auch Paracelsus schrieben über die Arzneiwirkung von Hanf. Im 15. Jahrhundert verbot Papst Innozenz VIII. den Einsatz von Cannabis. Als Arzneimittel wurde es dennoch weiterhin erforscht und verwendet.

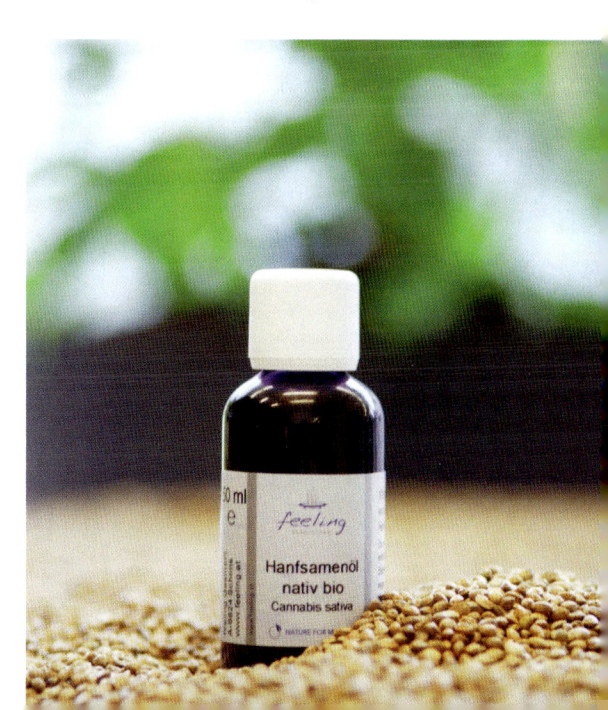

Erst vor dem Ersten Weltkrieg begann man in den USA den Gebrauch von Hanf zu verbieten. Der Höhepunkt der Kriminalisierung des Hanfkonsums mit hohen Geld- und Freiheitsstrafen wurde Mitte des 20. Jahrhunderts erreicht und mit der Gründung der UNO weltweit verbreitet. In Österreich unterliegt Cannabis den Bestimmungen des Suchtmittelgesetzes, in Deutschland und der Schweiz den Bestimmungen des Betäubungsmittelgesetzes. Der Anbau, Handel, die Herstellung, Einfuhr, Ausfuhr, Abgabe, der Erwerb und Besitz von Pflanzenteilen und des Saatgutes von Hanfsorten, die einen THC-Gehalt von 0,3 % überschreiten, ist (bis heute) in vielen Ländern verboten.

Botanik & Gewinnung

Die meist einjährige Hanfpflanze ist – neben dem hohen Wasserbedarf – ein sehr widerstandsfähiges und anpassungsfähiges Gewächs und daher auf allen Kontinenten verbreitet.
Hanf zählt zu den zweihäusigen (getrenntgeschlechtlichen) Pflanzen:
- Die männlichen Pflanzen wachsen höher und werden hauptsächlich zur Faser- und Futtergewinnung verwendet.
- Die weiblichen Pflanzen wachsen breiter und produzieren in ihren großen Blüten Samenkörner, die durch eine harzige Substanz geschützt sind. In diesem Harz sowie in Blättern und Blüten findet sich möglicherweise das berauschende Tetrahydrocannabinol (THC).

Es gibt aber auch einhäusige Sorten (Hybride), mit denen in Hinblick auf die Fasergewinnung größere Erträge (leichtere Ernte) erwirtschaftet werden können.

Cannabis sativa lautet die Bezeichnung für „einheimischen Hanf" oder „Kulturhanf", *Cannabis indica* hingegen für „indischen Hanf". Als so genannter „Medizinalhanf" kommen beide zur Verwendung.

TIPP: Fettes Hanfsamenöl wird aus den Samen von *Cannabis sativa* gepresst, ätherisches Hanföl hingegen gewinnt man mittels Wasserdampfdestillation aus den Blättern. Ätherisches Hanföl wird u. a. eingesetzt bei Erkrankungen der Atemwege und der Verdauung. Es ist leider nur sehr selten im Fachhandel erhältlich.

Inhaltsstoffspektrum

Folgende Inhaltsstoffe sind besonders relevant für die Wirkung und die Eigenschaften des Öls (Analysezertifikat, feeling GmbH, 2013):
- Linolsäure (Omega-6): 50 %
- Alpha-Linolensäure (Omega-3): 21 %
- Ölsäure (Omega-9): 14 %
- Stearinsäure (gesättigt): 4 %
- Palmitinsäure (gesättigt): 7 %
- Gamma-Linolensäure (Omega-6): 2 %
- Fettbegleitstoffe

Diese Wirkstoffkombination macht es aus pharmakologischer Sicht zu einem ganz besonders wertvollen Speise- und Pflegeöl.

Wirkungen

Entzündungshemmend, antioxidativ, konzentrationssteigernd, beruhigend, hautpflegend, zellregenerierend, hormonregulierend, immunmodulatorisch.

Anwendungsmöglichkeiten

Die Einnahme empfiehlt sich besonders bei
- ADHS
- Allergien
- Ängsten
- Arteriosklerose
- Epilepsie
- hohem Cholesterinspiegel
- Konzentrationsstörungen
- Multipler Sklerose
- Neurodermitis
- Nervosität
- Prämenstruellem Syndrom (PMS)
- rheumatischen Beschwerden
- Schmerzen allgemein
- schwachem Immunsystem
- Stresssymptomen und Burn-out
- unerfülltem Kinderwunsch
- Wechseljahresbeschwerden

Hinweis: Durch unsachgemäße Herstellung kann das öllösliche THC in relevanten Mengen in das Hanfsamenöl gelangen und bei der Einnahme des Öls im Blut und Urin nachgewiesen werden.

Ernährungstipps
- kurmäßige Einnahme von 1 Teelöffel pro Tag (auch für Kinder ab 4 Jahren) über 2 Monate; beste Zeit für den Start: August
- als Zugabe zu Salatdressings, Aufstrichen oder grünen Smoothies (Dosierung: 1 Teelöffel pro Person)

Hautpflegetipp

Hanfsamenöl zieht sehr schnell ein und eignet sich v. a. in Kombination mit Argan- und Kokosöl sehr gut zur Pflege neurodermitischer, schuppiger, trockener und reifer Haut bzw. auch für raue Ellbogen und Ekzeme.

Die äußerliche Anwendung empfiehlt sich besonders bei

- Ekzemen
- trockener bzw. reifer Haut
- Neurodermitis
- Schuppenflechte
- rheumatischen Beschwerden

Rezeptidee „Hautpflege für irritierte Haut"

10 ml Arganöl
5 ml Kokosöl, geschmolzen
5 ml Hanfsamenöl
1 Tropfen ätherisches Myrtenöl (*Myrtus communis ct. Myrtenylacetat*)
1 Tropfen ätherisches Lavendelöl (*Lavandula angustifolia*)
1 Tropfen ätherisches Atlaszedernöl (*Cedrus atlantica*)
1 Tropfen ätherisches Cistrosenöl (*Cistus ladaniferus fol.* 10:90 in Jojoba)

Nach der Herstellung sollte die Mischung innerhalb von 2–4 Wochen aufgebraucht werden.

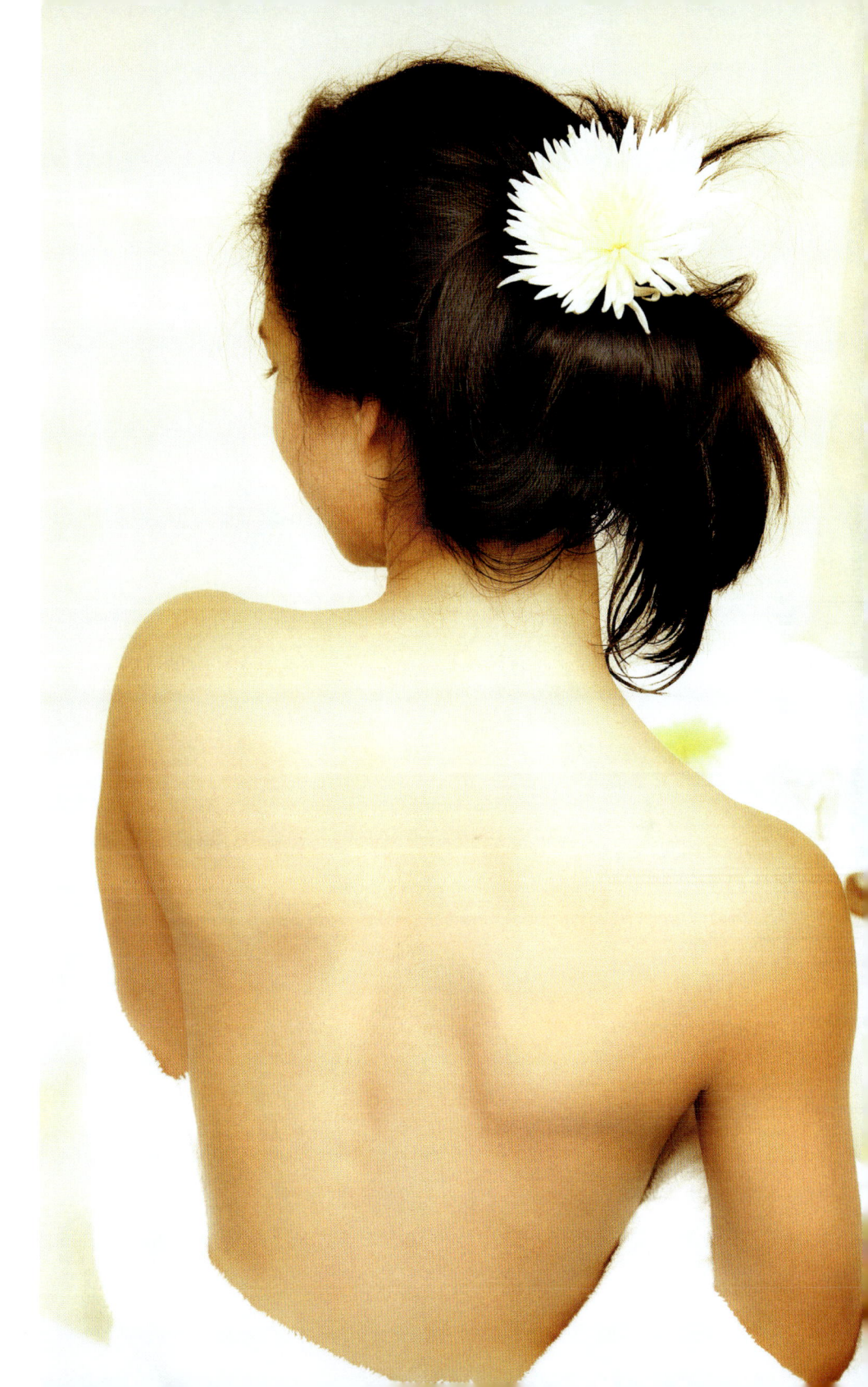

Himbeersamenöl

„Himbeeren sind für mich die Hoch-Zeit des Sommers."
(Annegret Kronenberg)

Botanische Bezeichnung: *Rubus idaeus* L.
Pflanzenfamilie: Rosengewächse (*Rosaceae*)
Ursprungsgebiet/Herkunft: Europa
Synonyme: Himbeeröl, Himbeernüsschenöl, Hohlbeerenöl
Gewinnung: CO_2-Extraktion oder Kaltpressung der Samen (Nüsschen)
Kategorie: Wirkstofföl
Anwendung: äußerlich und innerlich
Haltbarkeit: je nach Herstellung ca. 6 Monate (Pressung) bis 2 Jahre (CO_2-Extraktion)
Farbe: gelblich
Geschmack/Duft: zart blumig, himbeerartig, fruchtig
Spreitverhalten: mittel
CAS-Nummer: 84929-76-0
Jodzahl: 143–167/halb trocknend
Erstarrungspunkt: –25 bis –15 °C
Ergiebigkeit: für 1 kg Öl benötigt man 6,3–8,3 kg Himbeersamen
Mögliche Alternativen: Hanfsamenöl, Wildrosenöl

Die Ausbeute bei der Gewinnung von Himbeersamenöl ist sehr gering. Daher ist das Öl sehr schwer erhältlich und leider auch recht teuer. Himbeersamenöl gewinnt aber dennoch aufgrund seines hohen Anteils an Omega-3- und Omega-6-Fettsäuren in der Ernährung zunehmend an Bedeutung. Als Bestandteil kosmetischer Produkte entfaltet es seine stark antioxidativen, regenerierenden und talgregulierenden Eigenschaften und unterstützt die Haut dabei, Feuchtigkeit zu speichern. Himbeersamenöl ist besonders gut für die abendliche Pflege der Haut geeignet.

Geschichtliches

Himbeerpflanzen zählen zu den beliebtesten Gartenpflanzen und wurden schon im Altertum als Heilpflanzen verwendet. Ihr Name leitet sich von der „Beere der Hirschkuh" ab.

Himbeerblätter werden traditionell als Tee bei Magen- und Darmentzündungen empfohlen und galten als

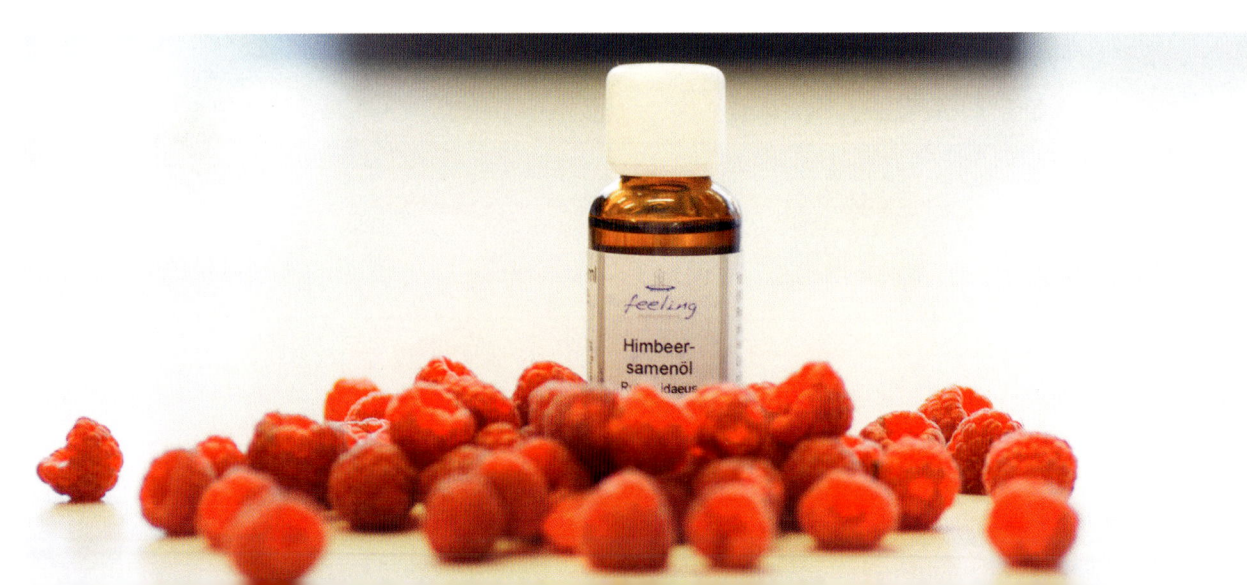

Alternative zu Schwarztee. Himbeerhecken wurden bereits im Mittelalter in Klostergärten kultiviert. Hildegard von Bingen schätzte Himbeeren als gesundes Obst und Heilmittel. Den vitaminreichen Himbeeren wird eine stoffwechselanregende, entwässernde und abführende Wirkung nachgesagt.

Botanik & Gewinnung

Himbeerpflanzen gehören zur Familie der Rosengewächse. Die Früchte der Himbeere sind botanisch gesehen keine Beeren, sondern Sammelsteinfrüchte.

Das fette Himbeersamenöl wird vorzugsweise mittels CO_2-Extraktion gewonnen. Bei dieser Herstellungsmethode gehen keine Schwermetalle in das Öl über. Zur Verlängerung der Haltbarkeit wird Himbeersamenöl gerne mit Rosmarin-Antioxidans-Extrakt stabilisiert.

Ernährungstipps
- kurmäßige Einnahme von 1–2 Tropfen 3–4-mal pro Woche (auch für Jugendliche und Kinder) über 2 Monate; beste Zeit für den Start: Jänner
- tröpfchenweise als Zugabe zu Süßspeisen (Dosierung: 1 Tropfen pro Person) wie z. B. Mousse au Chocolat, Pudding, Käsekuchen, Joghurts und Müsli

Himbeersamenöl zeichnet sich besonders durch seinen hohen Gehalt an Tocopherol (Vitamin E) aus. Hauptsächlich handelt es sich dabei um Gamma-Tocopherol. Dieser Wirkstoff wird in der Lebensmittelindustrie als Antioxidationsmittel (z. B. auch in Säuglingsnahrung) eingesetzt. Gamma-Tocopherol kommt in größeren Mengen auch in Leinsamenöl und Leindotteröl vor.

Inhaltsstoffspektrum

Folgende Inhaltsstoffe sind besonders relevant für die Wirkung und die Eigenschaften des CO_2-Extraktes (Analysezertifikat, feeling GmbH, 2012):
- Alpha-Linolensäure (Omega-3): 25 %
- Linolsäure (Omega-6): 60 %
- Ölsäure (Omega-9): ca. 12 %
- Palmitinsäure (gesättigt): ca. 2 %
- Fettbegleitstoffe, insbesondere Gamma-Tocopherol

Wirkungen

Antioxidativ, hautpflegend, zellregenerierend bzw. zellstoffwechselaktiv, immunmodulatorisch, talgregulierend.

Anwendungsmöglichkeiten

Die Einnahme empfiehlt sich besonders bei
- Akne
- fetter Haut, fettem Haar
- Konzentrationsstörungen
- Nervosität
- rheumatischen Beschwerden
- schwachem Immunsystem
- Stresssymptomen und Burn-out
- Talgregulation

Die äußerliche Anwendung empfiehlt sich besonders bei
- Akne
- Ekzemen
- zu trockenem oder zu fettem Haar
- trockener bzw. reifer Haut
- Neurodermitis
- Schuppenflechte
- unreiner Haut

Rezeptidee bei trockener Haut (abends)
18 ml Arganöl
2 ml Himbeersamenöl
1 Tropfen ätherisches Karottensamenöl (*Daucus carota*)
1 Tropfen ätherisches Sandelholzöl (*Santalum album*)

Hinweis: Nach der Herstellung sollte die Mischung innerhalb von 2–4 Wochen aufgebraucht werden.

Hautpflegetipp
Himbeersamenöl hilft der Haut, Feuchtigkeit zu speichern, zieht rasch ein und fettet kaum. Da es auch zur Regulation der Talgproduktion eingesetzt wird, profitieren sowohl fette als auch trockene und reife Haut von Himbeersamenöl-Pflegeprodukten. Da es sehr kostbar und auch kostenintensiv ist, wird es selten pur eingesetzt. Eine Dosierung von 5–10 % in anderen Pflanzenölen ist ausreichend.

Johanniskrautöl

„Die Arnika der Nerven."
(Hildegard von Bingen)

Botanische Bezeichnung: *Hypericum perforatum L.*
Pflanzenfamilie: Johanniskrautgewächse (*Hyperiaceae*)
Ursprungsgebiet/Herkunft: Europa, Nordamerika, Asien
Synonyme: Johanniskrautmazerat, Rotöl, Blutkraut, Tüpfelhartheu, Hexenkraut, Herrgottsblut, Frauenkraut, Wundskraut, Johannisblut, Jage(n)teufel, Liebfrauenkraut, Löcherkraut, Lichtblume, Gespensterkraut
Gewinnung: Mazeration der Blüten in Olivenöl
Kategorie: Mazerat
Anwendung: äußerlich und innerlich
Haltbarkeit: ca. 2 Jahre
Farbe: rötlich bis rotbraun
Geschmack/Duft: kräftig, leicht würzig-säuerlich
Spreitverhalten: mittel (Olivenöl)
CAS-Nummer: 68917-49-7/84082-80-4
Jodzahl: 83/nicht trocknend
Erstarrungspunkt: etwa −8 °C
Ergiebigkeit: für 1 Liter Mazerat verwendet man etwa 200 g frische Blüten

Johanniskrautöl hat in Mitteleuropa eine lange Tradition. Bereits unsere Urgroßmütter verwendeten dieses „Allrounder"-Öl aufgrund der kühlenden und schmerzlindernden Eigenschaften bei Hexenschuss, Ischias, Gicht, Prellungen, Quetschungen, Verstauchungen, Blutergüssen, Gürtelrosen, Fieberblasen und Verbrennungen (u. a. Sonnenbrand). Heute wird es auch bei Bandscheibenproblemen, rheumatischen Beschwerden, Sportverletzungen und „nervösen Beschwerden aller Art" eingesetzt.

Geschichtliches

Johanniskraut zählt zu den ältesten und besonders gut erforschten Arzneipflanzen. Für Paracelsus galt Johanniskraut als Allheilmittel, das „dem Menschen von Gott geschenkt" wurde. Im Mittelalter wurde die Pflanze als Schutz vor bösen Geistern ans Fenster oder in Ställe gehängt. Den Namen hat es von den Christen erhalten, da es um die Sommersonnenwende (dem Johannistag am 24. Juni) geerntet wird. Der Sage nach soll der rote Wirkstoff aus dem Blut von Johannes dem Täufer hervorgegangen sein.

Botanik & Gewinnung

Johanniskraut gehört zur Pflanzenfamilie der Johanniskrautgewächse (*Hyperiaceae*), die eng mit den Balsamapfelgewächsen (*Clusiaceae*) verwandt ist. Einige Botaniker fassen diese sogar zu einer Familie zusammen. Johanniskraut wächst bevorzugt an trockenen und sonnigen Standorten.

Die gelben Johanniskrautblüten werden von Juni (vorzugsweise um den 24. Juni) bis August bei zunehmendem Mond und starker Sonneneinstrahlung geerntet und etwa zwei Monate lang in einem Weißglas mit Olivenöl (oder Rapsöl) in die Sonne gestellt. Sämtliche öllöslichen Wirkstoffe aus dem Johanniskraut lösen sich im Olivenöl. Danach wird es gefiltert und in dunklen Flaschen kühl und trocken gelagert.

Hält man die gelben Johanniskrautblüten gegen das Licht, so erkennt man kleine rote Punkte, in denen der Wirkstoff Hypericin enthalten ist. Hypericin ist jener Wirkstoff, der das Öl rot färbt.

TIPP: Die photosensibilisierenden Eigenschaften des Johanniskrautöls werden überschätzt. Die Lichtempfindlichkeit bei der äußerlichen Anwendung dieses Mazerats ist nicht signifikant höher als bei unbehandelter Haut. Das belegen mittlerweile zahlreiche Studien.

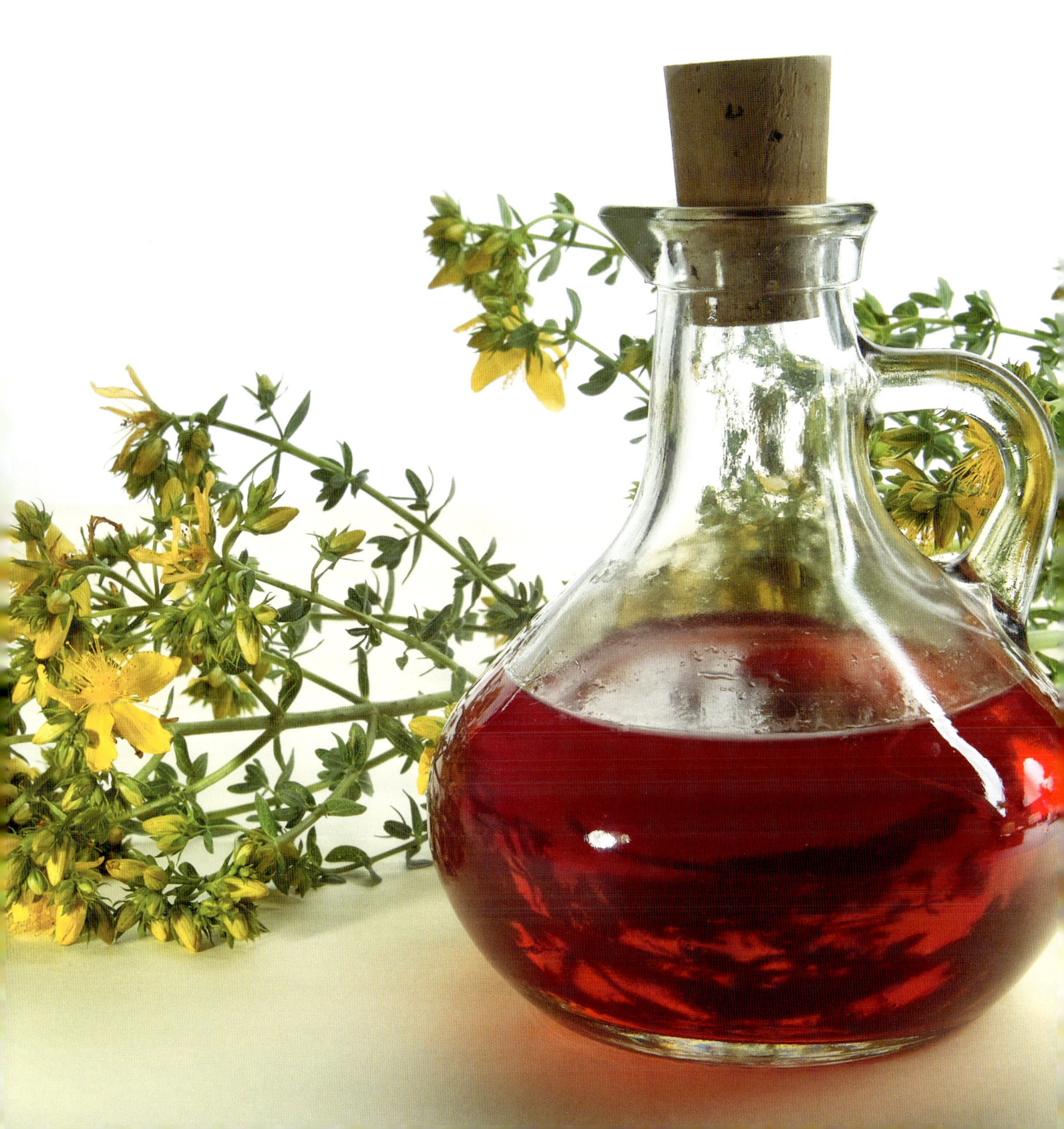

Inhaltsstoffspektrum

Folgende Inhaltsstoffe sind besonders relevant für die Wirkung und die Eigenschaften des Öls (Analysezertifikat, feeling gmbH, 2012):
- Linolsäure (Omega-6): 11 %
- Ölsäure (Omega-9): 69 %
- Palmitinsäure (gesättigt): 13 %
- Charakteristische Inhaltsstoffe: Hypericin, Pseudohypericin, Ploroglucinderivate (Hyperforin, Adhyperforin), Flavonoide, ätherisches Öl

Die Wirkstoffzusammensetzung des Öls ist nicht vollständig bekannt. Die Inhaltsstoffzusammensetzung ist abhängig vom verwendeten Öl (z. B. Rapsöl, Olivenöl, Erdnussöl etc.), das zur Mazeration verwendet wird. Die Wirksamkeit hingegen soll auf die Zusammenwirkung aller Inhaltsstoffe zurückzuführen sein.

Wirkungen

Leicht stimmungsaufhellend, beruhigend, wundheilend, leicht kühlend, schmerzstillend, entzündungshemmend u. v. m.

Anwendungsmöglichkeiten

Im Gegensatz zu Johanniskrautpräparaten aus der Apotheke (Extrakte, Tinkturen, die u. a. zu Kapseln oder Dragees verarbeitet werden) und dem Johanniskrauttee wird Johanniskrautöl grundsätzlich nicht eingenommen. Dennoch kann es tröpfchenweise und emulgiert in geringer Dosierung verabreicht werden.

Die tröpfchenweise Einnahme ist möglich bei
- Ängsten
- depressiven Verstimmungen
- Nervosität
- Verdauungsbeschwerden
- Wechseljahresbeschwerden
- Wetterfühligkeit

Ernährungstipps

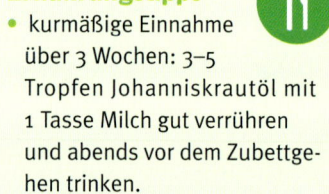

- kurmäßige Einnahme über 3 Wochen: 3–5 Tropfen Johanniskrautöl mit 1 Tasse Milch gut verrühren und abends vor dem Zubettgehen trinken.

Alternativ dazu können Sie auch einen Tee aus 1 Esslöffel frischem oder getrocknetem Kraut in 500 ml Wasser kalt ansetzen, gut erhitzen (nicht kochen), ziehen lassen und abseihen. Davon je ein Drittel morgens, mittags und abends trinken.

Die äußerliche Anwendung empfiehlt sich besonders bei
- Blutergüssen
- depressiven Verstimmungen
- Entzündungen
- Fieberblasen
- Gürtelrose
- Hexenschuss
- Narben
- Nervosität
- Prellungen
- rheumatischen Beschwerden
- Schlafstörungen
- Sportverletzungen
- Quetschungen
- Verstauchungen
- Verbrennungen
- Wechseljahresbeschwerden
- Zerrungen

Rezeptidee „Sportmassageöl"

10 ml Johanniskrautöl
3 Tropfen ätherisches Lemongrasöl (*Cymbopogon flexuosus*)
2 Tropfen ätherisches Rosmarinöl (*Rosmarinus officinalis*)
1 Tropfen ätherisches Kiefernöl (*Pinus sylvestris*)

Hinweis: Nach der Herstellung sollte die Mischung innerhalb von 2–4 Wochen aufgebraucht werden.

Hautpflegetipp

Johanniskrautöl eignet sich besonders gut als Basisöl für Mischungen mit ätherischen Ölen – sowohl für entspannende Mischungen als auch für anregende Sportmassageöle. Der Eigenduft von Johanniskrautöl kann dennoch nicht hinter den anderen Düften zur Gänze „versteckt" werden.

Jojoba (Jojobawachs)

„Jojowi – das flüssige Gold der Indianer."

Botanische Bezeichnung: *Simmondsia chinensis*
Pflanzenfamilie: *Simmondsiaceae*
Ursprungsgebiet/Herkunft: Nordamerika
Synonyme: Jojobaöl, Jojoba seed oil, Buxus chinensis, Jojobabohnenöl, Hohoba
Gewinnung: Kaltpressung der gemahlenen Samen
Kategorie: Basisöl
Anwendung: nur äußerlich
Haltbarkeit: sehr lange, dennoch sollte man kein Jojoba verwenden, das älter als 5 Jahre ist
Farbe: goldgelb (raffiniertes Jojoba ist sehr hell bis klar)
Duft: dezent nussig, neutral
Spreitverhalten: mittel
CAS-Nummer: 90045-98-0
Jodzahl: 80–88/nicht trocknend
Erstarrungspunkt: 7 °C
Ergiebigkeit: 2 kg Nüsse ergeben 1 Liter Öl

Geschichtliches

Jojoba gilt als traditionelles Heilmittel der Ureinwohner Amerikas. Den Namen – richtig ausgesprochen „ho-ho-ba" – erhielt es von den Spaniern, die dieses vom indianischen Wort „jojowi" abgeleitet hatten. Der botanische Name „Simmondsia" wurde zu Ehren des britischen Botanikers Thomas Williams Simmonds vergeben, „chinensis" bedeutet „aus China stammend" – dabei handelt es sich jedoch um einen Irrtum (die Pflanze stammt ursprünglich aus dem Südwesten der USA). Die Ureinwohner Amerikas setzten ihr „flüssiges Gold" zur Wundheilung, als Sonnenschutz und zur Haut- und Haarpflege ein.

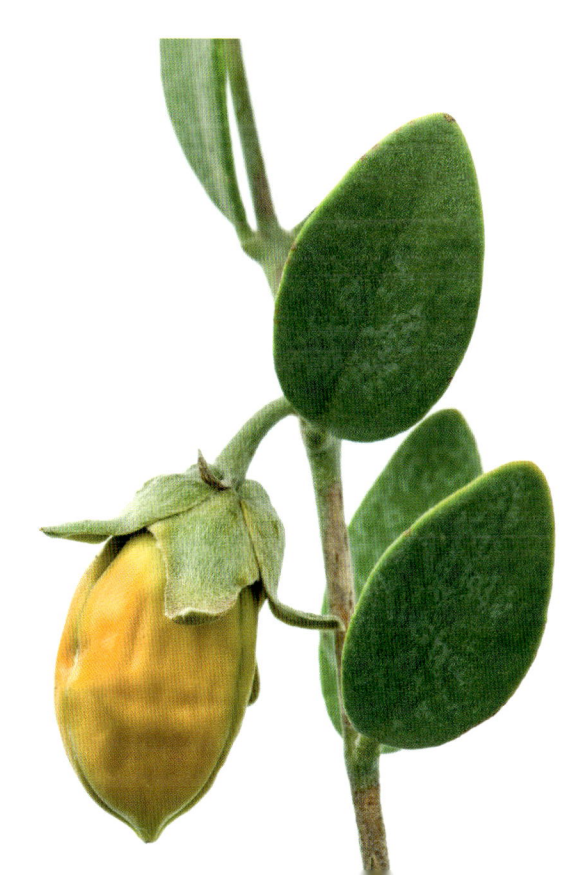

Bei Jojoba handelt es sich nicht um ein Öl im herkömmlichen Sinne, sondern um ein bei Zimmertemperatur flüssiges Wachs – daher auch „Jojobawachs" genannt. Im Kühlschrank wird Jojoba fest.

Jojoba zählt zu den bestverträglichsten Hautpflegeölen überhaupt. Es zieht sehr gut und tief in die Haut ein und verleiht der Haut einen samtigen, jedoch keinen fettigen Glanz bei gleichzeitigem Schutz vor Austrocknung. Es eignet sich also hervorragend zur Pflege reifer Haut. Aber auch jugendliche Haut profitiert von Jojoba, da es aufgrund seiner Zusammensetzung verschiedenste Bakterien bzw. Keime auf der Haut „aushungert" (kann von diesen nicht verstoffwechselt werden). Das ist besonders bei sogenannten „Mitessern" und Akne hilfreich. Jojoba hat einen sehr dezenten Eigenduft und wird nicht ranzig. Daher ist es ein ideales Basisöl für Anwendungen mit ätherischen Ölen (Naturparfums, Reflexzonenöle, Roll-ons etc.).

Tipp: Da Jojoba sehr rasch in die Haut einzieht, ist es als Massageöl nicht zu empfehlen (außer in Kombination mit anderen Pflanzenölen wie z. B. Mandelöl). Bei Babymassagen ist dies anders: Säuglinge und Kleinkinder können nur kurz massiert werden, daher ist es von Vorteil, wenn das Öl schnell einzieht.

Botanik & Gewinnung

Der immergrüne Jojobastrauch ist die einzige Pflanzenart in der Familie der *Simmondsiaceae* und stammt ursprünglich aus dem Südwesten der USA. Jojoba wird in trockenen, heißen Gebieten in Plantagen (auch gemeinsam mit Zitruspflanzen) und als Erosionsschutz kultiviert.

Jojobaperlen sind kleine Wachskörnchen, die aus dem Presskuchen der Jojoba-Samen (Rückstand der Ölpressung) hergestellt und für Peelings verwendet werden.

Jojoba wird aus den vermahlenen, reifen Samen der etwa oliv-großen Früchte kalt gepresst und anschließend filtriert.

Hinweis: Jojoba besteht nicht wie die meisten Öle aus einem Gemisch aus Triglyceriden (also Fettsäuren, die mit einem Glycerin verestert sind), sondern ist ein flüssiges Wachs bestehend aus langkettigen Fettsäuren, die mit einem Fettalkohol verbunden sind (Wachsester). Aufgrund der Wachsesterzusammensetzung ist es sehr lange haltbar und äußerst temperaturbeständig.

Inhaltsstoffspektrum

Folgende Inhaltsstoffe sind besonders relevant für die Wirkung und die Eigenschaften von Jojoba (Analysezertifikat, feeling GmbH, 2013):
- Ölsäure (Omega-9): 11 %
- Gadoleinsäure (Omega-9): 68 %
- Erucasäure (Omega-9): 16 %
- Palmitinsäure (gesättigt): 2 %

Jojoba enthält zudem einen besonders hohen Anteil an unverseifbaren Bestandteilen.

Wirkungen

Feuchtigkeitsspendend, antiinfektiös, antioxidativ, wundheilend, hautpflegend, unterstützt die Wirkung von Emulgatoren u. v. m.

Anwendungsmöglichkeiten

Hinweis: Jojoba eignet sich nicht als Speiseöl, da es vom Körper nicht verstoffwechselt werden kann.

Die äußerliche Anwendung empfiehlt sich besonders bei/zur
- Akne
- Cellulite
- Haarpflege (v. a. Haarspitzen)
- Kopfhautpflege
- Lippenpflege
- Narbenpflege
- Talgregulation
- trockener bzw. reifer Haut
- Schuppen
- Linderung von Schwangerschaftsstreifen
- Verbrennungen (auch Sonnenbrand)
- Wundpflege

Rezeptidee „Venus-Körperöl"
15 ml Jojoba
5 ml Nachtkerzensamenöl
3 Tropfen ätherisches Orangenöl (*Citrus sinensis*)
1 Tropfen ätherisches Rosenöl (*Rosa damaszena*) oder Ylang-Ylang-Öl (*Cananga odorata*)
1 Tropfen ätherisches Muskatellersalbeiöl (*Salvia sclarea*)
1 Tropfen ätherisches Vetiveröl (*Vetiveria zizanoides*)

Rezeptidee „Straffungsöl"
15 ml Jojoba
5 ml Johanniskrautöl
3 Tropfen ätherisches Grapefruitöl (*Citrus paradisi*)
1 Tropfen ätherisches Rosengeranienöl (*Pelargonium graveolens*)
1 Tropfen Kaffee-Extrakt CO_2 (*Coffea arabica*)
1 Tropfen ätherisches Zypressenöl (*Cupressus sempervirens*)

Hinweis: Nach der Herstellung sollte die Mischung innerhalb von 2–4 Wochen aufgebraucht werden.

Hautpflegetipp

Da es wenig bis gar keinen Eigenduft besitzt, eignet sich Jojoba hervorragend zur Herstellung von sinnlich duftenden Aromapflegeprodukten.

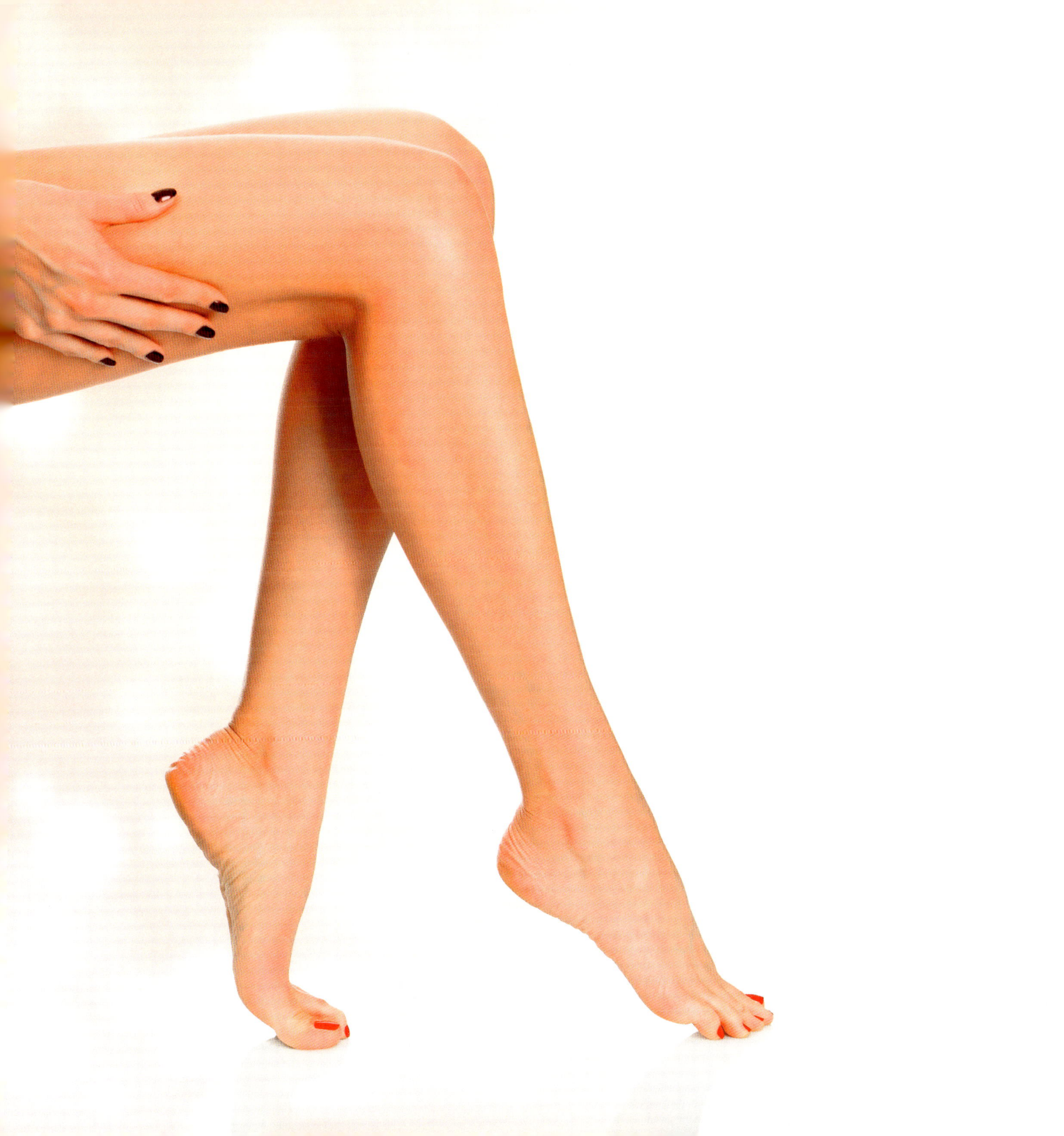

Kakaobutter

„Kakao – ein Geschenk der Götter."
(Pavel Kosorin)

Botanische Bezeichnung: *Theobroma cacao L.*
Pflanzenfamilie: Malvengewächse (*Malvaceae*)
Ursprungsgebiet/Herkunft: Mittelamerika
Synonyme: Chocolat, Ckackao, Cocoa butter, Beurre de cacao
Gewinnung: Pressung der Kakaomasse oder Lösungsmittelextraktion
Kategorie: Basisöl (Fett)
Anwendung: äußerlich und innerlich
Haltbarkeit: gut verpackt bis zu 2 Jahren
Farbe: hellgelb
Geschmack/Duft: kakaoartig
Spreitverhalten: niedrig
CAS-Nummer: 84649-99-0/8002-31-1
Jodzahl: 33–42/nicht trocknend
Schmelzpunkt: 33–35 °C
Ergiebigkeit: 2 kg Samen ergeben etwa 1 kg Kakaobutter
Mögliche Alternativen: Kokosöl, Sheabutter

Kakaobutter eignet sich hervorragend zur Herstellung von Süßspeisen (z. B. Kuchen, selbst gemachter Schokolade, Pralinen etc.). Auch in der Kosmetik ist Kakaobutter ein wichtiger Bestandteil: Sie dient als Konsistenzgeber (z. B. für Lippenpflegestifte und Balsame) und verleiht ein weiches Hautgefühl. Daher wird sie v. a. bei spröder, gereizter, und schuppiger Haut empfohlen. Der angenehm beruhigende Duft lässt kakaobutterhältige Körperpflege in Kombination mit naturreinen ätherischen Pflanzenölen zu einem olfaktorischen Hochgenuss werden.

TIPP: Achten Sie beim Einkauf darauf, dass die Kakaobutter unraffiniert ist und nicht desodoriert wurde.

Geschichtliches

Bereits 1500 vor Christus begann in Mittelamerika die Kultivierung des Kakaobaums durch die Olmeken. Für die Mayas war Kakao nur nicht ein wichtiges Handelsgut, sondern auch Kultsymbol und Zahlungsmittel. Sie genossen Kakaoschaum (der entsteht, wenn man Kakao von einem Gefäß in ein anderes umfüllt) und verwendeten Kakao als Gewürz bei der Speisenzubereitung.

Botanik & Gewinnung

Die Hauptanbaugebiete sind heute Mittel- und Südamerika (v. a. Venezuela) sowie Afrika (v. a. die Elfenbeinküste). Der Anbau ist sehr aufwändig und erfolgt in Mischbepflanzung (u. a. mit Bananenstauden, Kokospalmen). Der immergrüne Kakaobaum blüht und trägt ganzjährig Früchte. Die Samen (umgangssprachlich Kakaobohnen genannt) werden geröstet, von den Schalen getrennt und zur Kakaomasse zerdrückt. Diese wird anschließend gepresst und je nach Verwendungszweck noch raffiniert.

Der Pressrückstand (Kakaopresskuchen) wird zu Kakaopulver weiterverarbeitet.

Inhaltsstoffspektrum

Folgende Inhaltsstoffe sind besonders relevant für die Wirkung und die Eigenschaften des Fetts:
- Stearinsäure (gesättigt): bis zu ca. 37 %
- Ölsäure (Omega-9): bis zu ca. 39 %
- Palmitinsäure (gesättigt): bis zu ca. 30 %
- Fettbegleitstoffe: v. a. Phytosterine

Hinweis: Kakaobutter schmilzt bei etwa 33–35 °C. Daher besitzt Schokolade am Gaumen diesen unverwechselbaren Schmelz, der nicht durch andere Ersatzfette erreicht werden kann. Wird Kakaobutter stärker erhitzt, härtet sie

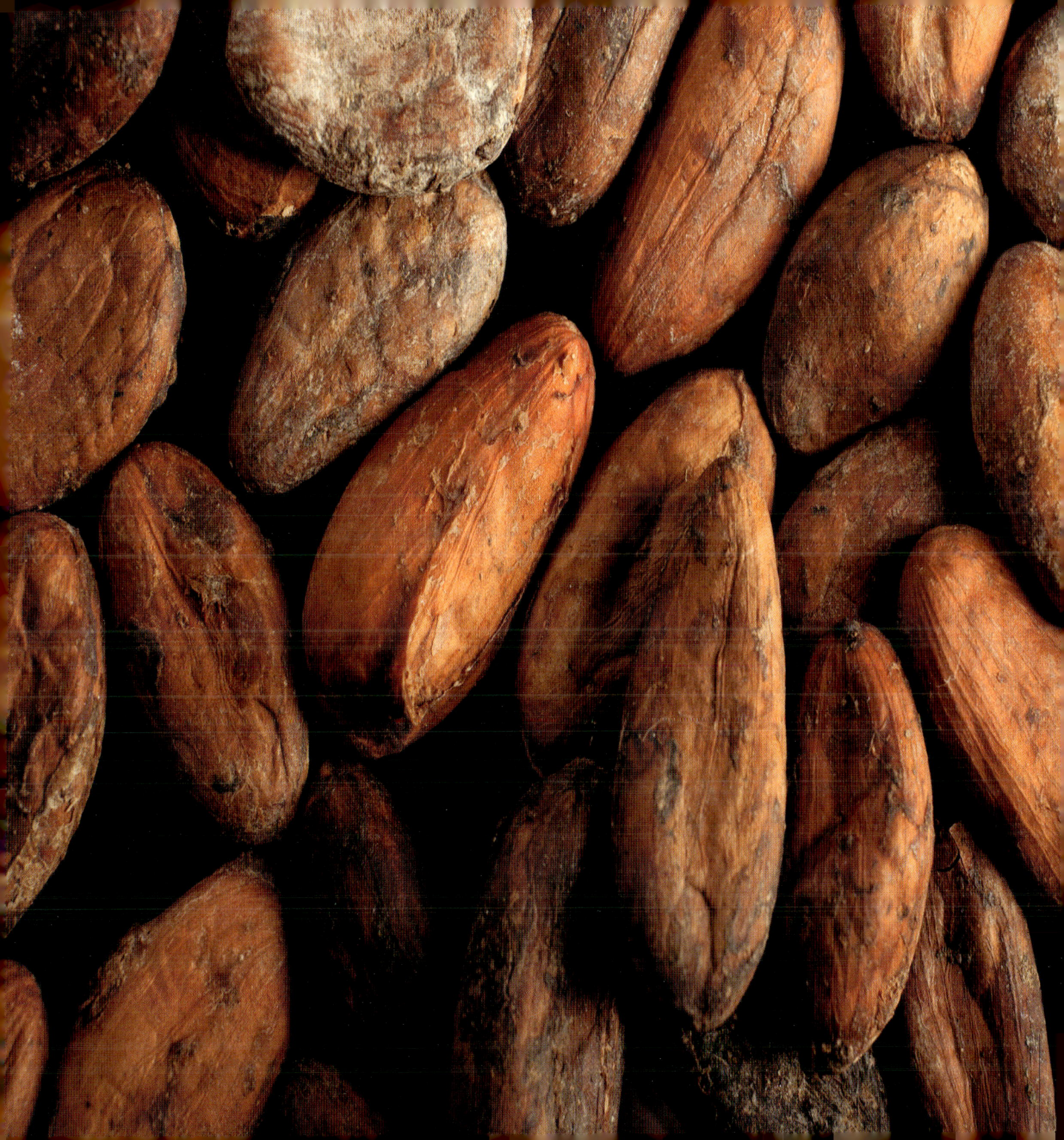

nicht mehr durch, wird sie zu schnell abgekühlt, kann sie auskristallisieren.

Wirkungen
Aphrodisisch, euphorisierend, sehr hautpflegend, regenerierend, entspannend, Blutdruck senkend u. v. m.

Anwendungsmöglichkeiten
Zur Speisenzubereitung
- Kuchen
- Schokoladen
- Pralinen
- sonstige Süßspeisen

Hinweis: In kakaohältigen Nahrungsmitteln werden häufig Ersatzfette (z. B. Kokos- oder Palmkernfett) anstelle der teureren Kakaobutter eingesetzt.

Rezeptidee „Veganer Reiskuchen mit Kakaobutter"
400 g Tofu, naturell
730 ml Orangensaft
150 g Kakaobutter (natural, nicht desodoriert)
3 Tropfen ätherisches Orangenöl süß bio (*Citrus sinensis*)
200 g Kokosflocken
1–2 EL Kakaopulver
500 g Naturreis, gemahlen
1/2 TL Piment, gemahlen
1 TL Kardamom, gemahlen
1 Prise Salz
300 g heller Rohrzucker

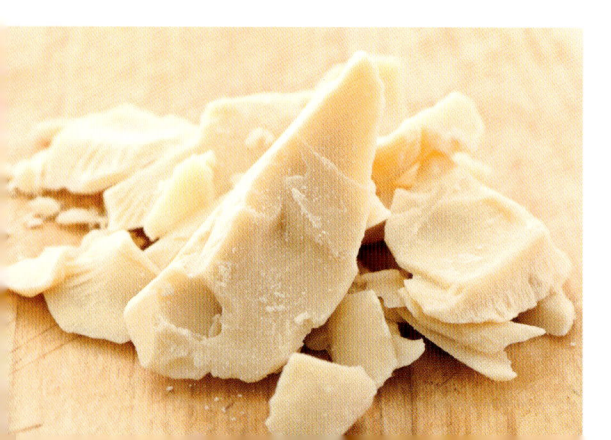

Tofu mit Orangensaft übergießen und mit dem Pürierstab fein pürieren. Kakaobutter schmelzen, ätherisches Orangenöl unterrühren und langsam zum Tofu hinzufügen. Anschließend alle weiteren Zutaten hinzufügen und einige Minuten rühren. Die Masse in eine mit Backpapier ausgelegte Springform (Durchmesser 26 cm) geben und bei 150 °C Heißluft ca. 80 Minuten backen.

Rezeptidee „Selbst gemachte Schokolade"
45 g Kakaopulver
45 g Kakaobutter
60 g Rohrzucker
3 Tropfen Vanille-Extrakt in Alkohol (*Vanilla planifolia*)
1 Tropfen ätherisches Orangenöl süß bio (*Citrus sinensis*)

Die Kakaobutter im Wasserbad vorsichtig schmelzen, den Zucker einrühren und weiter schmelzen lassen. Dann die Masse aus dem Wasserbad nehmen, das ätherische Öl, das Vanille-Extrakt und anschließend das Kakaopulver einrühren. In hübsche Eiswürfelformen gießen und fest werden lassen.

Die äußerliche Anwendung empfiehlt sich besonders bei/zur
- Ekzemen
- Lippenpflege
- Neurodermitis
- reifer und/oder trockener Haut
- Säuglingspflege
- Vorbeugung gegen Schwangerschaftsstreifen

Hinweis: Akne oder unreine Haut sollten nicht mit Kakaobutter gepflegt werden.

Rezeptidee „Lippenbalsam"
(für 5 Pflegestifte à 10 ml)
15 g Jojoba
5 g Arganöl
5 g Kokosöl
15 g Kakaobutter
10 g Bienenwachs
6 Tropfen Sanddornfruchtfleischöl
2 Tropfen ätherisches Melissenöl (*Melissa officinalis*)
4 Tropfen ätherisches Mandarinenöl (*Citrus reticulata*)
4 Tropfen Vanille-Extrakt in Alkohol (*Vanilla planifolia*)

Bienenwachs in Jojoba schmelzen, abkühlen auf etwa 36 °C, Kakaobutter hinzugeben und schmelzen, Sanddornöl, ätherische Öle einrühren, rasch abfüllen.

Hinweis: Nach der Herstellung sollten die Lippenpflegestifte innerhalb von 6 Monaten aufgebraucht werden.

Hautpflegetipp
Die konsistenzgebenden Eigenschaften, hautpflegende Wirkung sowie der angenehme Duft macht Kakaobutter zur perfekten Lippenpflege.

Kokosöl

„Baum des Lebens. Baum der Träume."

Botanische Bezeichnung: *Cocos nucifera L.*
Pflanzenfamilie: Palmengewächse (*Arecaceae*)
Ursprungsgebiet/Herkunft: tropische Länder
Synonyme: Copra Oil, Kokosbutter, Kokosfett, Kokosnussöl
Gewinnung: gepresst aus dem Fruchtfleisch (Kopra)
Kategorie: Basisöl (Fett)
Anwendung: äußerlich und innerlich
Haltbarkeit: bis zu 2 Jahren
Farbe: weiß bis hellgelb
Geschmack/Duft: kokosartig, leicht wachsartig
Spreitverhalten: hoch
CAS-Nummer: 8001-31-8
Jodzahl: 7–10/nicht trocknend
Schmelzpunkt: 23–26 °C
Ergiebigkeit: 3 Kokosnüsse ergeben etwa 1 Liter Öl
Mögliche Alternativen: Kakaobutter, Sheabutter

Hinweis: An heißen Sommertagen, an denen die Raumtemperatur über 22 °C steigt, ist natives Kokosöl flüssig.

Tipp: Kokosfett ist ein schneller Energiespender, aber kein Dickmacher. Seine mittelkettigen Fettsäuren kurbeln den Stoffwechsel an und erhöhen somit den Grundumsatz.

Geschichtliches

Kokospalmen werden seit mindestens 3000 Jahren kultiviert. Die Bewohner tropischer Küsten nutzen sie seit Jahrtausenden als Nahrungs- und Rohstoffquelle: mit ihren Früchten als gehaltvolle Nahrung und Getränk (roh oder vergoren), mit ihrem Holz als Baumaterial und ihren Blättern als Dachbedeckung für Hütten, ihren Fasern zum Flechten von Hauswänden, Körben, Matten und mit ihren trockenen Kokosnussschalen als Brennmaterial.

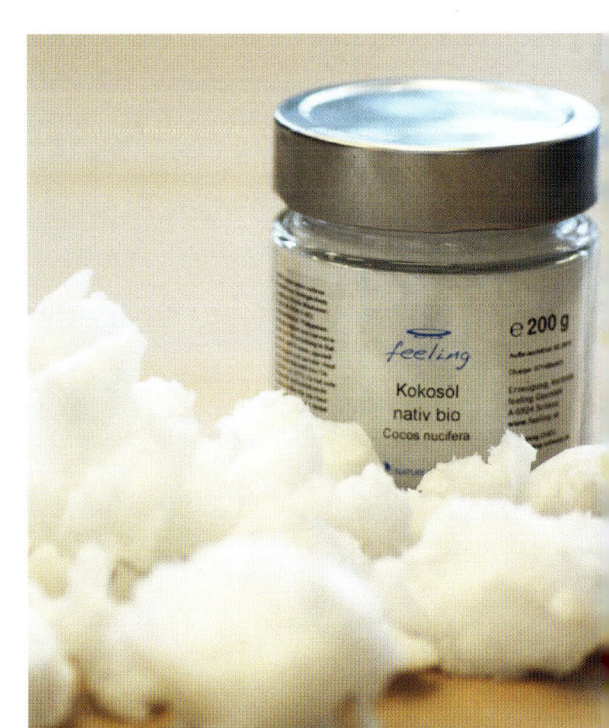

Kokosfett dringt schnell, allerdings nur oberflächlich, in die Haut ein und erzeugt ein kühlendes, weiches Hautgefühl, ohne einen Fettfilm zu hinterlassen. Es besitzt eine leicht desodorierende Wirkung (v. a. bei Schweißgeruch) und eignet sich besonders gut zur Tagespflege spröder und neurodermitischer Haut (v. a. nach Cortison-Anwendungen) sowie der Haare (z. B. zur Herstellung von Haarwachsen). Aufgrund des hohen Gehalts an gesättigten Fettsäuren ist es sehr hitzestabil und daher ein wertvolles Öl (Fett) zum Braten, Kochen und Backen. Für alle Naschkatzen: Kokosöl soll (in Kombination mit Birkenzucker, auch Xylitol) karies- und pilzhemmend wirken – daher Süßspeisen (außer Hefegerichte) lieber mit Kokosöl und Birkenzucker als mit Butter und Haushaltszucker zubereiten.

Der Name leitet sich vermutlich vom spanischen Wort „coco" = Gespenst ab. Grund dafür sind die gespenstisch anmutenden drei „Augen" (Samenöffnungen) der Kokosnüsse. „Nucifera" kommt aus dem Lateinischen und bedeutet so viel wie „Nüsse tragend". Wirtschaftliche Bedeutung erlangten sie aber erst im 19. Jahrhundert. Heute werden rund 8 % des weltweiten Pflanzenölbedarfs mit Kokosöl gedeckt.

Botanik & Gewinnung

Kokospalmen werden in nahezu allen Tropengebieten kultiviert. Sie bevorzugen Seeluft und benötigen gleichmäßige Wärme (etwa 20–25 °C sollten nicht unterschritten werden). Das Kokosfleisch aus der Steinfrucht wird vor der Pressung dünn geraspelt, getrocknet und danach kalt gepresst.

Hinweis: Orangerotes Palmöl (auch Palmfett) wird aus dem Fruchtfleisch der so genannten Ölpalme (*Elaeis guineensis*) gewonnen, Palmkernöl aus den Kernen dieser Pflanzen.

Hochwertiges Kokosöl stammt aus der ersten Kaltpressung, ist unraffiniert und frei von Bleichmitteln und anderen Lebensmittelzusatzstoffen. Es duftet hervorragend mild kokosartig und ist gut zu verarbeiten. Dadurch unterscheidet es sich von Kokosfetten, die im Handel als weiße, geruchlose, feste Masse erhältlich sind.

Inhaltsstoffspektrum

Folgende Inhaltsstoffe sind besonders relevant für die Wirkung und die Eigenschaften des Öls (Analysezertifikat, feeling GmbH, 2013):
- Laurinsäure (gesättigt): 50 %
- Myristinsäure (gesättigt): 20 %
- Palmitinsäure (gesättigt): 8 %
- Caprylsäure (gesättigt): 6 %
- Caprinsäure (gesättigt): 6 %
- Ölsäure (Omega-9): 5 %
- Linolsäure (Omega-6): 1 %

Hinweis: Einige gesättigte Fettsäuren können eine Art Schutzfilm auf der Haut bilden – vermutlich durch ihre verfestigende und verdichtende Wirkung auf Zellmembranen. Dies wiederum kann den Talgabfluss unter Umständen beeinflussen und bei fettiger Haut die Mitesserbildung fördern. Für die Pflege jugendlicher Haut sind somit Öle mit einem hohen Gehalt an ungesättigten Fettsäuren zu bevorzugen (insbesondere Himbeersamenöl).

Wirkungen

Aphrodisisch, desodorierend, karieshemmend, kühlend, pflegend, entspannend, cholesterinsenkend, stoffwechselanregend u. v. m.

Anwendungsmöglichkeiten

In der Ernährung nimmt Kokosöl im Vergleich zu anderen nativen Speiseölen eine besondere Rolle ein, da es auch erhitzt werden darf. Kokosfett wird schneller als Nahrungsfette mit langkettigen Fettsäuren gespalten, absorbiert und über die Pfortader direkt zur Leber transportiert. Es eignet sich somit ideal für diätische Therapien bei verschiedensten Erkrankungen (insbesondere des Verdauungstraktes und bei Adipositas).

Zur Speisenzubereitung
- Braten
- Backen
- sonstige Süßspeisen (auch Schokoglasuren)

Hinweis: Für Sportler, die schnelle „Energiekicks" benötigen, ist Kokosöl als Speiseöl sehr zu empfehlen.

Rezeptidee „Kaiserschmarren tropic"
4 Eier
200 g Mehl
300 ml Milch
30 g Trockenfrüchte (Ananas, Kokoswürfel, Aprikosen), klein geschnitten
3 EL Mineralwasser (mit Kohlensäure)
1 Prise Salz
1 Tropfen ätherisches Orangenöl süß bio (*Citrus sinensis*)
1 TL Kokosöl
(Birken-)Zucker zum Bestreuen

Eier, Mehl, Milch, Salz, Orangenöl mit dem Schneebesen gut verrühren, sodass keine Mehlklümpchen mehr zu sehen sind, und dann 5 Minuten ziehen lassen. Anschließend Mineralwasser unterrühren und in einer Pfanne 1 TL Kokosöl erhitzen (nicht zu stark) und den Teig eingießen. Wenn der Boden fest geworden ist, wenden und langsam weiter braten. Am Schluss in kleine Stücke teilen, die Trockenfrüchte hinzugeben, weiter garen oder im Rohr fertig backen. Gut mit (Birken-)Zucker bestreuen, mit Ananaskompott und eventuell mit Schlagobers (Sahne) bzw. einer Kugel Kokoseis garnieren und warm servieren.

Die äußerliche Anwendung empfiehlt sich besonders bei/zur
- Couperose
- Haarpflege (für mehr Glanz und weniger Spliss)
- Lippenpflege
- Neurodermitis
- rissiger Haut (insbesondere Hände, Ellbogen, Fersen)
- Tagespflege im Sommer (v. a. Lippen, Gesicht, Dekolleté)

Haarpflegetipp
Kokosöl ist nicht nur ein sehr wertvolles, kühlendes Hautpflegeöl, auch Haare und Nägel profitieren von Anwendungen mit dem nativen Öl.

Rezeptidee „Haarwachs"
20 g Kokosöl
5 g Jojoba (oder Arganöl)
5 g Bienenwachs
2 Tropfen ätherisches Lemongrasöl (*Cymbopogon flexuosus*)
2 Tropfen ätherisches Rosmarinöl (*Rosmarinus officinalis*)
1 Tropfen Zypressenöl (*Cupressus sempervirens*)

Bienenwachs in Jojoba und Kokosöl schmelzen, abkühlen, ätherische Öle einrühren, rasch abfüllen.

Hinweis: Nach der Herstellung sollte das Haarwachs innerhalb von 3 Monaten aufgebraucht werden.

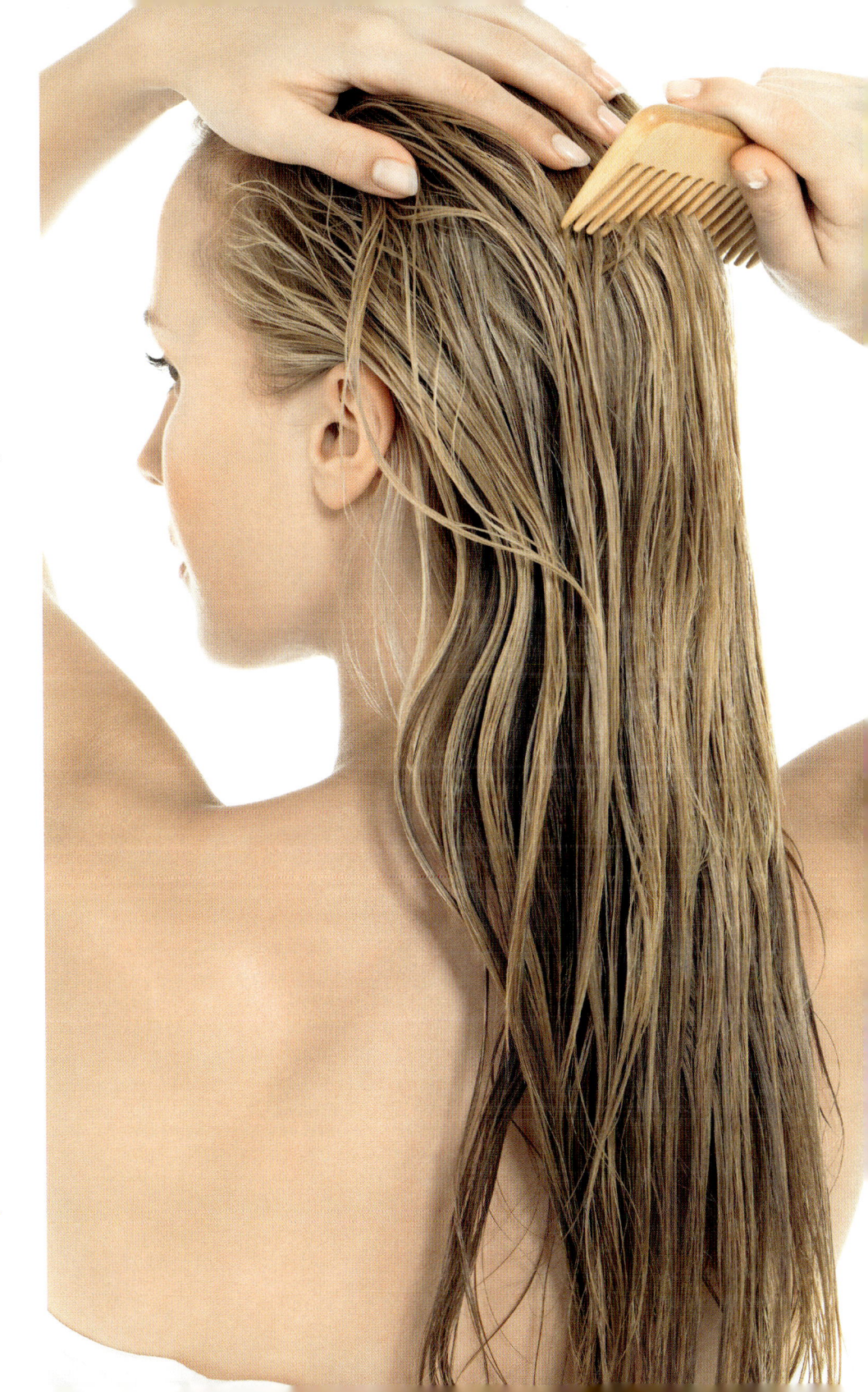

Leinsamenöl

„Wenn man früher „ins Blaue" fuhr, meinte man damit nicht den Himmel, sondern die blau blühenden Leinfelder."

Botanische Bezeichnung: *Linum usitatissimum*
Pflanzenfamilie: Leingewächse (*Linaceae*)
Ursprungsgebiet/Herkunft: umstritten, weltweit zu finden
Synonyme: Linöl, Leinöl, Saat-Lein, Flachs
Gewinnung: Kaltpressung der Samen
Kategorie: Wirkstofföl
Anwendung: äußerlich und innerlich
Haltbarkeit: max. 2 Monate
Farbe: goldgelb
Geruch/Geschmack: würzig, krautig, nussig (oxidiertes Leinöl riecht schnell bitter, fischig)
Spreitverhalten: niedrig
CAS-Nummer: 8001-26-1
Jodzahl: 170–204/trocknend
Erstarrungspunkt: −16 °C
Ergiebigkeit: 4 kg ergeben etwa 1 Liter Leinöl
Mögliche Alternativen: Granatapfelsamenöl

Leinsamenöl zählt zu den ältesten und bedeutendsten Kulturpflanzen. Die Wirkung des fetten Pflanzenöls ist sehr gut erforscht und weist enorm positive Eigenschaften auf den gesamten Organismus auf. Das Besondere am Leinsamenöl ist der hohe Anteil an Alpha-Linolensäure. Leinsamenöl eignet sich für vielerlei Beschwerden im psychischen (Stress, Nervosität, ADHS u. a.) wie auch physischen Bereich (Hauterkrankungen, Atemwegserkrankungen, Allergien, Wechseljahresbeschwerden u. a.).

Geschichtliches

Lein ist entwicklungsgeschichtlich gesehen eine der bedeutendsten Kulturpflanzen. Aufgrund seiner Vielseitigkeit bekam Lein auch den botanischen Namen *Linum usitatissimum*, also „überaus nützlicher Lein". Lein gewann in vielerlei Hinsicht große Bedeutung: Leinen als Stoff, aus dem die Segel der Schifffahrer waren und aus dem Kleidung und Bettzeug gefertigt wurde; die Leinwand als Grundlage der bildenden Künste; Leinöl als Untergrund für die Farben; Linoleum als Bodenbelag. Außerdem verwendete bereits Hippokrates Leinöl und Leinsamen als Heilmittel zur Förderung der Gesundheit von Leib und Seele. 2005 wurde Lein zur Heilpflanze des Jahres gekürt.

Leinsamen und Leinsamenöl wurden bereits vor über 8000 Jahren verwendet. Es gibt Funde in Ägypten und Mitteleuropa, aber auch in Südamerika, den USA, Indien und Russland wurde Lein angebaut. Der eigentliche Ursprung der Pflanze ist jedoch unbekannt bzw. umstritten.

Botanik & Gewinnung

Es gibt ca. 200 verschiedene Arten von Lein. Die Züchtungen richten sich nach dem angestrebten Nutzen der Pflanze: So erreicht der Lein zur Fasergewinnung eine Höhe von bis zu 150 cm, der Öllein wird vergleichsweise nur ca. 50 cm hoch. Die Blüten des Leins sind hellblau, die fünf Blütenblätter umschließen die Staubgefäße. Die Samen der Pflanze sind ca. 5 mm lang, haben eine relativ harte Schale und enthalten nur wenig wertvolles Leinöl.

Die Gewinnung des Leinöls erfolgt durch Kaltpressung der reifen Samen. In der Schneckenpresse wird so das reichhaltige Leinöl bei Temperaturen von maximal 40 °C gewonnen.

Hinweis: Der Leindotter (*Camelina sativa*), auch Flachsdotter, Finkensamen oder Deutscher Sesam genannt, gehört nicht zur Pflanzenfamilie der Leingewächse. Die Stängel eigen sich nicht zur Fasergewinnung und die

Blüten haben eine leicht gelbliche Farbe. Leindotteröl enthält ebenfalls Alpha-Linolensäure, jedoch in geringeren Mengen. Zudem ist der Geschmack ganz anders.

Inhaltsstoffspektrum
Folgende Inhaltsstoffe sind besonders relevant für die Wirkung und die Eigenschaften des Öls (Analysezertifikat, feeling GmbH, 2013):
- Palmitinsäure (gesättigt): 6 %
- Stearinsäure (gesättigt): 5 %
- Ölsäure (Omega-9): 18,3 %
- Linolsäure (Omega-6): 16 %
- Alpha-Linolensäure (Omega-3): 53 %

TIPP: Aufgrund des hohen Anteils an Omega-3-Fettsäuren hat das Leinsamenöl eine positive Wirkung auf Herz und Kreislauf, die Sehkraft sowie ganz besonders auf das Gehirn, das Denkvermögen und die psychische Befindlichkeit.

Wirkungen
Entzündungshemmend, antioxidativ, konzentrationssteigernd, beruhigend, hautpflegend, zellregenerierend, hormonregulierend, immunmodulatorisch.

Anwendungsmöglichkeiten
Die Einnahme empfiehlt sich besonders bei
- ADHS
- Allergien
- Ängsten
- Arterienverkalkung
- Asthma

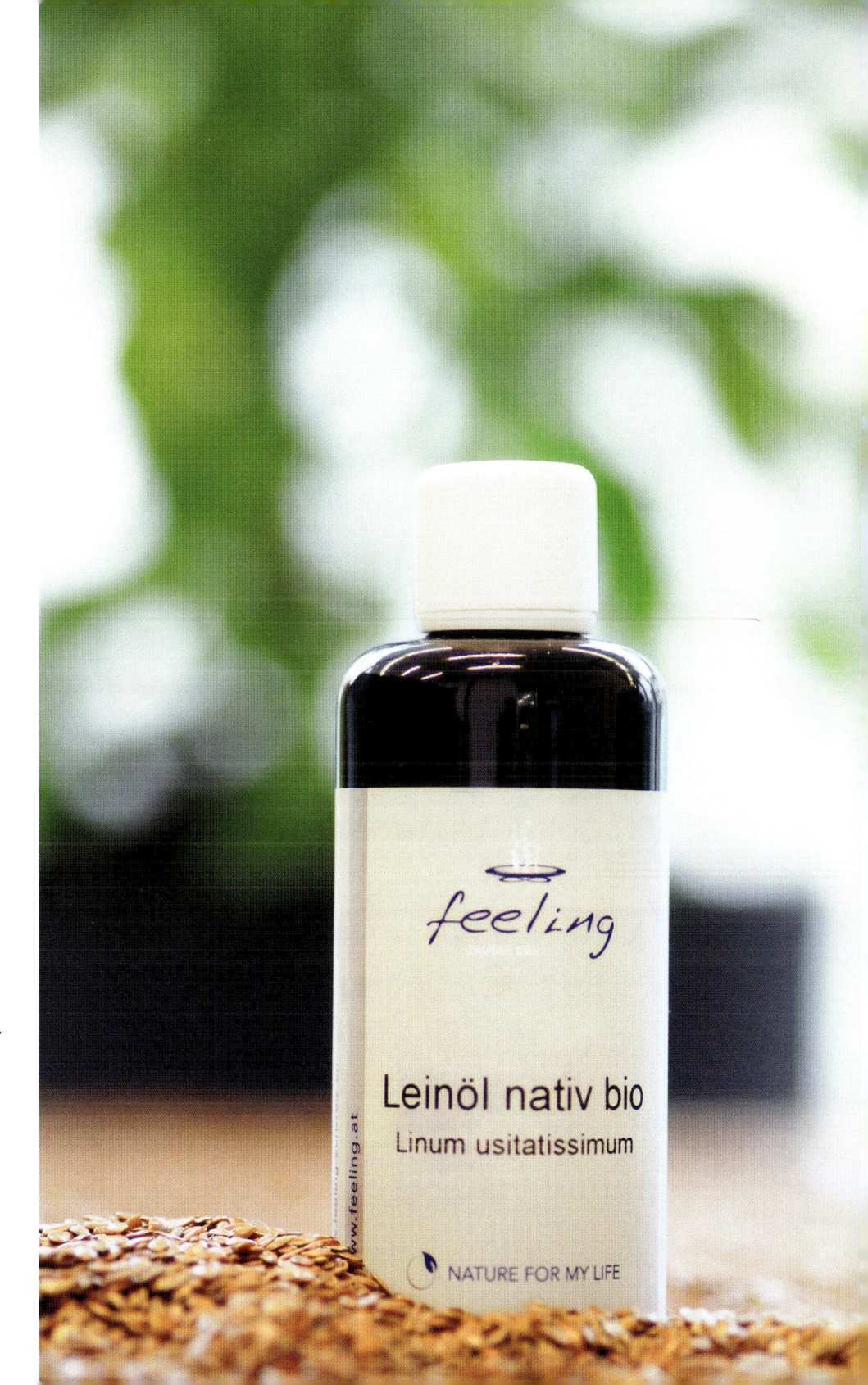

- Atemwegserkrankungen (u. a. Bronchitis)
- depressiver Verstimmung
- hohem Cholesterinspiegel
- Bluthochdruck
- Diabetes
- Entzündungen
- Hauterkrankungen
- Nervosität
- Nierenerkrankungen
- Stresssymptomen und Burn-out
- Wechseljahresbeschwerden

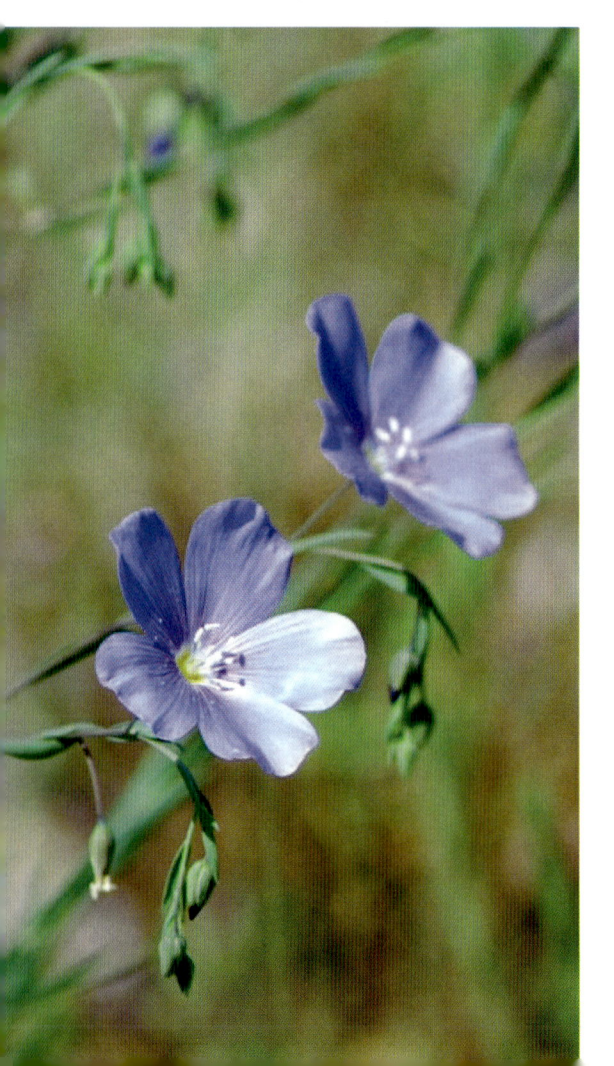

Hinweis: Die Einnahme von Leinsamenöl kann Entzündungsreaktionen im Körper mindern. Erfahrungen haben gezeigt, dass die Entzündungsmarker nach einer Woche Leinöl-Kur um ca. 30 % gesenkt werden konnten.

Melanie Köhler, Ernährungswissenschaftlerin an der Universität Jena, untersuchte die Auswirkungen von täglich 2 Esslöffel Leinöl an 19 übergewichtigen Männern und Frauen. Sie stellte fest, dass sich über die Studiendauer von 6 Wochen die Omega-3-Fettsäure-Werte im Blut etwa verdoppelt hatten. Zudem waren die Blutdruckwerte niedriger und die Blutfette verbessert.

Die Biochemikerin Johanna Budwig (Begründerin der Öl-Eiweiß-Kost als Krebs-Diät) empfahl die Kombination von Leinöl mit Topfen (Quark), da durch deren hohen Anteil an schwefelhaltigen Aminosäuren die wertvollen Omega-3-Fettsäuren des Leinöls besser löslich und resorbierbar werden.

Ernährungstipps
- kurmäßige Einnahme von 1–2 Teelöffeln pro Tag (auch für Kinder ab 2 Jahren) über 3 Wochen
- als Zugabe zu Salatdressings, geschälten Kartoffeln mit Topfen (Quark)

Hinweis: Leinsamenöl zeichnet sich durch seinen hohen Gehalt an Tocopherol (Vitamin E) aus. Hauptsächlich handelt es sich in diesem Öl um Gamma-Tocopherol. Dieser Wirkstoff wird in der Lebensmittelindustrie als Antioxidationsmittel eingesetzt. Gamma-Tocopherol kommt in größeren Mengen auch in Himbeersamenöl und Leindotteröl vor.

Die äußerliche Anwendung empfiehlt sich besonders bei
- Atemwegserkrankungen
- Neurodermitis
- Hämorrhoiden
- Juckreiz
- rissiger Haut

Hautpflegetipp
Leinsamenöl ist ein traditionelles Hausmittel bei Husten und Atemwegserkrankungen

Rezeptidee „Leinsamenöl-Kompresse für freie Atemwege"
1 Esslöffel Leinsamenöl
1 Tropfen ätherisches Myrtenöl
(Myrtus communis)

Leinöl mit ätherischem Myrtenöl *(ct. Myrtenylacetat)* mischen und auf einem kleinen Leinen- oder Baumwolltuch handtellergroß verteilen. Diese Kompresse über Nacht auf die Brust auflegen und vor dem Schlafengehen 1 Teelöffel Leinöl einnehmen.

Macadamianussöl

Macadamia – die Königin der Nüsse

Botanische Bezeichnung: *Macadamia integrifolia*
Pflanzenfamilie: Silberbaumgewächse (*Proteaceae*)
Ursprungsgebiet/Herkunft: Australien
Synonyme: Australische Haselnuss, Queenslandnuss
Gewinnung: Kaltpressung der Nüsse
Kategorie: Basisöl
Anwendung: äußerlich und innerlich
Haltbarkeit: ca. 6–8 Monate
Farbe: hellgelb
Geschmack/Duft: nussig, mild
Spreitverhalten: mittel
CAS-Nummer: 129811-19-4
Jodzahl: 76/nicht trocknend
Erstarrungspunkt: etwa −12 °C
Ergiebigkeit: 100 g Macadamianüsse ergeben etwa 75 g Öl
Mögliche Alternativen: Arganöl, Mandelöl süß

Die Gourmet-Nuss Macadamia verbirgt in ihrem harten Kern ein besonders nährendes und hautpflegendes Pflanzenöl. Der besonders hohe Anteil an Palmitoleinsäure macht das Macadamianussöl zu einem beliebten Hautpflegeöl in der Kosmetik.

Geschichtliches

Die Macadamianuss ist sozusagen die australische Haselnuss. Früher galt sie als Grundnahrungsmittel der Aborigines – heute ist die Macadamianuss auf Grund ihres feinen und gehaltvollen Geschmacks eine Gourmet-Nuss und wird in der gehobenen Küche verwendet.

Der Macadamiabaum ist ursprünglich im Osten Australiens beheimatet. 1857 wurde die köstliche Nuss von John McAdam entdeckt und auch nach ihm benannt.

Wie auch die Mandel ist die Macadamianuss botanisch gesehen keine Nuss, sondern eine Steinfrucht. Ihr Ölanteil beträgt bis zu 75 %.

Botanik & Gewinnung

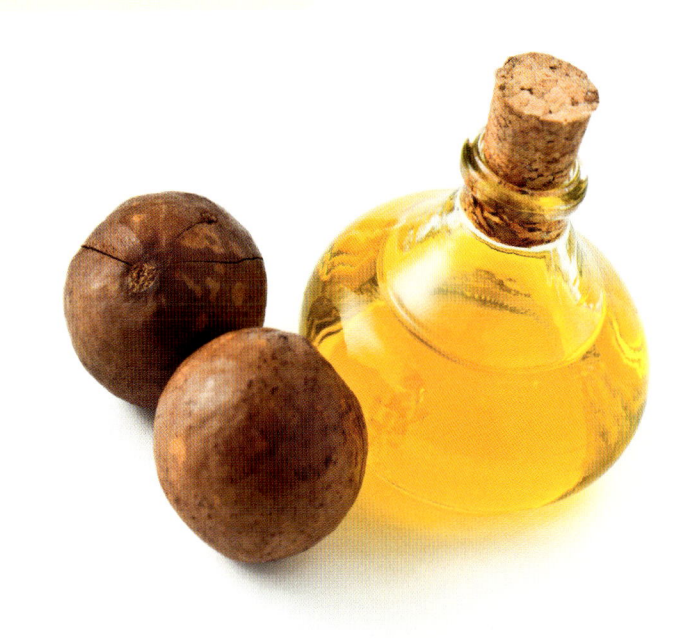

Der Macadamiabaum wächst in feuchten, subtropischen Gebieten und ist sehr frostempfindlich. Der immergrüne Baum wird bis zu 15 Meter hoch und 50 Jahre alt. Etwa nach fünf Jahren trägt der Macadamiabaum Früchte. Die Macadamianuss ist eine Steinfrucht und ca. 2–3 cm groß. Die Macadamianuss strotzt allen händischen Nussknackern – sie hat von allen Nüssen die härteste Schale und muss maschinell geöffnet werden.

Ein Baum trägt ca. 40 kg Früchte. Sobald sie reif sind, fallen sie vom Baum und werden anschließend aufgesammelt. Vor dem Pressen werden die Früchte einige Monate getrocknet, anschließend geschält und nochmals getrocknet. Erst dann werden die Nüsse geröstet und gepresst.

TIPP: Der hohe Anteil an Palmitoleinsäure ist eine Besonderheit bei fetten Pflanzenölen; lediglich Sanddornfruchtfleischöl hat einen vergleichbar hohen Anteil. Diese einfach ungesättigte Fettsäure ist den Fettsäuren der menschlichen Haut sehr ähnlich. Dies macht das Macadamianussöl zu einem sehr hautverträglichen und pflegenden Öl. Macadamianussöl wird in der Naturkosmetik und in Hautölen gerne verwendet, da es von der Haut besonders gut aufgenommen wird und sie zart, geschmeidig und weich macht.

Inhaltsstoffspektrum
Folgende Inhaltsstoffe sind besonders relevant für die Wirkung und die Eigenschaften des Öls (Analysezertifikat, feeling GmbH 2013):
- Palmitinsäure (gesättigt): 8 %
- Palmitoleinsäure (Omega-7): 21 %
- Ölsäure (Omega-9): 58 %
- Linolsäure (Omega-6): 2 %
- Stearinsäure (gesättigt): 3 %
- Arachinsäure (gesättigt): 2,6 %
- Gadoleinsäure (Omega-9): 2,6 %

Wirkungen
Sehr hautpflegend, regenerierend, straffend, Juckreiz stillend, Cholesterinspiegel senkend.

Anwendungsmöglichkeiten
Die Einnahme empfiehlt sich besonders bei
- Bluthochdruck
- hohem Cholesterinspiegel

In einer Studie erhielten 34 Männer mit erhöhtem Cholesterinspiegel einen diätischen Ernährungsplan (Fettsäuren, reich an Ölsäure, versus Palmitoleinsäure). Die Studie zeigte, dass sowohl LDL- als auch HDL-Cholesterin-Werte positiv durch die im Macadamianussöl enthaltene Palmitoleinsäure beeinflusst werden konnten.

Rezeptidee „Macadamianussöl-Dressing für Feldsalat mit Birnen"
Feldsalat (Vogerlsalat)
2 reife Birnen
1 EL Kokosöl
1 EL Macadamianussöl
1 EL Balsamicoessig
etwas Honigsenf, Meersalz, Pfeffer
einige Macadamianüsse, ungesalzen

Feldsalat waschen und gut abtropfen lassen. Birnen schälen, achteln und kurz in Kokosöl schwenken und über den Feldsalat geben.

Für das Dressing natives Macadamianussöl, Balsamicoessig, etwas Honigsenf, Salz und Pfeffer gut verrühren und über den Salat geben. Am Schluss noch einige ganze, ungesalzene Macadamianüsse über dem Salat verteilen.

> **Ernährungstipp**
> Macadamianussöl eignet sich auch gut für die Genuss-Küche. Die einfach ungesättigten Fettsäuren machen das Macadamianussöl relativ hitzestabil. Somit kann man mit diesem Öl auch dünsten und kurz anbraten.

Die äußerliche Anwendung empfiehlt sich besonders bei/zur
- Akne
- Cellulite
- Dermatosen
- Ekzemen
- trockenen Haarspitzen, Spliss
- Tagespflege
- reifer und trockener Haut
- sonnengeschädigter Haut

Aufgrund des hohen Anteils an Ölsäure zieht Macadamianussöl gut und tief in die Haut ein. Auch bei trockenem Haar bzw. Spliss ist es ein wertvoller Bestandteil von Haarpackungen. Macadamianussöl ist ein ausgezeichnetes Massageöl (z. B. alternativ zu Mandelöl) und u. a. hervorragend für aphrodisische Massageölmischungen mit ätherischen Holz- und Blütenölen geeignet.

Rezeptidee "Wohlfühl-Körperöl für die Tagespflege"
6 ml Macadamianussöl
4 ml Jojoba
2 Tropfen ätherisches Lavendelöl
(*Lavandula angustifolia*)
2 Tropfen ätherisches Jasminöl sambac
(*Jasminum sambac*)

Rezeptidee "Pflegender, fein duftender Handbalsam"
40 ml Macadamianussöl
50 g Sheabutter
8 g Bienenwachs
8 Tropfen ätherisches Lavendelöl
(*Lavandula angustifolia*)
8 Tropfen ätherisches Rosengeranienöl
(*Pelargonium graveolens*)
5 Tropfen ätherisches Kamillenöl blau
(*Matricaria recutita*)
5 Tropfen Benzoe Resinoid
(*Styrax tonkinensis*)
2 Tropfen ätherisches Patchouliöl
(*Pogostemon cablin*)

Macadamianussöl im Wasserbad vorsichtig erwärmen und Sheabutter sowie Bienenwachs darin schmelzen lassen. Auf ca. 40 °C abkühlen lassen, die ätherischen Öle einrühren und sofort in die vorbereiteten Glastiegel füllen.

Hautpflegetipp
Wenn es schnell gehen soll, kann Macadamianussöl auch hervorragend pur zur Pflege von trockenen Händen, Ellbogen, Knien und Füßen verwendet werden.

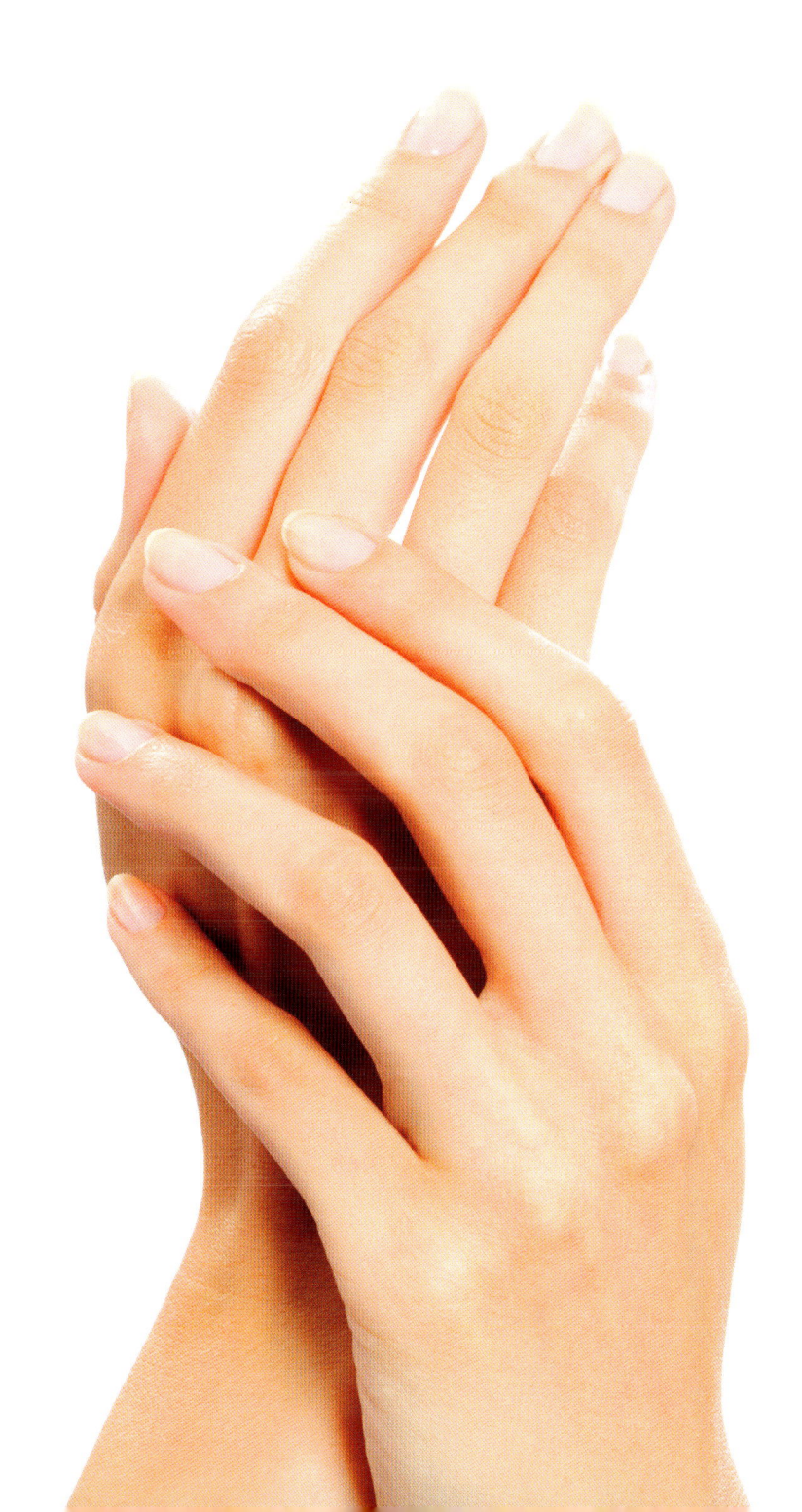

Mandelöl süß

„Mein Herz blüht wie ein Mandelbaum im Licht."
Gisela Brunn

Botanische Bezeichnung: *Prunus amygdalus dulcis*
Pflanzenfamilie: Rosengewächse (*Rosaceae*)
Ursprungsgebiet/Herkunft: Südwestasien
Synonyme: (Sweet) Almond, Amandie, Amygdala, Luz
Gewinnung: Kaltpressung der süßen Mandeln
Kategorie: Basisöl
Anwendung: äußerlich und innerlich
Haltbarkeit: ca. 1 Jahr bei kühler und dunkler Lagerung
Farbe: klar bis blassgelb
Geschmack/Duft: mild nussig bis nahezu neutral
Spreitverhalten: mittel
CAS-Nummer: 8007-69-0/90320-37-9
Jodzahl: 97/nicht trocknend
Erstarrungspunkt: −10 bis −21 °C
Ergiebigkeit: 10 kg Mandeln ergeben etwa 4 Liter Öl
Mögliche Alternativen: Arganöl, Macadamianussöl

Natives Mandelöl ist die ideale Basis für Körper- und Massageöle sowie Badeöle und weitere Naturkosmetik-Produkte, da es sehr mild und hautpflegend, regenerierend, feuchtigkeitsspendend und reizlindernd wirkt. Auch in der Baby- und Altenpflege gewinnt es zunehmend an Bedeutung. Mandelöl ist sehr gut verträglich, auch bei Mandel- bzw. Nuss-Allergikern, solange es nur äußerlich auf der Haut und nicht als Lippenpflege eingesetzt wird.

Geschichtliches

Ein marokkanisches Märchen beschreibt die Entstehung des Mandelbaumes: Die wunderschöne Prinzessin Hatim hatte Mitleid mit den Armen und verteilte das Geld ihres Vaters unter ihnen. Doch dieser bezichtigte die Prinzessin des Diebstahls und ließ sie hinrichten. Allah verwandelte die Prinzessin in einen Mandelbaum, damit sie auch weiterhin die Menschen mit ihren Gaben erfreuen konnte.

Beim Mandelbaum der Pflanzenfamilie der Rosengewächse sind zweierlei Sorten zu unterscheiden: Süßmandel (*Prunus amygdalus dulcis*) und die Bittermandel (*Prunus amygdalus amara*), wobei insbesondere die spanischen Mandelbäume sowohl Süßmandeln als auch Bittermandeln tragen können. Doch die bitteren Mandeln enthalten Amygdalin, ein so genanntes cyanogenes Glycosid, welches Blausäure abspaltet. Der Anteil der Bittermandeln darf bei der Pressung von Mandelöl süß einen Anteil von 5 % nicht überschreiten, zumal die Bittermandel auch den Geruch und Geschmack des Öls verändert.

Botanik & Gewinnung

Der Mandelbaum oder -strauch kommt ursprünglich aus China und Vorderasien, wird aber schon seit geraumer Zeit im Orient, Mittelmeerraum sowie Kalifornien, Australien und Afrika kultiviert. Zur Blütezeit, je nach Region von Januar bis März, ist der Mandelbaum eine wahre Pracht – zartrosa bis intensiv pinke Blüten mit süßlich, blumigem Duft.

Anschließend bildet der Mandelbaum längliche Früchte, welche samtig behaart sind. Darin finden sich die Samen – die Mandeln. Mittels Kaltpressung der geschälten Mandeln wird das naturbelassene, native Mandelöl gewonnen, welches in der Naturkosmetik verwendet wird.

Es gibt auch raffiniertes Mandelöl. Durch Lösungsmittelextraktion wird der maximale Ertrag an Öl gewonnen, anschließend muss das Rohöl jedoch einer Raffination unterzogen werden. Dadurch bekommt man ein billiges,

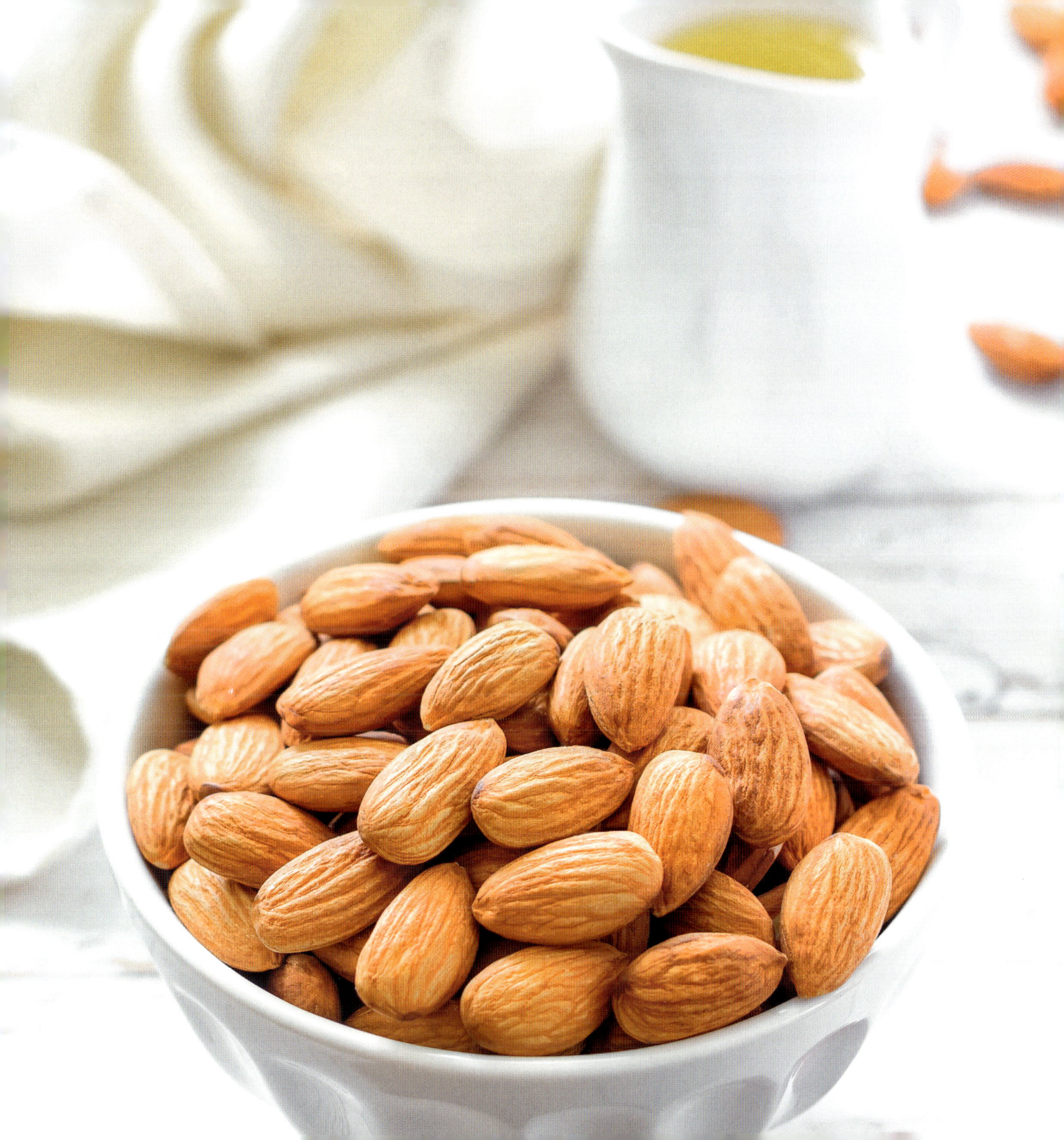

universell einsetzbares, geruchloses Öl. Ein raffiniertes Öl erreicht jedoch nie das breite Wirkungsspektrum eines nativen Öls.

Hinweis: Kalifornische Mandeln (häufig Mandelbaumplantagen in Monokultur) decken 80 % des weltweiten Bedarfs. In den USA werden etwa 60 % der noch vorhandenen Bienenvölker für die Mandelbestäubung eingesetzt. Diese Bienen fehlen zur Bestäubung anderorts.

Inhaltsstoffspektrum

Folgende Inhaltsstoffe sind besonders relevant für die Wirkung und die Eigenschaften des kalt gepressten Mandelöls (Analysezertifikat, feeling GmbH, 2013):
- Palmitinsäure (gesättigt): 6,8 %
- Ölsäure (Omega-9): 68 %
- Linolsäure (Omega-6): 21,7 %
- Stearinsäure (gesättigt): 2,3 %

Wirkungen

Sehr hautpflegend, gut verträglich, regenerierend, feuchtigkeitsspendend, reizlindernd, antiallergisch

Ernährungstipp

Mandelöl kann kurmäßig (1/2 Teelöffel pro Tag, 3 Wochen lang) eingenommen oder tröpfchenweise in Joghurt, Müsli oder Quark gemischt werden. Auch Salate können sehr schmackhaft mit Mandelöl zubereitet werden.

Hautpflegetipps

Mandelöl ist die ideale Basis für selbst kreierte Körper- oder Badeöle.
- Körper- und Massageöl: 10 ml Mandelöl mit 2–5 Tropfen naturreinen ätherischen Ölen mischen.
- Badeöl: 10 ml Mandelöl mit 6–8 Tropfen naturreinen ätherischen Ölen mischen.

Anwendungsmöglichkeiten

Hinweis: Es besteht eine hohe Verwechslungsgefahr mit Bittermandelöl! Bitte verwenden Sie für die nachstehenden Anwendungen ausschließlich kalt gepresstes Mandelöl süß.

Die Einnahme von Mandelöl süß (nicht Bittermandelöl!) empfiehlt sich besonders bei/zur
- Appetitlosigkeit
- Atemwegserkrankungen
- Entzündungen im Mund- und Rachenraum
- Magenverstimmungen
- Mundpflege
- Verstopfung (leicht abführende Wirkung)

Die äußerliche Anwendung empfiehlt sich besonders bei/zur
- Altenpflege
- Dermatosen
- Ekzemen
- Haar-/Kopfhautpackungen
- Massagen
- Mundpflege
- Ohrenschmerzen
- Ölbädern
- reifer und trockener Haut
- Säuglingspflege
- trockenen Haarspitzen, Spliss
- Windeldermatitis

Rezeptidee „Entspannungsbad am Abend"

10 ml Mandelöl süß
1 Tropfen ätherisches Lavendelöl (*Lavandula angustifolia*)
4 Tropfen ätherisches Mandarinenöl (*Citrus reticulata*)
2 Tropfen Vanille-Extrakt in Alkohol (*Vanilla planifolia*)
1 Tropfen ätherisches Rosenöl (*Rosa damaszena*)

Rezeptidee „Babymassageöl"

50 ml Mandelöl süß
2 Tropfen ätherisches Lavendelöl (*Lavandula angustifolia*)
2 Tropfen ätherisches Rosenöl (*Rosa damaszena*)
1 Tropfen ätherisches Sandelholzöl (*Santalum album*)

Rezeptidee „Mildes Reinigungsfluid zur Gesichtsreinigung"

12 ml Mandelöl süß
12 ml Rosenhydrolat
1 Tropfen ätherisches Jasminöl (*Jasmin grandiflorum*)
1 Tropfen ätherisches Rosengeranienöl (*Pelargonium graveolens*)
1 Tropfen ätherisches Neroliöl (*Citrus aurantium*)

Hinweis: Innerhalb von 2 Wochen aufbrauchen und im Kühlschrank lagern.

Nachtkerzensamenöl

"Fitmacher für Haut, Psyche und Immunsystem"

Botanische Bezeichnung: *Oenothera biennis*
Pflanzenfamilie: Nachtkerzengewächse (*Onagraceae*)
Ursprungsgebiet/Herkunft: Amerika
Synonyme: Abendblume, Nachtstern, Rapontika, Sommerstern, Süsswurzel, Schinkenwurzel
Gewinnung: Kaltpressung oder Extraktion der Samen
Kategorie: Wirkstofföl
Anwendung: äußerlich und innerlich
Haltbarkeit: ca. 6 Monate (lt. Gerhard Buchbauer), aber mittels CO_2-Extraktion ca. 2 Jahre haltbar (lt. feeling GmbH)
Farbe: hellgelb bis grüngelb
Geschmack/Duft: nussig
Spreitverhalten: mittel
CAS-Nummer: 90028-66-3
Jodzahl: 145–162/halb trocknend
Erstarrungspunkt: −10 °C
Ergiebigkeit: 4,5–5,3 kg Rohstoff ergeben 1 kg Öl
Mögliche Alternativen:

Das Nachtkerzensamenöl mit seinem hohen Anteil an Gamma-Linolensäure ist eine wahre Wohltat für unsere Haut, unser Immunsystem und nicht zuletzt unser psychisches Wohlbefinden. Sowohl innerlich als auch äußerlich wird dieses Wirkstofföl angewendet. Es ist der Klassiker unter den fetten Pflanzenölen bei hormonellem Ungleichgewicht und bei Neurodermitis.

Geschichtliches

Ursprünglich kommt die Nachtkerze aus Mexiko und Nordamerika. Im 17. Jahrhundert kam sie mit den Seefahrern nach Europa, wo die königlich anmutende Nachtkerze als Zierpflanze in Gärten und Parks zu finden war. Mit der Zeit aber verwilderte die relativ anspruchslose Pflanze, die sonnige Plätze und sandigen Boden liebt. Heute wächst sie vor allem an Wegrändern, Bahndämmen und Böschungen.

Von der hautpflegenden und heilenden Wirkung des Nachtkerzensamenöls waren bereits die Algonkin, die zu den Ureinwohnern Nordamerikas gehörten, überzeugt. Sie verarbeiteten die ölhaltigen Samen der Nachtkerze zu einem Brei und wendeten diesen sowohl gegen Hautausschläge, Ekzeme als auch für kosmetische Zwecke an, was ihnen eine jugendliche, strahlende Haut verlieh.

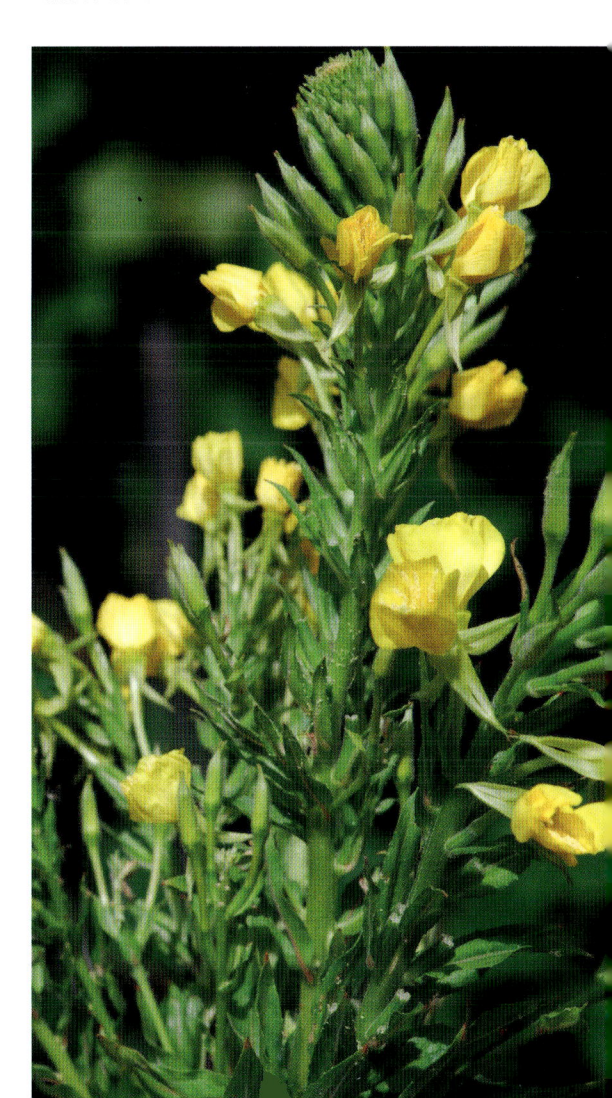

Botanik & Gewinnung

Die Nachtkerze ist eine zweijährige Pflanze, die erst im zweiten Jahr gelb leuchtende Blüten bildet, die an einem bis zu zwei Meter hohen Stängel wachsen. Die Nachtkerze hat ihren Namen daher, dass die Blüten erst am Abend aufgehen und hellgelb bis goldgelb leuchten. Ihre Früchte sind längliche Kapseln, die viele kleine (bis zu 200 Stück) Samen enthalten. Daraus kann das fette Nachtkerzensamenöl gewonnen werden.

Beim Nachtkerzensamenöl ist, wie bei allen nativen Pflanzenölen, auf die Gewinnung zu achten. Es kann mittels CO_2-Extraktion, Kaltpressung oder Pressung und Raffination gewonnen werden. Wichtig zu wissen: Die unterschiedlichen Gewinnungsmethoden (siehe Seite 15) liefern unterschiedliche Öle bzw. unterschiedliche Inhaltsstoffe, wie die folgende Tabelle veranschaulicht.

Inhaltsstoffspektrum

Folgende Inhaltsstoffe sind besonders relevant für die Wirkung und die Eigenschaften des CO_2-extrahierten Öls (Analysezertifikat, feeling GmbH, 2012):
- Palmitinsäure (gesättigt): 6 %
- Stearinsäure (gesättigt): 1,5 %
- Ölsäure (Omega-9): 6,1 %
- Linolsäure (Omega-6): 76,8 %
- Gamma-Linolensäure (Omega-6): 8,7 %

Alpha- und Gamma-Linolensäure sind Rohstoffe für Gewebshormone und somit an fast allen Stoffwechselvorgängen im Körper beteiligt. Diese essentiellen Fettsäuren werden vom Körper nicht selbst gebildet, müssen also von außen zugeführt werden, um einen Mangel zu vermeiden.

Wirkungen

- hautpflegend, feuchtigkeitsbindend, reizmildernd, entzündungshemmend, juckreizstillend
- hormonell ausgleichend (Wirkung bei PMS, Gereiztheit, Zyklusstörungen, Wechseljahresbeschwerden)
- ausgleichende Wirkung auf Stimmung und Gefühle (bei Reizbarkeit, Stress, seelischem Ungleichgewicht)
- ausgleichende Wirkung auf Kinder mit ADHS

Anwendungsmöglichkeiten

Die Einnahme empfiehlt sich besonders bei
- ADHS
- Allergien
- erhöhtem Cholesterinspiegel
- hormonellen Disharmonien
- Multipler Sklerose
- Neurodermitis
- Prämenstruellem Syndrom (PMS)
- Schwangerschaft
- Stresssymptomen
- Wechseljahresbeschwerden

Gewinnungsart	Betukinsäure (mg/100g)	Morolsäure (mg/100g)	Oleanolsäure (mg/100g)
CO_2-Extraktion	24,5	22,6	10,6
Kaltpressung	11	10,3	4,5
Pressung/Raffination	0,7	0,5	0,05

Quelle: nature.de/24.04.06

Wie man anhand der Tabelle sehr gut sehen kann, bleiben bei der CO_2-Extraktion viele wertvolle Inhaltsstoffe im Öl enthalten, die mittels anderer Verfahren nicht gewonnen werden können. Zudem ist ein CO_2-Öl auch reiner und somit länger haltbar als andere Öle.

TIPP: Das Nachtkerzensamenöl hat einen bemerkenswert hohen Anteil an Gamma-Linolensäure (etwa viermal höher als Hanfsamenöl), eine dreifach ungesättigte Fettsäure, die besonders entzündungshemmende Eigenschaften besitzt und einen positiven Einfluss auf diverse Hauterkrankungen sowie den Hormonhaushalt ausübt. Sie ist ebenfalls sehr wichtig für eine gesunde Gehirnentwicklung und die Funktionen des peripheren Nervensystems.

Als Nahrungsergänzung bei ADHS:
Eine Vielzahl von Studien hat bereits bestätigt, dass Patienten mit ADHS einen signifikant geringeren Anteil an mehrfach ungesättigten Fettsäuren im Blut aufweisen als Gesunde. Eine Erhöhung der Omega-3-Werte durch eine Ernährung mit Fischölen und Nachtkerzensamenöl lassen in den durchgeführten Studien keine signifikanten Aussagen einer Behandlungsempfehlung zu, doch die meisten Untersuchungen zeigten eine Verbesserung der Kognition und der Verhaltensauffälligkeiten bei ADHS-Patienten.

Omega-3-Fettsäuren werden zur Nahrungsergänzung während der Schwangerschaft von Frauenärzten empfohlen und sind in den gängigen Präparaten enthalten. Auch während der Stillzeit ist die Einnahme von Nachtkerzensamenöl empfohlen.

Die äußerliche Anwendung empfiehlt sich besonders bei
- Akne
- Neurodermitis
- trockener Haut
- Juckreiz
- rheumatoider Arthritis
- Schuppenflechte (Psoriasis)

Ernährungstipp
- kurmäßige Einnahme von Nachtkerzensamenöl: 4–8 Wochen, 2-mal wöchentlich 1/2 Teelöffel bei hormonellem Ungleichgewicht

Rezeptidee „Hautpflegeöl bei Neurodermitis oder trockener Haut"
40 ml Macadamianussöl
5 ml Nachtkerzensamenöl
5 ml Hanfsamenöl
3 Tropfen ätherisches Rosengeranienöl
(*Pelargonium graveolens*)
2 Tropfen ätherisches Lavendelöl
(*Lavandula angustifolia*)
2 Tropfen ätherisches Cistrosenöl
(*Cistus ladanifer*)

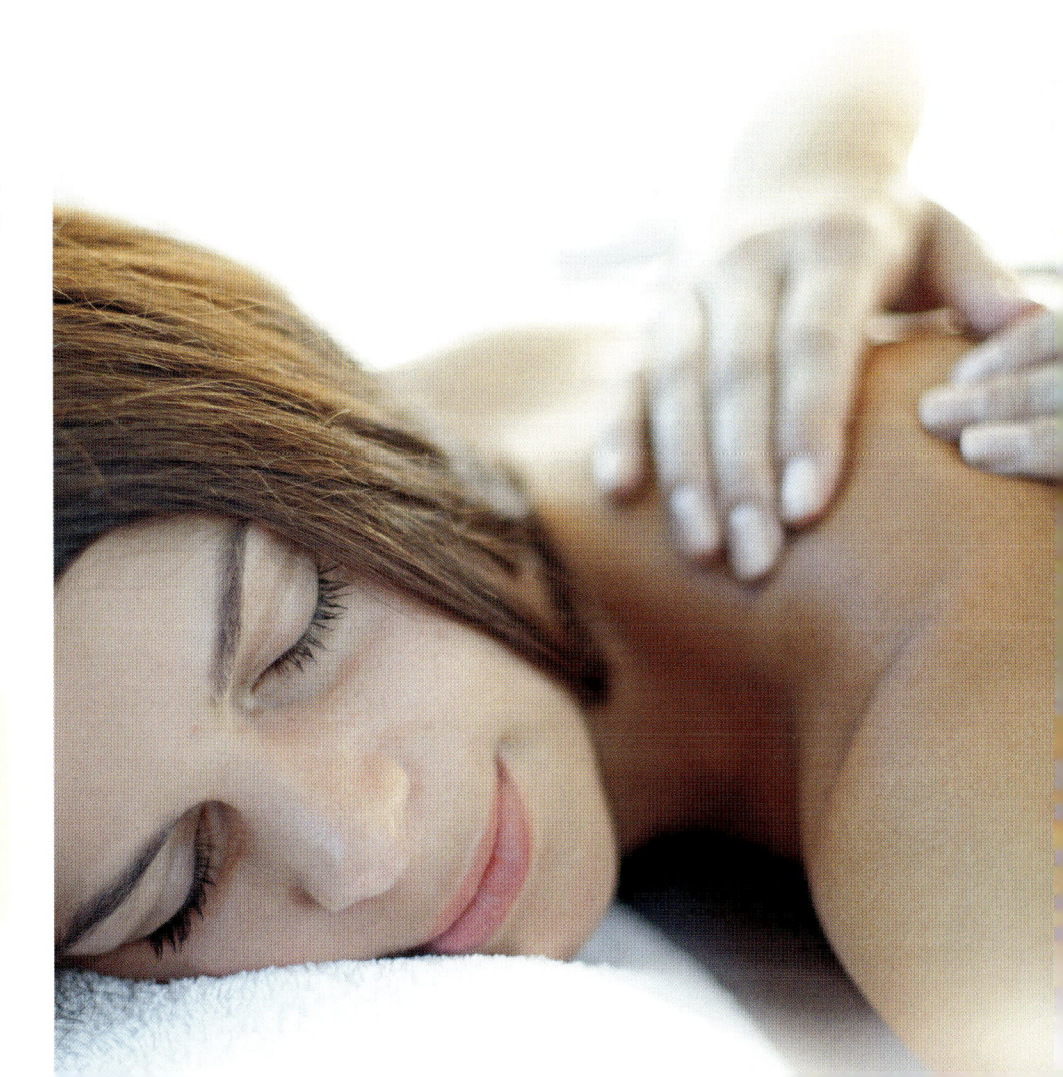

Passionsfruchtkernöl

„Gleich wie die Leidensblume umspann dein Kind."
Friedrich Wilhelm Weber

Botanische Bezeichnung: *Passiflora edulis*
Pflanzenfamilie: Passionsfruchtgewächse (*Passifloraceae*)
Ursprungsgebiet/Herkunft: Südamerika
Synonyme: Maracuja, Granadilla, Leidensblume, Kleiner Granatapfel
Gewinnung: Kaltpressung der Samen
Kategorie: Wirkstofföl
Anwendung: äußerlich und innerlich
Haltbarkeit: ca. 9 Monate
Farbe: hell, gelb
Geschmack/Duft: fruchtig bis leicht säuerlich
Spreitverhalten: mittel
CAS-Nummer: 91770-48-8/97676-26-1
Jodzahl: 142/halb trocknend
Erstarrungspunkt: unter 5 °C
Mögliche Alternativen: Schwarzkümmelöl

Das Passionsfruchtkernöl wirkt schmerzlindernd und entzündungshemmend und wird daher bei irritierter, gereizter Haut angewendet. Es wird in Körper- und Badeölen verarbeitet sowie als Balsam, Creme und Seife verwendet. Zudem findet Passionsfruchtkernöl bei nervösen Herzbeschwerden sowie Bluthochdruck Anwendung. Insbesondere in Brasilien verwendet man das fruchtige Öl auch als Speiseöl in der Küche. Es passt gut zu Sorbets und Getränken.

Geschichtliches
Die Passionsblume kommt ursprünglich aus dem Süden Nordamerikas und Mittelamerika. Um 1600 faszinierte die wundervolle Blüte der Passionsblume die Seefahrer so sehr, dass sie die rankende Kletterpflanze nach Europa mitbrachten. Ihren Namen bekam die Passionsblume erst im 17. Jahrhundert, als Mönche die einzelnen Blütenteile als Symbole des Kreuzweges Christi interpretierten. Heute wird die Passionsblume vor allem in Ecuador und Brasilien angebaut. Ihre Frucht – die Maracuja – wird für die Saftgewinnung in sehr arbeitsaufwändigen Plantagen kultiviert.

Botanik & Gewinnung
Die Passionsblume ist ein Kletterstrauch, dessen Ausläufer bis zu zehn Meter lang werden können. Die außergewöhnlichen Blüten können einen Durchmesser von bis zu 9 cm erreichen. Aus der Blüte bilden sich die Maracuja-Früchte. Der Strauch trägt jedoch Früchte und Blüten zur gleichen Zeit. In der Frucht finden sich zahlreiche Samen, die für die Pressung des Öls verwendet werden.

Inhaltsstoffspektrum
Folgende Inhaltsstoffe sind besonders relevant für die Wirkung und die Eigenschaften des Öls (Quelle: Buchbauer, 2008):
- Palmitinsäure (gesättigt): bis zu 15 %
- Stearinsäure (gesättigt): bis 5 %
- Ölsäure (Omega-9): bis 22 %
- Linolsäure (Omega-6): bis 80 %
- Alpha-Linolensäure (Omega-3): bis 5,4 %

Wirkungen
Beruhigend, schmerzlindernd, entzündungshemmend, antioxidativ, feuchtigkeitsspendend und hautschützend.

Anwendungsmöglichkeiten
Die Einnahme empfiehlt sich besonders bei
- Hautproblemen
- Krämpfen
- sonnengeschädigter Haut
- viralen Infektionen

Tipp: Passionsfruchtkernöl besitzt einen hohen Anteil an Vitamin A.

Ernährungstipps
Tröpfchenweise als Zugabe zu Salatdressings, Fruchtsalaten, Sorbets, Marmeladen und Konfekt

Die äußerliche Anwendung empfiehlt sich besonders bei
- Ekzemen
- trockener bzw. reifer Haut
- sonnengeschädigter Haut

Rezeptidee „Sanfter Hautpflegebalsam"
25 ml Jojoba
10 ml Passionsfruchtkernöl
5 g Kokosöl
5 g Bienenwachs
3 Tropfen ätherisches Lavendelöl (*Lavandula angustifolia*)
1 Tropfen ätherisches Rosenöl (*Rosa damascena*)
1 Tropfen ätherisches Vetiveröl (*Vetiveria zizanoides*)

Jojoba erwärmen, Bienenwachs und Kokosöl darin schmelzen lassen. Auf ca. 40 °C abkühlen lassen und das Passionsfruchtkernöl sowie die ätherischen Öle einrühren. Gleich in vorbereitete, saubere Tiegel abfüllen.

Fruchtiges Badeöl
80 ml Mandelöl süß
20 ml Passionsfruchtkernöl
30 Tropfen ätherisches Orangenöl (*Citrus sinensis*)
10 Tropfen ätherisches Neroliöl (*Citrus aurantium*)
10 Tropfen ätherisches Atlaszedernöl (*Cedrus atlantica*)

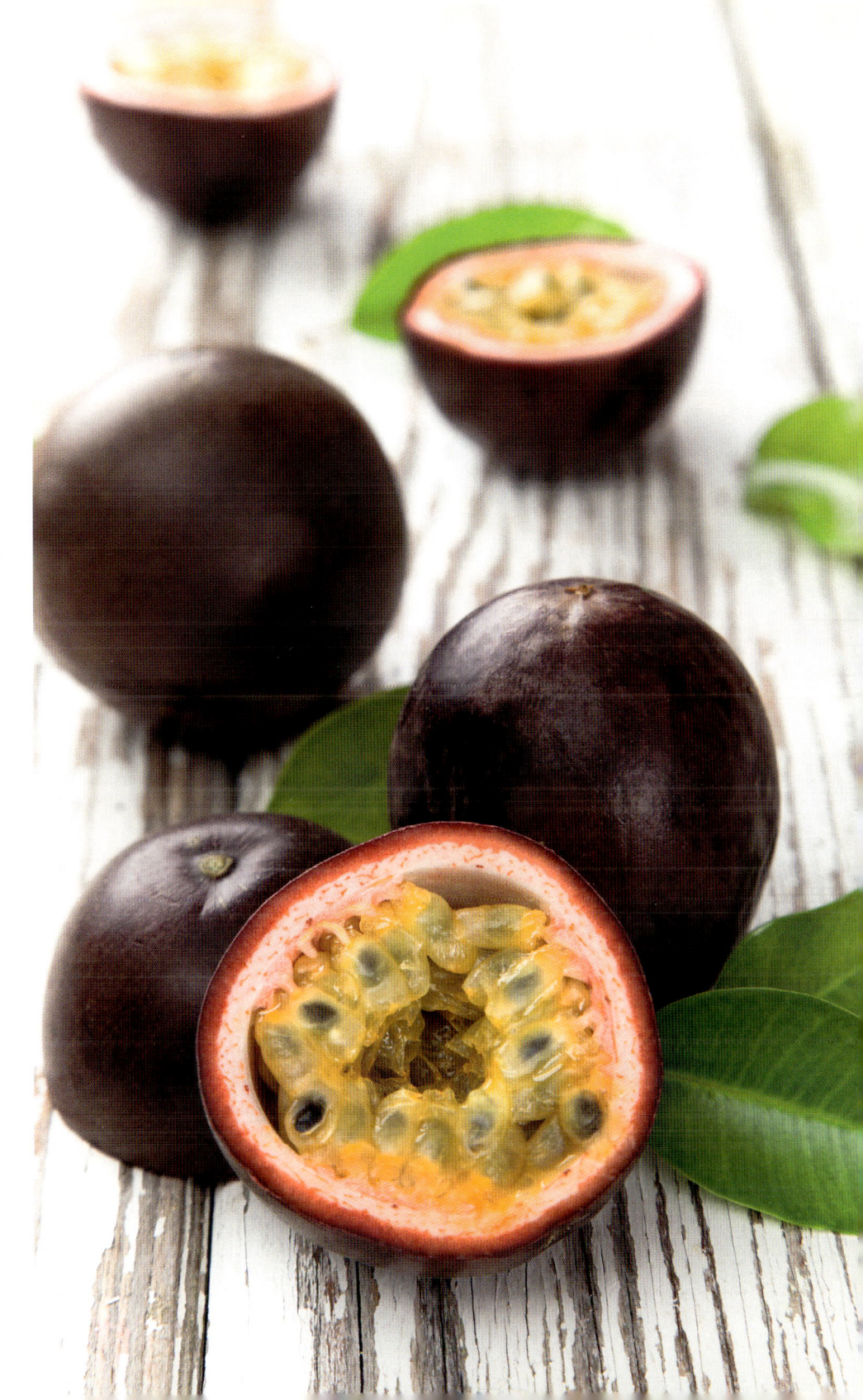

Sanddornfruchtfleischöl

„Sanddornöl – Schutz für Haut und Schleimhäute"

- Botanische Bezeichnung: *Hippophae rhamnoides*
- Pflanzenfamilie: Ölweidengewächse (*Elaeagnaceae*)
- Ursprungsgebiet/Herkunft: Zentralasien
- Synonyme: Weidendorn, Dünendorn, Seedorn, Rote Schlehe, Sandbeere, Ölbaum des Nordens, Zitrone des Nordens, Fasanenbeere
- Gewinnung: Pressung, Extraktion
- Kategorie: Wirkstofföl
- Anwendung: äußerlich und innerlich
- Haltbarkeit: ca. 1 Jahr
- Farbe: intensiv orangerot
- Geschmack/Duft: fruchtig, süßlich, typisch nach Sanddorn
- Spreitverhalten: mittel
- CAS-Nummer: 225234-03-7
- Jodzahl: 60–70/nicht trocknend

Das orangefarbene Sanddornfruchtfleischöl hat eine lange Tradition und ist sehr gut erforscht. Es dient als Schutz- sowie Pflegeöl für strapazierte Haut. Sanddornöl wird als das Strahlenschutzöl bezeichnet, da es die Widerstandsfähigkeit der Haut gegen Strahlung erhöht. Zudem wirkt es sehr regenerierend und reizmildernd auf Haut und Schleimhäute. Sanddornöl besitzt entzündungshemmende, wundheilende und hautpflegende Eigenschaften und kann innerlich sowie äußerlich angewendet werden.

Geschichtliches

Der Sanddornstrauch ist eigentlich eine heimische Pflanze und sowohl an der Küste als auch in den Alpen zu finden. Am meisten verbreitet ist Sanddorn in Zentralasien. Pollenfunde deuten darauf hin, dass Sanddorn wahrscheinlich eine urzeitliche Pflanze ist und bereits nach der Eiszeit vor über 17.000 Jahren wuchs. Die anspruchslose Pflanze zeichnet sich durch eine hohe Anpassungsfähigkeit aus.

Aufzeichnungen zu Folge nutzte auch der berühmte Heerführer Dschingis Khan die Kraft des Sanddorns in seinen unvergleichbaren Eroberungszügen durch Zentralasien und Nordchina. Das abwehrsteigernde und wundheilende Sanddornfruchtfleischöl soll ihm und seinen Reiterheeren die notwendige Kraft und Stärke verliehen haben. Auch in Tibet hat die Anwendung von Sanddorn eine lange Tradition, so wurden spezielle Rezepturen gegen Lungenkrankheiten, Erkältungen, Magenbeschwerden sowie Frauenleiden eingesetzt.

Sanddorn erlangte besonders in der UdSSR große Bedeutung. Man erforschte die Wirkungsweisen verschiedenster Sanddornprodukte in der Raumfahrt, speziell die Wirkung im Zusammenhang mit der erhöhten Strahlenbelastung. Bis 1980 war die UdSSR der größte Lieferant von Sanddornprodukten. Heute ist China weltweit führend im Anbau und der Verarbeitung von Sanddorn.

Botanik & Gewinnung

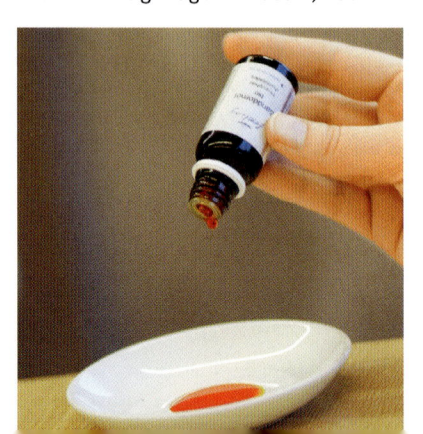

Das Erscheinungsbild des Sanddorns variiert von einem buschigen, stark verästelten Strauch bis hin zu einem sechs Meter hohen Baum mit einem immensen Wurzelstock. So findet der Sanddornstrauch zwar selbst bei Trockenheit genügend Wasser, doch für das gute Gedeihen der Pflanze sind Licht und Sonne sehr wichtig. Die leuchtend orangeroten Früchte des Sanddorns sind kugelförmige Scheinbeeren und zieren von August bis Anfang Dezember die Landschaft.

Die Ernte der Sanddornbeeren gestaltet sich gar nicht so einfach, da sie dicht in Form von Trauben an den Ästen wachsen und die reifen Beeren leicht aufplatzen. Zudem schützt die Pflanze ihre Früchte mit Dornen. Im Durchschnitt lassen sich dadurch nur ca. 3 kg/Stunde von einem routinierten Erntehelfer ernten. Viel wurde ausprobiert, bis man die heute noch gebräuchliche Methode der Schockfrostung entwickelte. Dazu werden die Fruchtäste geschnitten und bei –40 °C einige Stunden lang gefroren, anschließend lassen sich die Beeren einfach abschlagen.

Herstellungsmöglichkeiten von verschiedenen Sanddornölen
- Pressung der Früchte und anschließende Zentrifugierung des Rohsaftes ⟶ **Sanddornfruchtfleischöl**
- Kaltpressung der Sanddornkerne ⟶ **Sanddornkernöl**
- CO_2-Extraktion der ganzen, getrockneten Sanddornbeeren ⟶ **Sanddorn-CO_2-Extrakt** (12,5 %)
- **Tresteröl** ist eine Mischung aus Fruchtfleischöl und Kernöl ⟶ Nach der ersten Pressung der Sanddornfrüchte bleiben Fruchtfleisch und Kerne zurück, dieser Trester wird extrahiert und anschließend mit Fruchtfleischöl und Kernöl vermischt.

Inhaltsstoffspektrum
Die Inhaltsstoffe der verschiedenen Sanddornöle variieren je nach Herstellungsverfahren.

Fettsäuren	Fruchtfleischöl	Kernöl	Tresteröl	Sanddorn CO_2
Palmitinsäure	32	8	23,5	30–40
Linolsäure	5,4	34	14,8	Keine Werte
Palmitoleinsäure	35	1	20,8	22–40
Ölsäure	25	22	24,7	Keine Werte
Alpha-Linolensäure	1,7	31	13,2	Keine Werte

Quelle: Werte nach Luetjohann 2001, S. 126 gerundet bzw. Mittelwerte; CO_2-Produktspezifikation Flavex

Fettsäurezusammensetzung des Sanddornfruchtfleischöls aus ökologischem Landbau
Folgende Inhaltsstoffe sind besonders relevant für die Wirkung und die Eigenschaften des Öls (Analysezertifikat, feeling GmbH, 2013):
- Palmitinsäure (gesättigt): 33,8 %
- Palmitoleinsäure (Omega-7): 33 %
- Ölsäure (Omega-9): 27,7 %
- Linolsäure (Omega-6): 3 %
- Alpha-Linolensäure (Omega-3): 1 %

Vitamingehalt des Sanddornfruchtfleischöls (Angaben lt. feeling GmbH)
Vitamin A: 80–200 mg/100g
Vitamin E: 100–900 mg/100g

Vitamin E sowie Provitamin A (Beta-Carotin) sind besonders wichtig für den Zellschutz sowie die antioxidative Wirkung. Das Immunsystem wird gestärkt, indem einerseits von außen eindringende Keime abgewehrt werden, andererseits der Körper vor Zellveränderung geschützt wird. Das antioxidative Schutzsystem wirkt freien Radikalen entgegen.

Wirkungen
Entzündungshemmend, antibakteriell, hautpflegend, wundheilend, reizmildernd, hautschützend.

Anwendungsmöglichkeiten
Entzündungen im Magen-Darm-Bereich
Sanddornöl wirkt generell regulierend auf die Schleimhäute und wird bei Übersäuerung des Magens, Sodbrennen, Gastritis sowie bei Tumorerkrankungen eingesetzt.

Entzündungen im Mund- und Rachenraum
Auf Grund der stark entzündungshemmenden Eigenschaften des Sanddornöls kann es hervorragend bei Zahnfleischentzündungen, Aphten sowie Halsschmerzen und Heiserkeit eingesetzt werden. Dafür werden die betroffenen Stellen mehrmals täglich, am besten über Nacht mit dem Sanddornöl einge-

pinselt bzw. 1/2 TL des Öls mit Hilfe von Zunge und Wangen an die richtige Stelle gebracht. Auch bei Kehlkopfentzündungen sowie entzündeten Mandeln kann Sanddornöl oral angewendet werden.

Entzündungen im Genitalbereich
Entzündungen am Gebärmutterhals, Scheidenentzündung, entzündliche Schleimhautrötungen sowie trockene, gereizte Schleimhaut können durch Infektionen, Risse oder Narben hervorgerufen werden.

Strahlentherapie
Sanddornöl wird auch als Strahlenschutzöl bezeichnet, da es die Haut widerstandsfähiger im Umgang mit UV-Strahlung der Sonne oder radioaktiver Strahlung macht. Sowohl innerlich angewendet als auch äußerlich aufgetragen unterstützt es die Regeneration der Haut und wird auch in der Strahlentherapie begleitend eingesetzt.

Hinweis: Sanddornöl wird aufgrund der starken Eigenfärbung nicht pur auf die Haut aufgetragen.

Rezeptidee „Suncare-Körperöl zur Vorbereitung und Pflege der Haut im Sommer"
70 ml Jojoba
15 ml Macadamianussöl
10 ml Wildrosenöl
5 ml Sanddornfruchtfleischöl
10 Tropfen ätherisches Niaouliöl (*Melaleuca viridiflora*)
8 Tropfen ätherisches Lavendelöl (*Lavandula angustifolia*)
5 Tropfen ätherisches Kamillenöl blau (*Matricaria recutita*)
5 Tropfen ätherisches Immortellenöl (*Helicrysum italicum*)
8 Tropfen ätherisches Rosengeranienöl (*Pelargonium graveolens*)
4 Tropfen ätherisches Jasminöl sambac (*Jasminum sambac*)
4 Tropfen ätherisches Atlaszedernöl (*Cedrus atlantica*)

Dieses Körperöl sollte täglich abends angewendet werden, sowohl vorbeugend als auch nachsorgend für sonnenstrapazierte Haut. Suncare-Körperöl bereitet die Haut optimal auf die intensivere Sonneneinstrahlung vor, kann die Zellen stärken und regenerieren. Zudem kann die Faltenbildung verringert und die Wundheilung verbessert werden. Da das Suncare-Körperöl 5 % orangefarbenes Sanddornöl enthält, eignet es sich ideal als getönte Hautpflege, kann bei weißer Kleidung (oder weißen Bettlaken) jedoch auch abfärben. Um den Eigenschutz der Haut zu optimieren, wird die zusätzliche innerliche Einnahme empfohlen.

Ernährungstipp
Zur Vorbereitung der Haut vor Strahlentherapien oder im Frühling (v. a. bei Sonnenallergie) empfiehlt es sich, einmal täglich 1 Teelöffel über einen Zeitraum von etwa 3 Wochen bis zu 3 Monaten lang einzunehmen.

Hautpflegetipp
Sanddornöl dient als Pflegemittel, als Schutz sowie zur Regeneration der Haut. Es wird als Strahlenschutzöl, bei Verbrennungen, bei schlechter Wundheilung sowie bei Akne, Ekzemen und empfindlicher Haut verwendet.

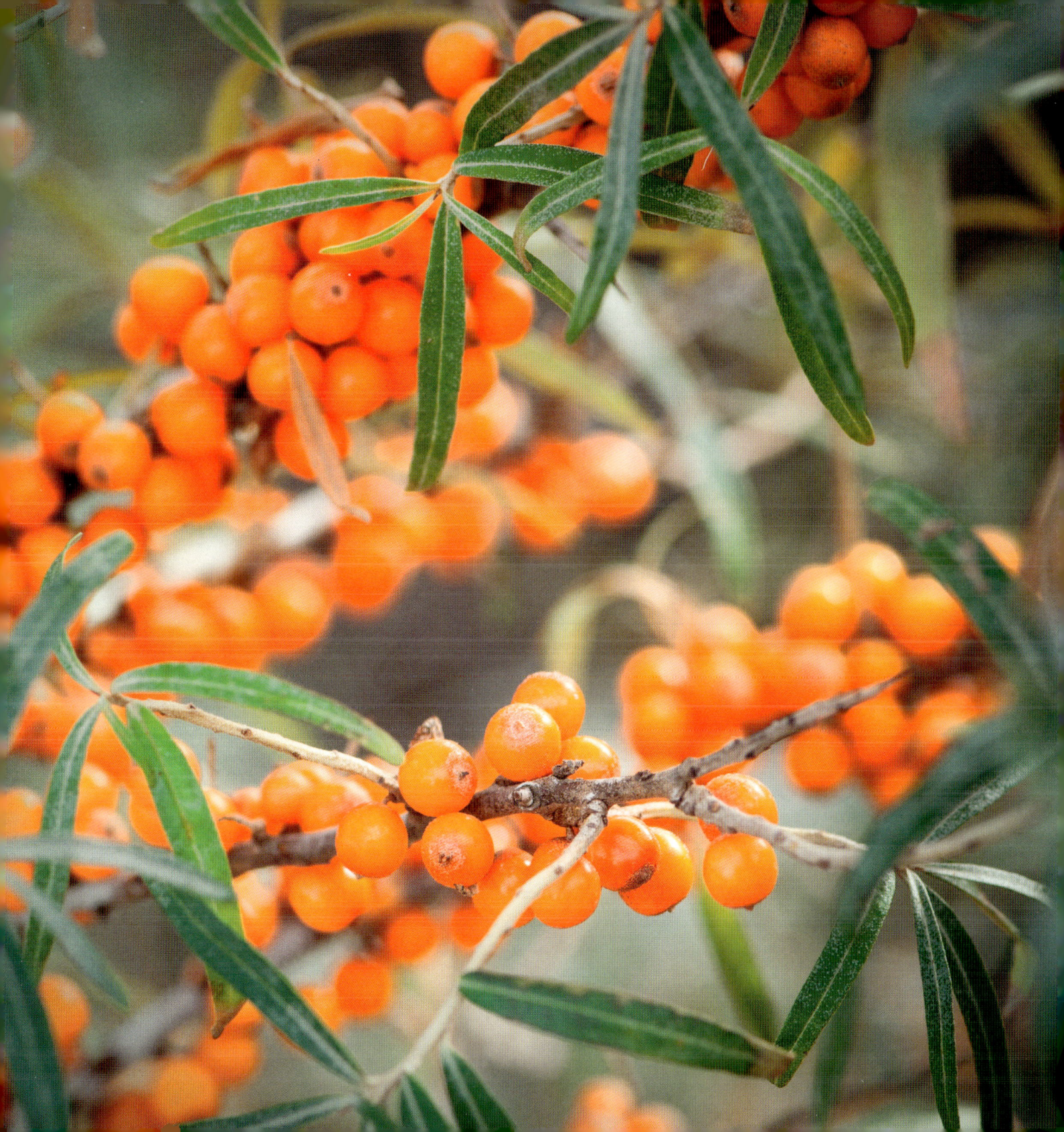

Schwarzkümmelöl

„Schwarzkümmel heilt jede Krankheit, außer den Tod."
Mohammed (570–632 n. Chr.)

Botanische Bezeichnung: *Nigella sativa*
Pflanzenfamilie: Hahnenfußgewächse (*Ranunculaceae*)
Ursprungsgebiet/Herkunft: Nordafrika
Synonyme: Ägyptischer Schwarzkümmel, Segenkorn
Gewinnung: Kaltpressung
Kategorie: Wirkstofföl
Anwendung: äußerlich und innerlich
Haltbarkeit: ca. 12 Monate
Farbe: goldgelb
Geschmack/Duft: krautig, würzig, kümmelartig
Spreitverhalten: mittel
CAS-Nummer: 90064-32-7
Jodzahl: 115–130/halb trocknend
Erstarrungspunkt: unter 0 °C
Mögliche Alternative: Passionsfruchtkernöl (jedoch lediglich aufgrund des Fettsäurespektrums, denn unter den Fettbegleitstoffen ist das Schwarzkümmelöl ein wahres Unikat)

Es gibt unzählige Studien zum Schwarzkümmelöl, die genau das beweisen, was unsere Vorfahren bereits seit Jahrtausenden wussten: Schwarzkümmelöl ist ein wahres Allround-Talent mit breitgefächertem Wirkungsspektrum. Nahezu keinem fetten Pflanzenöl werden so viele unterschiedliche Heilwirkungen nachgesagt wie dem Schwarzkümmelöl. Insbesondere ist es für die Stärkung des Immunsystems bekannt. Besonders gute Erfolge mit der Einnahme von Schwarzkümmelöl gibt es bei Menschen mit Atemwegserkrankungen (z. B. Asthma), Allergien (v. a. Heuschnupfen und Pollenallergie), erhöhtem Cholesterinspiegel und Alterszucker. Äußerlich aufgetragen kann es zur Linderung bei Neurodermitis und bei Ekzemen beitragen.

Geschichtliches

Die Samen des Schwarzkümmels wurden schon sehr früh als Gewürz zur geschmacklichen Verfeinerung von Speisen sowie in der Naturheilkunde eingesetzt. Es heißt, dass Schwarzkümmel im Orient schon seit über 3000 Jahren höchstes Ansehen genoss. Im alten Ägypten hatten die Leibärzte der Pharaonen immer ein Schälchen Schwarzkümmelsamen griffbereit zur Linderung von Erkältung, Schmerzen und Entzündungen oder als Digestif nach ausschweifenden Fress- und Trinkorgien. Auch in der Grabkammer des Pharaos Tutenchamun fand sich ein Fläschchen mit Schwarzkümmel als Grabbeigabe.

Botanik & Gewinnung

Der Schwarzkümmel ist eine einjährige Pflanze mit gefiederten Laubblättern, liebt trockenen, sandigen Boden und wird bis zu 50 cm hoch. Die fünf weißen bis hellblauen Blütenblätter der anmutigen Blüte umschließen die vielen Staubblätter im Inneren der Blüte. Nach der Blütezeit trocknet der Blütenkopf aus und es entsteht eine Mohn-ähnliche Kapsel. Darin finden sich die vielen dreikantigen Schwarzkümmelsamen. Durch Kaltpressung der Samen erhalten wir das hochwertige native Schwarzkümmelöl. Dabei wird die Press-Temperatur von 45 °C nicht überschritten.

Schwarzkümmel (*Nigella sativa*) gehört zur Pflanzenfamilie der Hahnenfußgewächse und ist botanisch gesehen nicht mit Kümmel oder Kreuzkümmel verwandt. Optisch gesehen kommt es bei der Ursprungspflanze oft zu Verwechslungen mit dem gewöhnlichen Gartenschwarzkümmel (*Nigella damascena*), auch Jungfer im Grünen genannt, welche häufig in Bauerngärten zu finden und eine reine Zierpflanze ist. Im Gegensatz zum echten Schwarzkümmel hat die Jungfer im Grünen ganz dünn gefiederte Blätter, hell- bis dunkelblaue oder violette Blüten und die Samen schmecken nach Walderdbeeren. Hauptanbaugebiete sind heute Ägypten und Türkei.

Inhaltsstoffspektrum

Folgende Inhaltsstoffe sind besonders relevant für die Wirkung und die Eigenschaften des Öls (Quelle: Buchbauer, 2008):

- Palmitinsäure (gesättigt): bis zu 13 %
- Stearinsäure (gesättigt): bis zu 4 %
- Ölsäure (Omega-9): bis zu 25 %
- Linolsäure (Omega-6): bis zu 60 %
- Alpha-Linolensäure (Omega-3): bis zu 1 %
- Hoher Anteil an Tocopherol, insbesondere Alpha-Tocopherol und Gamma-Tocopherol, Nigellon, Thymohydrochinon

Der ätherische Wirkstoff **Nigellon** wird bei Erkrankungen der Atemwege eingesetzt, wirkt Bronchien erweiternd sowie krampflösend und ist ein sehr effektives Mittel bei Asthma bronchiale und Keuchhusten. Durch Hemmung der Ausschüttung von Histaminen wirkt Nigellon zusätzlich allergischen Reaktionen entgegen.

Thymohydrochinon hat entzündungshemmende und schmerzstillende Eigenschaften.

Wirkungen

Entzündungshemmend, immunmodulatorisch, antioxidativ, cholesterinsenkend, beruhigend, hautpflegend, antirheumatisch.

Hinweis: Unter einer „*immunmodulatorischen*" Wirkung versteht man einerseits eine Dämpfung des überschießenden Immunsystems, wie dies z. B. bei Allergien der Fall ist, andererseits eine Immunstimulation, also Aktivierung des Immunsystems, z. B. bei Infektanfälligkeit, chronischer Erkrankung usw.

Anwendungsmöglichkeiten

Die Einnahme empfiehlt sich besonders bei

- Allergien
- Asthma
- Bronchitis
- Diabetes Typ 2
- Entzündungen
- erhöhtem Cholesterinspiegel
- Hauterkrankungen (Ekzeme, Akne, Schuppenflechte)
- Konzentrationsstörungen
- Neurodermitis
- Parasiten
- Pilzerkrankungen

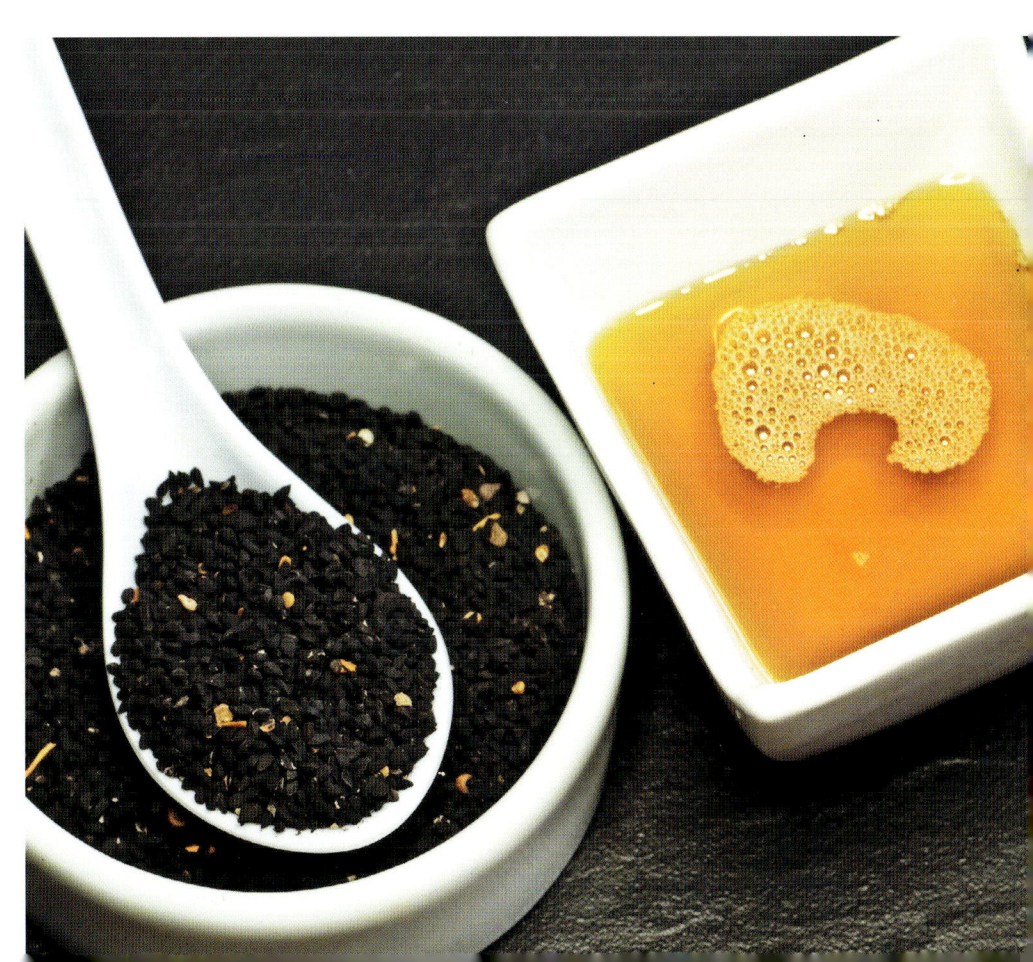

- rheumatischen Beschwerden
- schwachem Immunsystem
- Stresssymptomen und Burn-out
- Verdauungsbeschwerden

An den ersten Tagen der Einnahme kann es zu Aufstoßen kommen, das vergeht in der Regel nach 3–5 Tagen.

Rezeptidee „Ölziehkur mit Schwarzkümmelöl"
80 ml Sonnenblumenöl
20 ml Schwarzkümmelöl
8 Tropfen ätherisches Pfefferminzöl (Mentha x piperita)
4 Tropfen ätherisches Teebaumöl (Melaleuca alternifolia)

Ernährungstipps
- kurmäßige Einnahme von 1 Teelöffel pro Tag (auch für Kinder ab 3 Jahren) über 2 Monate; beste Zeit für den Start:
  - um das Immunsystem fit für Herbst und Winter zu machen: August
  - um Heuschnupfen vorzubeugen: Jänner
- als Zugabe zu pikanten Aufstrichen (Dosierung: 5 Tropfen pro 100 g Topfen)

Anwendung: Ölziehen ist ein altes russisches Volksmittel zur Entgiftung des Körpers. Dabei nimmt man 1/2–1 Esslöffel der Ölmischung in den Mund, zieht das Öl 15 Minuten durch die Zähne und bewegt es im Mund hin und her. Anschließend wird das Öl, angereichert mit Schadstoffen, die aus dem Körper gezogen werden, ausgespuckt und der Mund gründlich gespült.

Die äußerliche Anwendung empfiehlt sich besonders bei
- Ekzemen
- Hämorrhoiden
- Neurodermitis
- Hautpilz oder anderen Hauterkrankungen

Dosierungsempfehlung für großflächige Anwendungen: 10–20 %

Veterinärmedizin
Vor allem in der Pferdehaltung wird das Schwarzkümmelöl sowohl innerlich als auch äußerlich angewendet. Es wird den Pferden bei Atemwegserkrankungen, allergischen Reaktionen, bei Parasiten und zur Stärkung des Allgemeinzustandes verabreicht und kommt äußerlich zur Fellpflege, bei kleineren Wunden, Verletzungen oder Irritationen zur Anwendung.

Aber auch bei Kühen und Geflügel kann das wertvolle Pflanzenöl zum Einsatz kommen.

Hautpflegetipp
Zur Linderung von Ekzemen 5 ml Schwarzkümmelöl mit 5 ml Arganöl mischen und lokal punktuell auftragen.

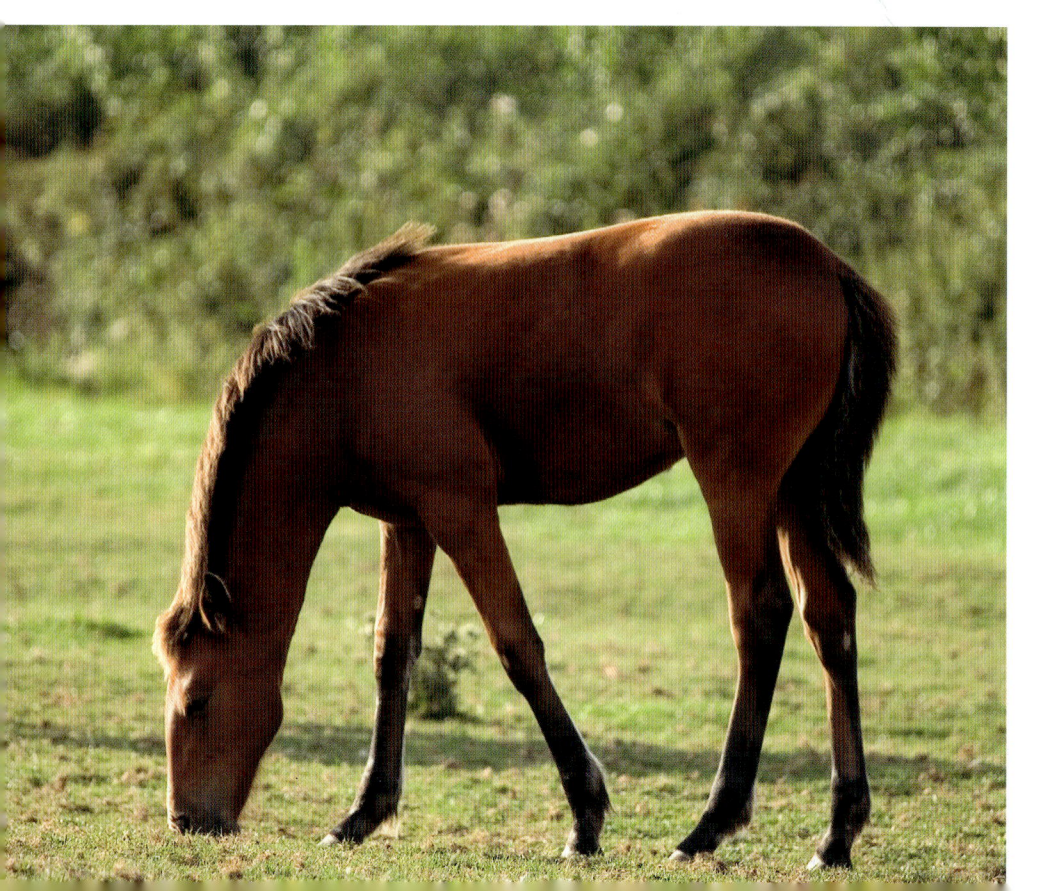

Sheabutter

„Was Butter und Whiskey nicht heilen, dafür gibt es keine Heilung."
Spruch aus Irland

Botanische Bezeichnung: *Vitellaria paradoxa*
(früher *Butyrospermum parkii*)
Pflanzenfamilie: Sapotengewächse (*Sapotaceae*)
Ursprungsgebiet/Herkunft: Zentralafrika, Region südlich der Sahelzone
Synonyme: Karitébutter, Galambutter, Bambukbutter
Gewinnung: Kaltpressung der Nüsse bzw. der enthaltenen Kerne
Kategorie: Basisöl
Anwendung: äußerlich und innerlich
Haltbarkeit: etwa 18 Monate
Farbe: blassgrünlich bis cremefarben
Geschmack/Duft: fettig bis leicht säuerlich-nussig
Spreitverhalten: niedrig
CAS-Nummer: 194043-92-0/91080-23-8
Jodzahl: 47–78/nicht trocknend
Schmelzpunkt: 37 °C
Ergiebigkeit: 4 kg Sheanusskerne ergeben ca. 1 kg Sheabutter
Mögliche Alternativen: Kakaobutter, Kokosöl

Sheabutter ist besonders hautpflegend und nährend. Der hohe Anteil an Unverseifbarem enthält Triterpenalkohole, welche die Elastizität der Haut fördern und dem Abbau von Collagen und Elastin in der Haut entgegenwirken. Daher ist Sheabutter ein ideales Schönheitsmittel für trockene, strapazierte und alternde Haut und ein ausgezeichneter Konsistenzgeber für Salben und Balsame auf pflanzlicher Basis.

Geschichtliches

Die Gewinnung von Sheabutter geschieht meist noch sehr traditionell und größtenteils in Handarbeit. Für viele Frauen in der Sahelzone, insbesondere in Burkina Faso, ist die Erzeugung von Sheabutter eine Haupteinnahmequelle. Darüber hinaus ist Sheabutter ein Kulturgut, das die Gemeinschaft der Frauen der Region festigt. Von Generation zu Generation wird das Wissen um die Gewinnung der Sheabutter, dem „heiligen Geschenk Afrikas", weitergegeben.

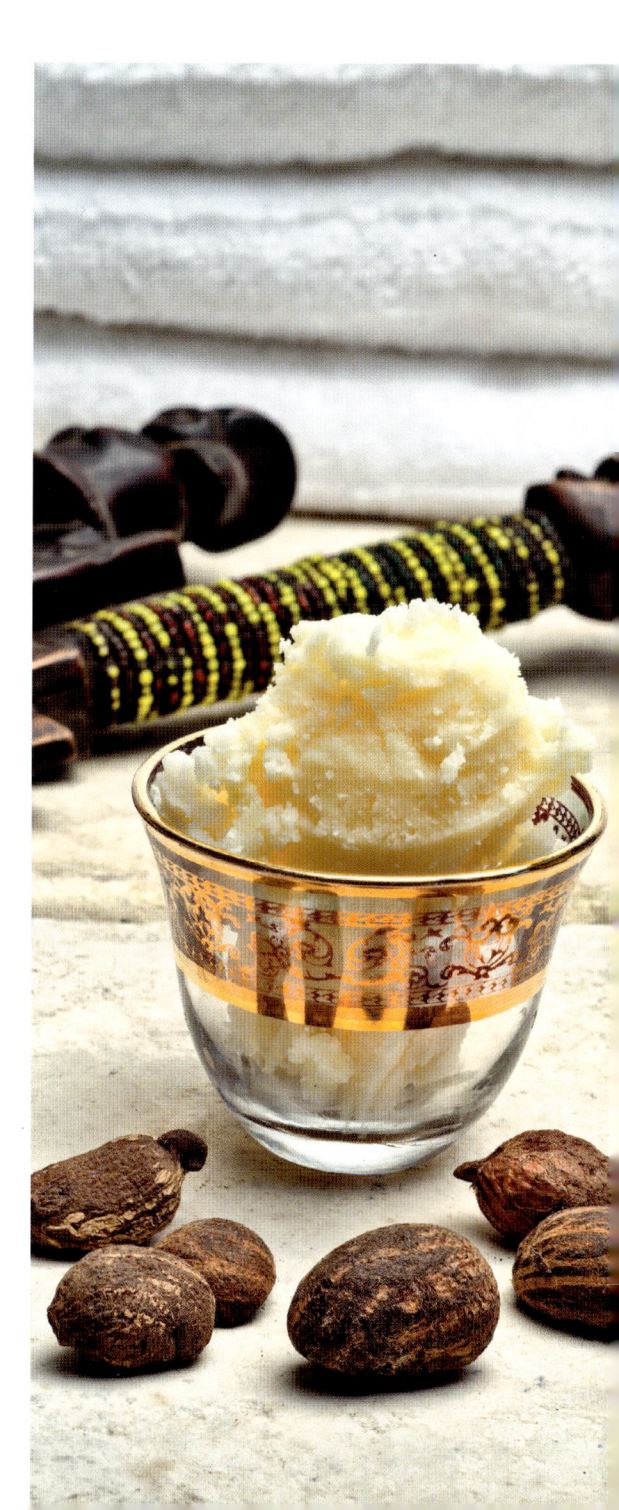

Botanik & Gewinnung

Der Sheabaum oder Karitébaum ist ein knorriges Gewächs und gedeiht in den Savannen Zentralafrikas. Die cremeweißen Blüten duften intensiv nach Honig und bilden anschließend eiförmige Steinfrüchte, die von einer dicken, grünen Schale umgeben sind. Doch bis die Früchte eines Baumes geerntet werden können, dauert es ca. 20 Jahre. Erst mit 40–50 Jahren erreicht der Sheabaum seinen maximalen Ertrag.

Für die Öl- bzw. Fettgewinnung werden die Früchte gesammelt, getrocknet und geschält, denn für die Sheabutter werden die Samen im Inneren der Frucht benötigt.

Diese Samen werden in einem großen Mörser (meist von Hand) zu einer breiigen Masse verarbeitet. Die bräunliche Sheamasse wird anschließend zu einer feinen Paste gemahlen, früher per Hand, heute meist mit einer Mühle.

Unter ständigem Kneten wird die Sheamasse in sehr anstrengender Handarbeit stundenlang bearbeitet, immer wieder wird etwas warmes Wasser zugegeben. So verändert sich die Masse zu einer teigähnlichen, weiß-gelblichen Butter. Danach kommt kaltes Wasser hinzu, sodass sich das Fett absetzt und abgeschöpft werden kann. Nach der Entfernung der restlichen Wasserrückstände durch Erwärmung sowie der Filterung der Masse erhalten wir die helle, zart duftende Sheabutter.

Mittlerweile gibt es auch Sheabutter, die durch mechanische Pressung gewonnen wird, um die Arbeit der Frauen zu erleichtern. Bei der Pressung wird jedoch darauf geachtet, Temperaturen von 50 °C nicht zu überschreiten. Die dadurch gewonnene Butter wird lediglich gefiltert und ansonsten nicht mehr nachbehandelt.

Außerhalb von Afrika kann man auch raffinierte Sheabutter finden, welche durch Lösungsmittelextraktion mit Hexan gewonnen wurde. Diese Art der Gewinnung bringt die maximale Ausbeute, jedoch nicht eine naturbelassene Qualität.

Hinweis: Werden die Sheanüsse geröstet, so erhält man die schwarze Sheabutter, die vor allem für die Zubereitung von Speisen verwendet wird. Bei der Herstellung der gängigen „weißen" Sheabutter werden die Nüsse nicht geröstet.

Inhaltsstoffspektrum

Folgende Inhaltsstoffe sind besonders relevant für die Wirkung und die Eigenschaften der Sheabutter (Analysezertifikat, feeling GmbH, 2013):
- Palmitinsäure (gesättigt): 3,5 %
- Stearinsäure (gesättigt): 42,8 %
- Ölsäure (Omega-9): 45,4 %
- Linolsäure (Omega-6): 6 %
- Arachinsäure (gesättigt): 1,5 %
- Triterpenalkohole

Wirkungen

Hautpflegend, regenerierend, speziell für trockene Haut und Altershaut (unterstützt die Elastizität der Haut), entzündungshemmend, stärkt die Barrierefunktion der Haut.

Anwendungsmöglichkeiten

Innerliche Anwendung

Sheabutter wird in Afrika traditionell als Butterersatz zur Speisenzubereitung bzw. auch als Aufstrich verwendet.

Eine kontrollierte Doppelblindstudie untersuchte den Effekt einer „Sheanutdiät" auf den Cholesterinspiegel und andere Parameter an gesunden Probanden. Sie erhielten sechs Wochen lang einen Brotaufstrich mit Sheabutter. Durch die Sheanutdiät reduzierten sich Cholesterinspiegel, Blutdruck, sowie der Body Mass Index (BMI) signifikant. Die Ergebnisse lassen schlussfolgern, dass eine Sheabutter-Diät der Prävention koronarer Herzgefäßerkrankungen dienen kann.

Äußerliche Anwendung

In klinischen Studien zeigten sich sehr gute Erfolge bei Hauterkrankungen wie schuppender Dermatitis und trockener Altershaut. Sheabutter zeigte sich als sehr wirksam bei der Behandlung von atrophischen und degenerativen Symptomen durch Alter und anhaltende Strahlenbelastung der Haut.

Im hohen Anteil an Unverseifbarem sind Triterpenalkohole (Amyrin, Lupeol, Butyrospermol) enthalten, welche einerseits entzündungshemmend wirken und weiters die Elastizität der Haut fördern. Dies geschieht dadurch, dass die Triterpenalkohole einen hemmenden Effekt auf bestimmte proteinabbauende Enzyme haben und somit dem Abbau von Collagen und Elastin in der Haut entgegenwirken.

Auch in der Kosmetik hat die Sheabutter einen festen Platz zur Herstellung von Balsamen und Cremes, da sie die Haut fein, glatt und geschmeidig macht, das Austrocknen verhindert und Feuchtigkeit bindet. Sie wird in Pflegeprodukten, After-Sun-Produkten sowie in Lippenbalsamen und zur Vorbeugung gegen Schwangerschaftsstreifen verwendet. Sheabutter hat einen natürlichen Lichtschutzfaktor (LSF) von 3–4.

Die äußerliche Anwendung empfiehlt sich besonders bei/zur
- trockener, empfindlicher, reifer Haut
- Gesichtspflege
- Babypflege
- trockener Kopfhaut
- sonnengeschädigter Haut
- Verbrennungen
- Juckreiz
- Damm-Massage
- Vorbeugung gegen Schwangerschaftsstreifen

Rezeptidee „Bodybutter für schöne und geschmeidige Haut im Alter"
60 g Sheabutter
20 ml Jojoba
10 g Kokosöl
8 g Kakaobutter
30 Tropfen hautpflegende ätherische Öle nach Duftvorliebe

Sheabutter, Jojoba, Kokosöl sowie Kakaobutter sanft im Wasserbad schmelzen (nicht über 60 °C). Anschließend auf 40 °C abkühlen lassen, ätherische Öle einrühren und in vorbereitete, desinfizierte Glastiegel abfüllen.

Rezeptidee „Kalt gerührte Shea-Creme"
70 g Sheabutter
20 ml Mandelöl süß
10 ml Arganöl
20 Tropfen hautpflegende ätherische Öle nach Duftvorliebe

Sheabutter und etwas Mandelöl mit dem Handmixer schaumig rühren, anschließend die restlichen fetten Öle einrühren. Zum Schluss die ätherischen Öle sanft mit einem Glasstab untermengen.

Hinweis: Verwenden Sie ausschließlich saubere (mit 70 % Weingeist desinfizierte) Behälter und verbrauchen Sie die Butter rasch. Die Entnahme sollte mit einem sauberen Spatel durchgeführt werden.

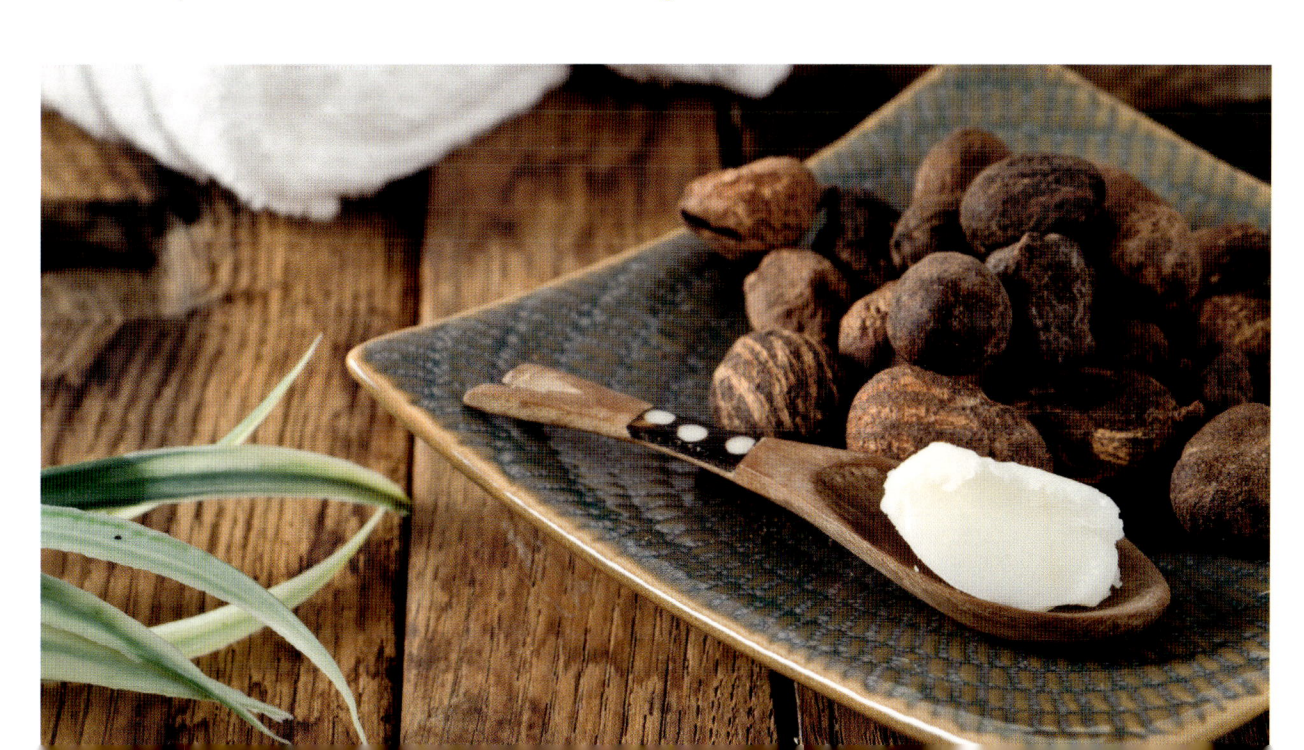

Wildrosenöl

„Jede schöne Rose wird einmal eine Hagebutte."

Botanische Bezeichnung: *Rosa rubiginosa*
Pflanzenfamilie: Rosengewächse (*Rosaceae*)
Ursprungsgebiet/Herkunft: Chile
Synonyme: Hagebutte, Weinrose, Zaunrose, Apfelrose, Hundsrose, Hagebuttenkernöl
Gewinnung: Kaltpressung der Samen/Extraktion
Kategorie: Wirkstofföl
Anwendung: äußerlich und innerlich
Haltbarkeit: ca. 6 Monate
Farbe: gelb bis leicht orangefarben
Geschmack/Duft: neutral, ölig, mild nussig
Spreitverhalten: mittel
CAS-Nummer: 92347-25-6
Jodzahl: 152–170/trocknend
Mögliche Alternativen: Hanfsamenöl, Himbeersamenöl

Das native Wildrosenöl hat einen besonders hohen Anteil an Alpha-Linolensäure, wirkt sehr hautpflegend und entzündungshemmend. Die äußere Anwendung unterstützt die Elastizität der Haut und regt die Zellerneuerung an. Wildrosenöl ist der Spezialist zur Narbenpflege sowie zur Regeneration von schuppiger, trockener Haut.

Geschichtliches

Die Wildrose kommt ursprünglich vermutlich aus Chile. Durch die spanische Besetzung, die den dichten Strauch dort als wirkungsvolle Begrenzung von Haus, Hof und Ländereien nutzte (dadurch auch der Name Zaunrose) kam die Hagebutte nach Europa.

Botanik & Gewinnung

Die Wildrose wächst in den gemäßigten Zonen Europas, Amerikas, Afrikas und Asiens. Die Blätter dieser heimischen Wildrosenart duften zart nach reifen Äpfeln, was ihr auch den Namen Apfelrose eingebracht hat. Der dichte Strauch wird bis zu zwei Meter hoch und trägt rosafarbene Blüten. Im Herbst bilden sich daraus die leuchtend roten Hagebutten, welche kleine, harte Nüsschen enthalten. Diese können für die Gewinnung von Wildrosenöl sowie zur Herstellung von Hagebuttenmarmelade verwendet werden.

Die reifen Hagebutten werden bei trockenem Wetter geerntet. Durch Pressung oder Extraktion der enthaltenen Samen wird das Hagebuttenkernöl/Wildrosenöl gewonnen.

Hinweis: Natives Wildrosenöl riecht nicht nach „Rosen", sondern charakteristisch mild nussig bis ölig.

Inhaltsstoffspektrum

Folgende Inhaltsstoffe sind besonders relevant für die Wirkung und die Eigenschaften des Öls (Analysezertifikat, feeling GmbH, Mai 2011):
- Palmitinsäure (gesättigt): 3,8 %
- Ölsäure (Omega-9): 17,1 %
- Linolsäure (Omega-6): 51,9 %
- Alpha-Linolensäure (Omega-3): 21 %
- Arachinsäure (gesättigt): 1,2 %
- Fettbegleitstoffe: Alpha- und Beta-Tocopherol (47 mg/100 ml Wildrosenöl) sowie Transretinolsäure (1 bis 3 mg/100 ml Wildrosenöl)

Wirkungen

Hautpflegend, hautregenerierend, aktiviert die Zellteilung, entzündungshemmend.

Tipp: Die enthaltene Transretinolsäure unterstützt die Zellregeneration und Hauterneuerung: Durch Kollagenaufbau kann trockene Haut mehr Feuchtigkeit speichern und ist somit besser vor Austrocknung geschützt.

Anwendungsmöglichkeiten

Die innerliche Einnahme empfiehlt sich bei
- Schlafstörungen
- psychischen Befindlichkeitsstörungen
- Stress-Symptome und Burn-out

Hinweis: Über die Einnahme von Wildrosenöl gibt es bislang kaum Erfahrungsberichte. Es spricht jedoch nichts dagegen, das Wildrosenöl, das von seiner Fettsäurezusammensetzung dem Hanfsamenöl und dem Himbeersamenöl sehr ähnlich ist, auch zur kurmäßigen Einnahme zu empfehlen.

Ernährungstipp
- Kurmäßige Einnahme: 1/2 Teelöffel 2-mal pro Woche über einen Zeitraum von 6–8 Wochen

Die äußerliche Anwendung empfiehlt sich besonders bei
- Zahnfleisch- und Mundschleimhautwunden (z. B. durch Prothesen)
- Ekzemen
- Heilungsprozessen der Haut
- Pigmentflecken
- Narben
- trockener und schuppiger Haut (auch Psoriasis)
- Verbrennungen

Wildrosenöl wird auch zur vorchirurgischen Behandlung eingesetzt: 2–3 Wochen vor einer Operation betreffende Hautregion mit Wildrosenöl vorbehandeln zur optimalen Vorbereitung der Haut.

Rezeptidee „Nachtöl zur Hautregeneration und Pflege"
35 ml Macadamianussöl
5 ml Wildrosenöl
5 ml Arganöl
5 ml Nachtkerzensamenöl
4 Tropfen ätherisches Bergamotteöl (*Citrus bergamia*)
3 Tropfen ätherisches Ylang-Ylang-Öl (*Cananga odorata*)
2 Tropfen ätherisches Weihrauchöl (*Boswellia sacra*)
2 Tropfen ätherisches Karottensamenöl (*Daucus carota*)

Hautpflegetipp
Wildrosenöl zieht sehr schnell ein und unterstützt die Haut bei der Regeneration. Es ist daher sehr gut für die abendliche Pflege der Haut geeignet.

Ideal für die Pflege reifer Gesichtshaut sowie des Dekolletés.

Hinweis: Kühl, dunkel und gut verschlossen lagern. Innerhalb von 4 Wochen aufbrauchen.

Rezept „Narbenöl für schöne Narbenbildung"
32 ml Jojoba
5 ml Wildrosenöl
5 ml Hanfsamenöl
5 ml Johanniskrautöl
3 ml Calophyllumöl
4 Tropfen ätherisches Lavendelöl (*Lavandula angustifolia*)
2 Tropfen ätherisches Rosenöl (*Rosa damascena*, 10:90 in Jojoba)
2 Tropfen ätherisches Cistrosenöl (*Cistus ladanifer*, 10:90 in Jojoba)
2 Tropfen ätherisches Weihrauchöl (*Boswellia sacra*)

Hinweis: Kühl, dunkel und gut verschlossen lagern. Innerhalb von 4 Wochen aufbrauchen.

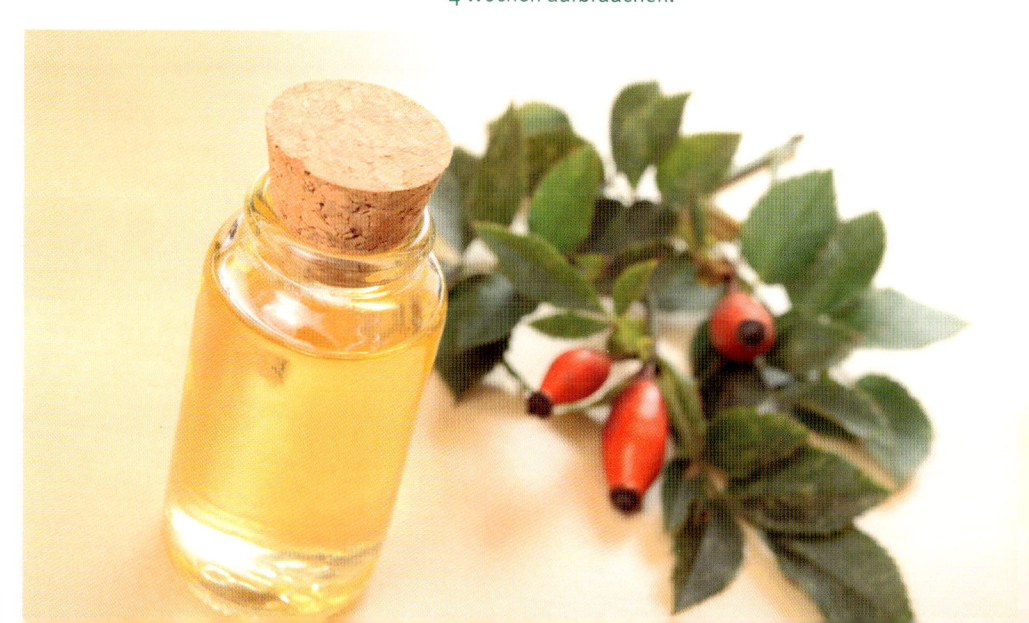

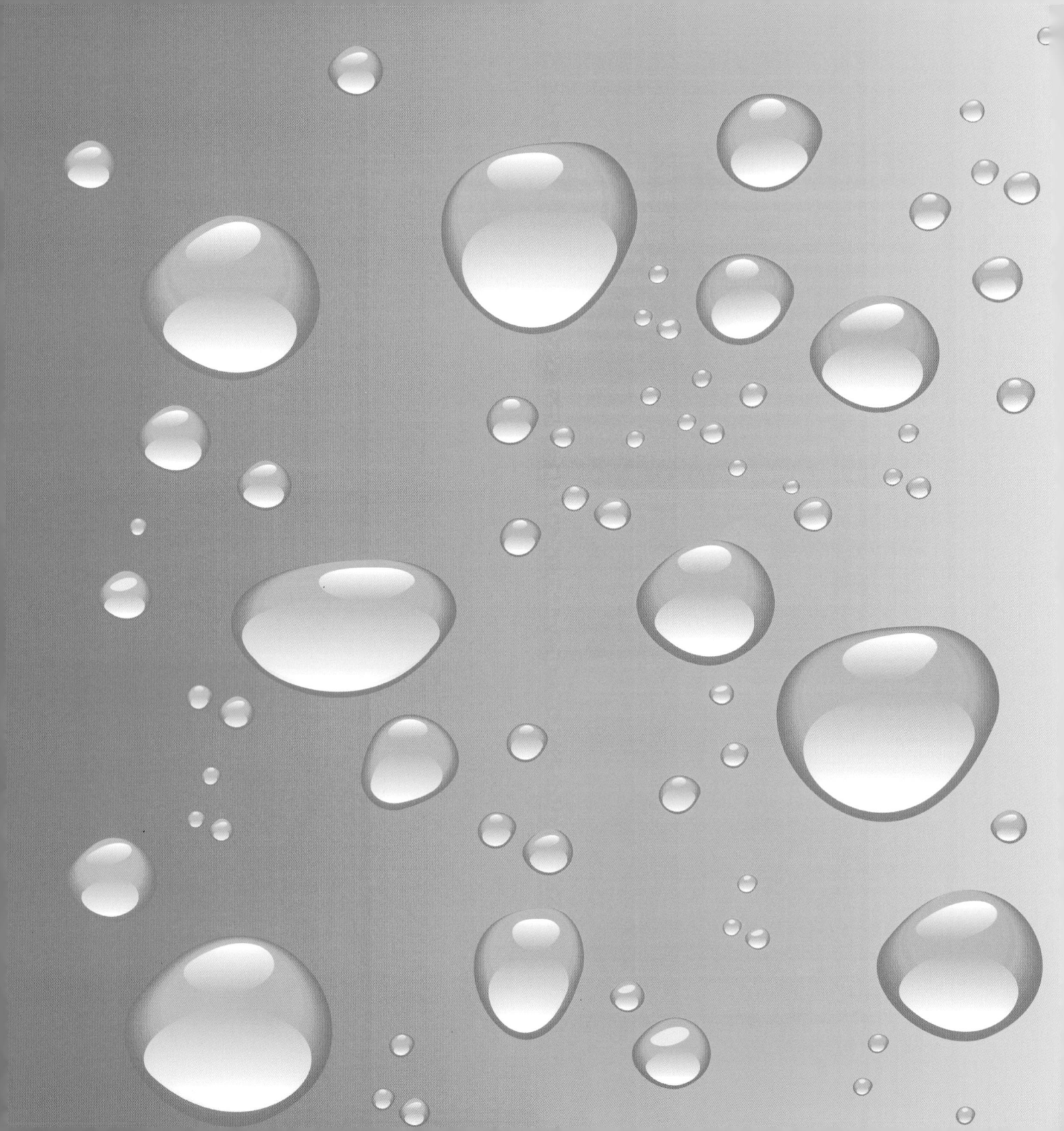

Anwendungstipps

Native Pflanzenöle zum Kochen und Backen

Ernährungsphysiologische Bedeutung von Fetten

Kohlenhydrate, Eiweiß und Fett sind die drei Hauptbestandteile unserer Ernährung, die so genannten **Makronährstoffe**. Für eine gesunde, vollwertige Ernährung ist ein ausgewogenes Verhältnis dieser Grundbausteine notwendig.

Kohlenhydrate sind reine Energielieferanten, die unser Körper für zahlreiche Prozesse benötigt. Kohlenhydrate werden im Körper zu Glukose verarbeitet, um Energie zu liefern. Es wird zwischen lang- und kurzkettigen Kohlenhydraten unterschieden, die sich unterschiedlich auf den Blutzuckerspiegel auswirken. Kurzkettige Kohlenhydrate können gleich in Energie umgewandelt werden und stehen sofort zur Verfügung. Langkettige Kohlenhydrate müssen erst noch aufgespalten werden und gelangen langsamer ins Blut. Langkettige Kohlenhydrate (z. B. aus Vollkornprodukten) sind jedoch empfehlenswerter, da sie länger sättigen und Heißhungerattacken vermieden werden können. Ungefähr **45–50 % der täglichen Energiezufuhr** sollte aus Kohlenhydraten bestehen, wie Getreideprodukten, Kartoffeln, Reis und Obst. Auch Backwaren und Süßigkeiten enthalten eine Menge Kohlenhydrate, sind jedoch ernährungsphysiologisch nicht so wertvoll.

Eiweiße, auch Proteine genannt, werden aus Ketten von Aminosäuren gebildet. Der Körper braucht Eiweiße zum Erhalt unserer Zellen, Organe, Muskulatur usw. **Ca. 25 % der täglichen Energiezufuhr** sollte aus Eiweißen stammen. Sie sind in Fisch, Fleisch, Ei, Milchprodukten, Hülsenfrüchten u. a. enthalten.

Fette und **Öle** sind Energielieferanten, Träger von fettlöslichen Vitaminen und versorgen den Körper mit essentiellen Fettsäuren. Fette sind Bestandteil der Zellmembran und an der Produktion von Hormonen und anderen körpereigenen Stoffen beteiligt (siehe Seite 106). Fette sollten überwiegend aus pflanzlichen Quellen bezogen werden, da diese einen höheren Anteil an mehrfach ungesättigten Fettsäuren aufweisen. **Ca. 30 % der täglichen Energiezufuhr** sollte aus Fett bestehen. Fette sind in Öl, Ölsamen, Butter, anderen fetthaltigen Milchprodukten, Fleisch, Fisch u. a. enthalten. Wichtig ist, auch die versteckten Fette in Lebensmitteln zu beachten (z. B. in Backwaren, Frittiertem, Fertigprodukten, Wurstwaren usw.).

Tierische Fette bestehen überwiegend aus gesättigten Fettsäuren. Pflanzenöle (aber auch Öle aus Meerestieren) mit einem hohen Anteil an ungesättigten Fettsäuren sind besonders wertvolle Fettlieferanten, da sie neben Energie auch essentielle Fettsäuren, fettlösliche Vitamine sowie weitere gesundheitsfördernde Begleitstoffe enthalten.

Die österreichische Gesellschaft für Ernährung (siehe http://www.oege.at/ Stand: 18. 02. 2014) empfiehlt für eine gesunde, ausgewogene Ernährung:

- Täglich mindestens 1,5 Liter Wasser, ungesüßte Tees und alkoholfreie bzw. energiearme Getränke trinken.
- Täglich 3 Portionen Gemüse oder Hülsenfrüchte und 2 Portionen Obst einplanen.
- Täglich 4 Portionen Getreide, Brot, Nudeln, Reis oder Erdäpfel (5 Portionen für sportlich Aktive und Kinder) vorzugsweise Vollkornprodukte essen.
- Täglich 3 Portionen fettarme Milch und Milchprodukte aufnehmen.
- Pro Woche 1–2 Portionen Fisch; pro Woche maximal 3 Portionen fettarmes Fleisch oder fettarme Wurst; pro Woche maximal 3 Eier essen.
- Täglich 1–2 Esslöffel pflanzliche Öle, Nüsse oder Samen zu sich nehmen; Streich-, Back- und Bratfette sowie fettreiche Milchprodukte nur sparsam genießen.
- Fett-, zucker- und salzreiche Lebensmittel sowie energiereiche Getränke reduzieren.

Hinweis: Neue wissenschaftliche Erkenntnisse einzelner Nahrungsmittelklassen bewogen Walter C. Willett und Meir J. Stampfer von der Harvard School of Public Health sogar dazu, eine neue Ernährungspyramide vorzuschlagen: Pflanzenöle (aus Oliven, Raps, Soja, Erdnüssen u. a.) sind jetzt an der Basis bei den ballaststoffreichen Getreideprodukten zu finden, während geschälter Reis, Weißbrot,

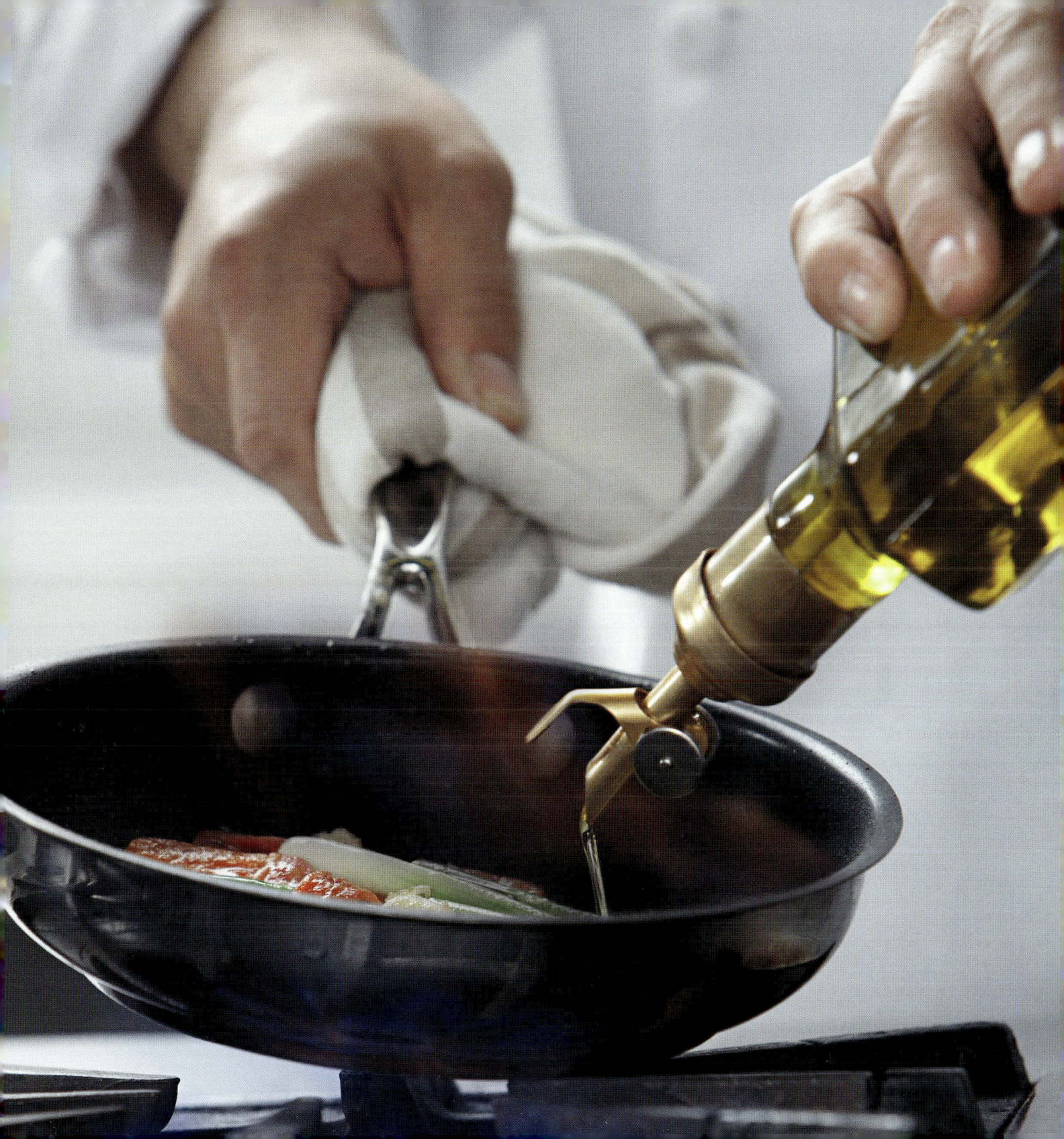

Kartoffeln und Nudeln sowie Butter und rotes Fleisch an der Spitze stehen, also bei den Nahrungsmitteln, die nur in geringen Mengen verzehrt werden sollten.

Fette spielen also eine wichtige Rolle in unserer Ernährung. Besonders bedeutsam ist jedoch, dass wir „gute Fette" verwenden, die unserer Gesundheit förderlich sind. Native Pflanzenöle sind besonderes reich an ungesättigten Fettsäuren und tierischen Fetten vorzuziehen. Doch es stellt sich die Frage, wie native Pflanzenöle in die Ernährung eingebaut werden können und vor allem welches Öl für welchen Zweck geeignet ist.

Bis auf Jojoba (ein Wachs, das vom Körper nicht verstoffwechselt werden kann) und Calophyllumöl (geschmacklich nicht tragbar) kann jedes in diesem Buch besprochene native Pflanzenöl zur Verfeinerung von Speisen verwendet werden. Jedoch dürfen die meisten Öle auf Grund der mehrfach ungesättigten Fettsäuren nicht zu hohen Temperaturen ausgesetzt werden. Bei zu hohen Temperaturen entstehen schädliche Verbindungen im Öl, so genannte Transfette (siehe Seite 34). Welches Öl Sie für welchen Zweck verwenden können, erfahren Sie auf den nachfolgenden Seiten.

Aufgaben der Speiseöle

Warum werden Fette und Öle als Nahrungsmittel bzw. zur Speisenzubereitung verwendet?
- Fette gehören zu unseren wichtigsten Energielieferanten.
- Das Gefühl von Speisen im Mund wird verbessert.
- Fette und Öle dienen als Geschmacksträger und Geschmacksverstärker.
- Native Pflanzenöle enthalten essentielle Fettsäuren und fettlösliche Vitamine.
- Fette und Öle dienen dem Wärmetransfer sowie als Trennmittel, d. h., wir können Speisen anbraten, garen, erhitzen, ohne dass sie anbrennen.

Temperaturen in der Küche

Öle und Fette haben eine hohe Wärmekapazität. Sie können Wärme bei Temperaturen weit über dem Siedepunkt des Wassers auf Lebensmittel übertragen. Bei der Auswahl des richtigen Brat- und Kochöls sollten sowohl das Garverfahren (Braten, Sautieren, Frittieren, Backen) als auch die ernährungsphysiologischen sowie kulinarischen Aspekte beachtet werden. Während des Bratens und insbesondere des Frittierens nehmen Lebensmittel einen erheblichen Teil des Fettes in sich auf. Außerdem kommt es zu einem Austausch des Fettanteils, d. h., die Fettsäurezusammensetzung des Öls bestimmt maßgeblich die Fettsäurezusammensetzung der frittierten Lebensmittel. So führt ein Frittieren in Rindertalg zu einem hohen Anteil an gesättigten Fettsäuren, ein Frittieren in Olivenöl zu einem Anstieg von einfach ungesättigten Fettsäuren.

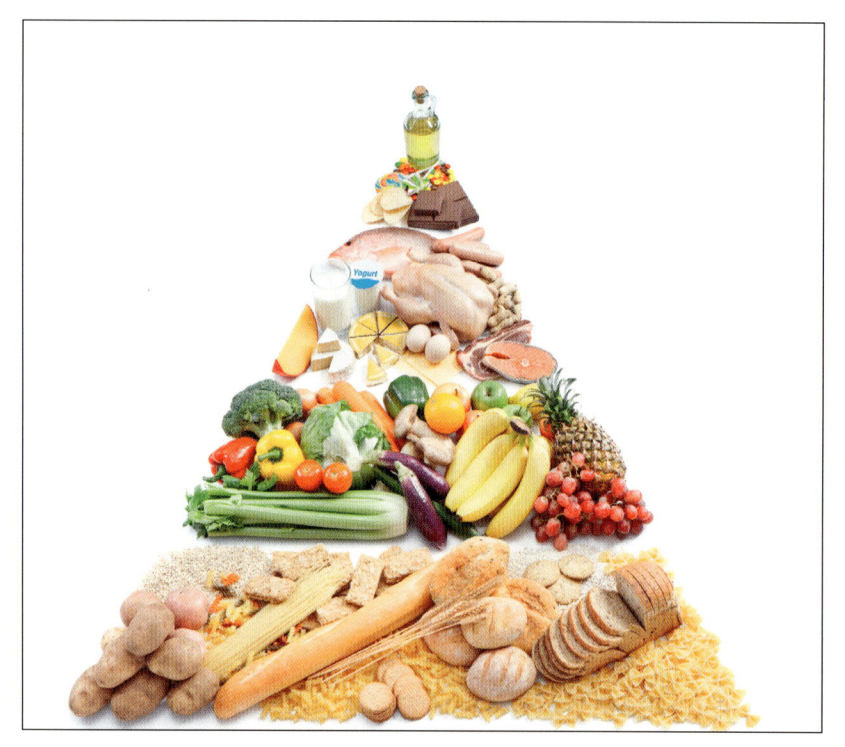

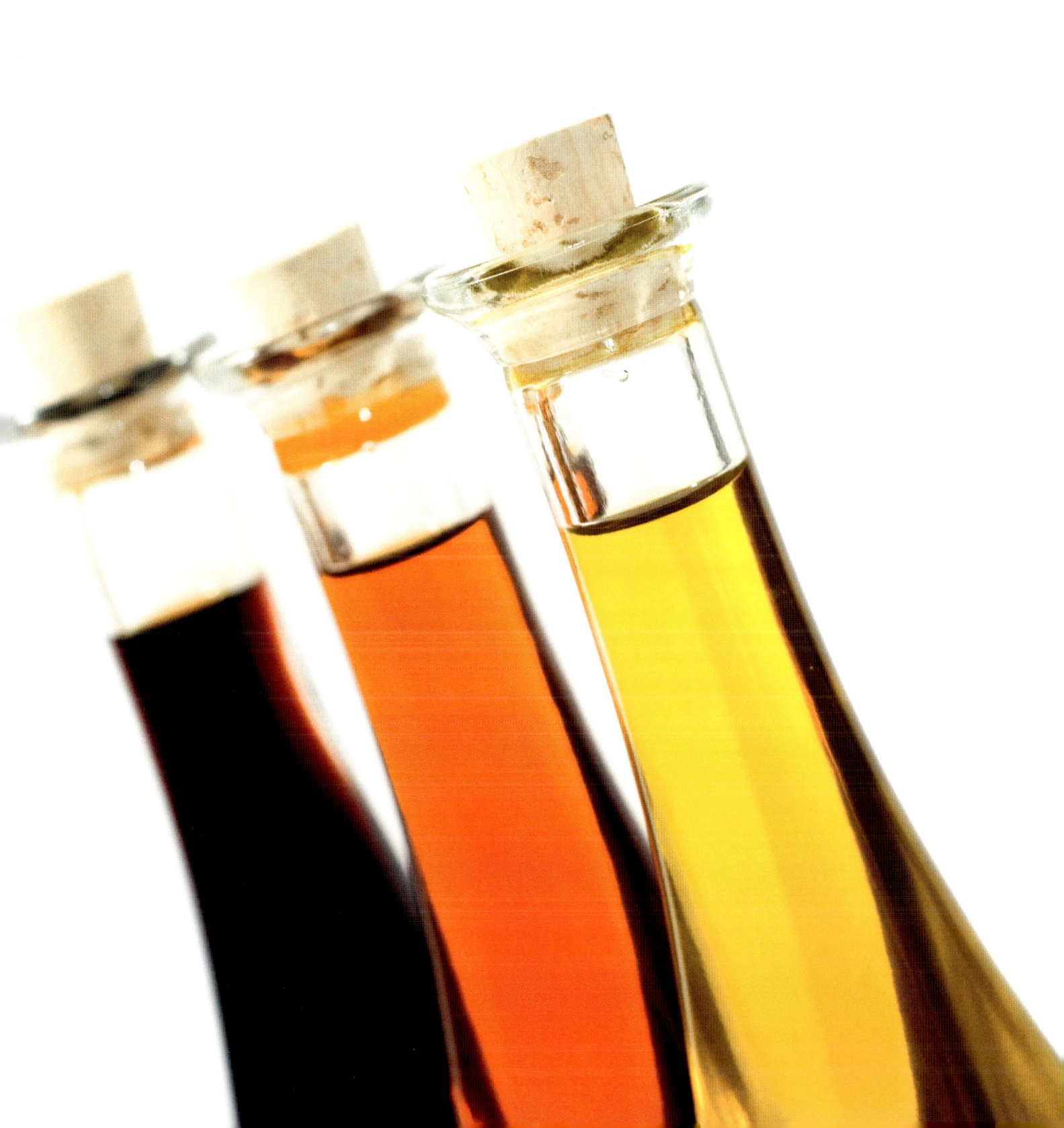

Frittieren

Frittieren ist ein Garprozess, bei dem wasserhaltige Lebensmittel mit Temperaturen von 140–180 °C vollständig in Speiseöl getaucht werden. Innerhalb weniger Sekunden bildet sich eine dünne Kruste, in weiterer Folge wird durch das heiße Fett das gebundene Wasser vom Inneren der Lebensmittel an die Randschicht geführt und verdunstet dort. Typisch für frittierte Lebensmittel sind die goldgelbe Farbe, die Knusprigkeit und der typische Frittier-Geschmack. Die Temperatur sollte vorzugsweise im Bereich zwischen 150–175 °C liegen und 180 °C nicht überschreiten.

Braten

Beim Braten wird die Wärme vom Fett auf das Lebensmittel übertragen. Die Poren werden geschlossen, das Austreten von Saft wird verhindert und es bildet sich eine Kruste. Das Anbraten dient auch der Steigerung des Genusswertes durch die Bildung von Aromastoffen. Beim Braten in der Pfanne oder im heißen Wok werden bis zu 200 °C, beim scharfen Anbraten sogar noch höhere Temperaturen erreicht. Beim kurzen Anbraten kommt es zu Temperaturen zwischen 160–200 °C. Um das Öl möglichst zu schonen, sollte zuerst die Pfanne erhitzt werden, anschließend gibt man das Öl und sogleich das Bratgut für kurze Zeit in die Pfanne. Für kurzes Braten können unter Umständen auch etwas hitzeempfindlichere Öle verwendet werden.

Backen

Backen ist die Zubereitung von Speisen im Backrohr bei Temperaturen von 120–220 °C. Das Innere der Backwaren muss auf 100 °C erwärmt werden, um gar zu sein. Durch die Hitze von außen bildet sich eine bräunliche Kruste. Beim Backen werden Fett und Öl als Gleit- und Trennmittel eingesetzt, ebenso zur Geschmacksverstärkung. Öl macht einen Teig geschmeidig und saftig, und er bleibt länger frisch. Zudem steigt mit dem Öl der Nährwert und es schmeckt besser.

> **INFO:** Bei verschiedenen Zubereitungsarten entstehen unterschiedliche Temperaturen.
>
> **Frittieren:** 150–180 °C (max.)
> **Braten:** 200 °C und mehr
> **Backen:** 120–220 °C

Entscheidend dafür, welches Öl für welchen Zweck geeignet ist, ist der Rauchpunkt eines Öls. Als Rauchpunkt bezeichnet man die niedrigste Temperatur, bei der eine erhitzte Probe deutlich sichtbare Rauchentwicklung zeigt. So heiß sollte ein Öl nie erhitzt werden, da sich bei starkem Erhitzen schädliche Stoffe im Öl bilden können.

Wie hitzestabil ein Öl ist, hängt von verschiedenen Faktoren ab, insbesondere aber vom Anteil an ungesättigten Fettsäuren.

Hinweis: Je mehr gesättigte und einfach ungesättigte Fettsäuren ein Öl aufweist, desto hitzestabiler ist es. Wenn ein Öl mehr zwei- und dreifach ungesättigte Fettsäuren enthält, ist es sensibler und sollte nur für kalte Speisen verwendet werden.

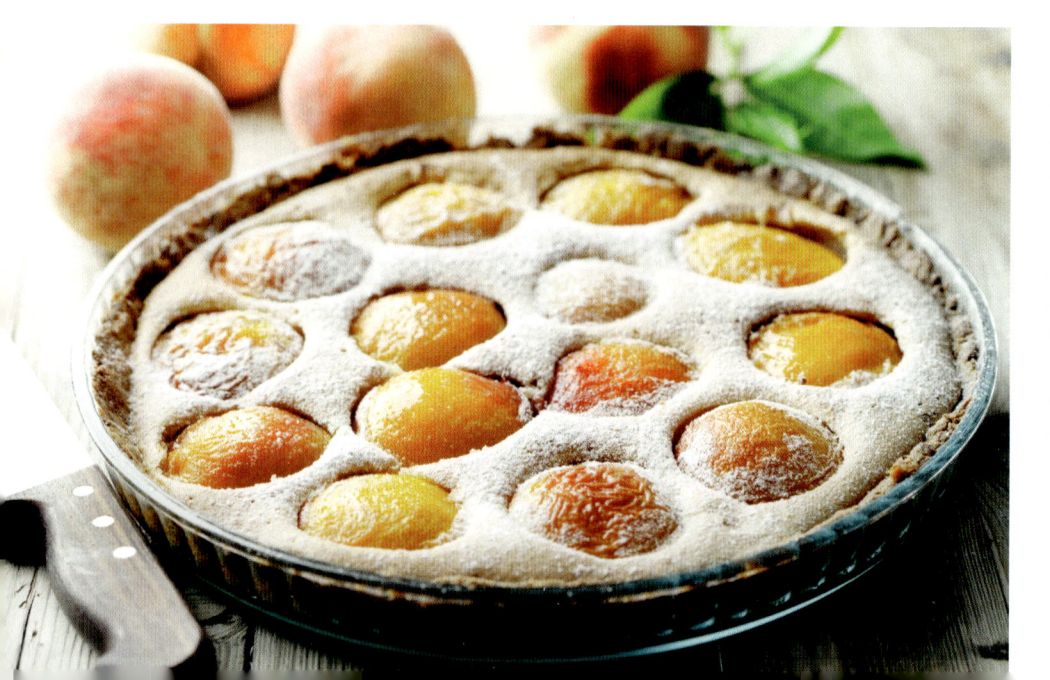

Fettsäurespektrum und Einsatz ausgewählter Pflanzenöle

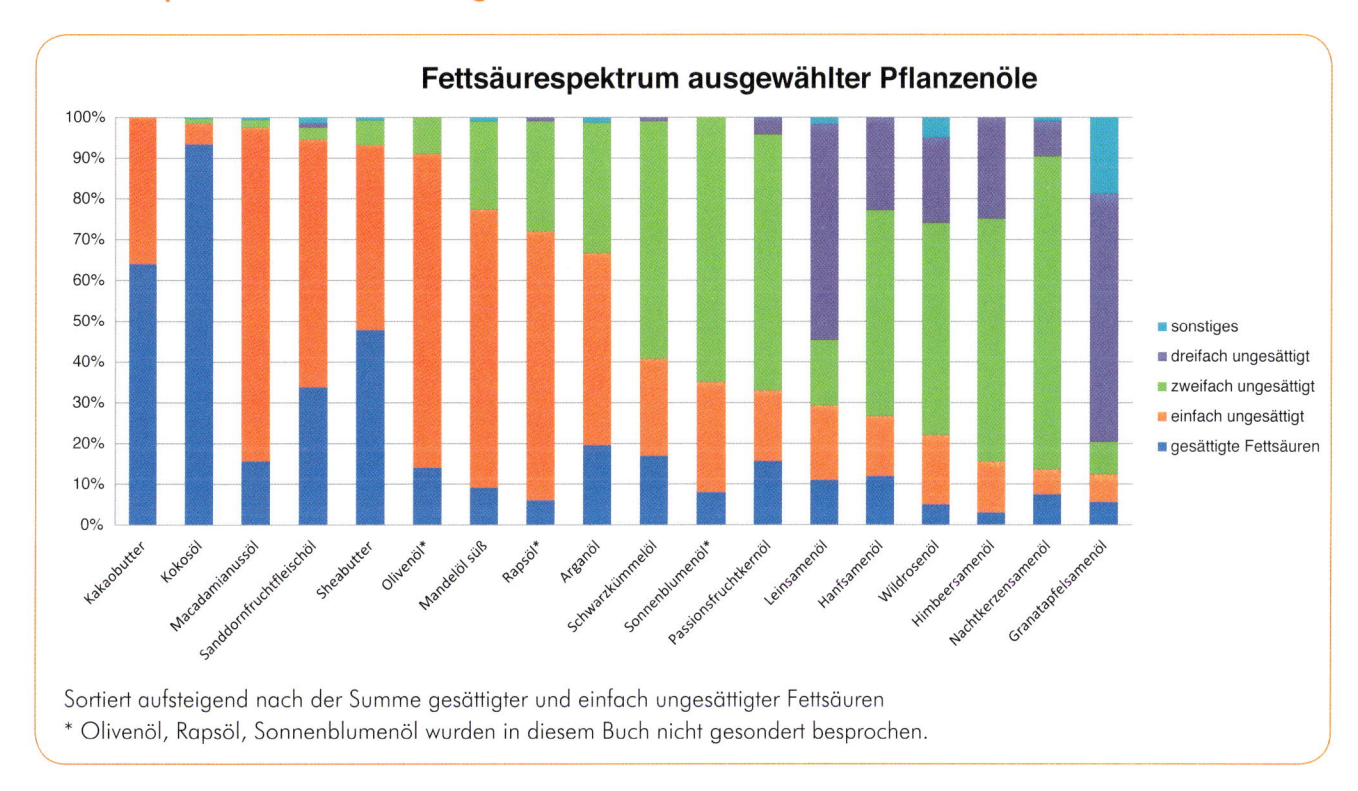

Fettsäurespektrum ausgewählter Pflanzenöle

Legende:
- sonstiges
- dreifach ungesättigt
- zweifach ungesättigt
- einfach ungesättigt
- gesättigte Fettsäuren

Öle (von links nach rechts): Kakaobutter, Kokosöl, Macadamianussöl, Sanddornfruchtfleischöl, Sheabutter, Olivenöl*, Mandelöl süß, Rapsöl*, Arganöl, Schwarzkümmelöl, Sonnenblumenöl*, Passionsfruchtkernöl, Leinsamenöl, Hanfsamenöl, Wildrosenöl, Himbeersamenöl, Nachtkerzensamenöl, Granatapfelsamenöl

Sortiert aufsteigend nach der Summe gesättigter und einfach ungesättigter Fettsäuren
* Olivenöl, Rapsöl, Sonnenblumenöl wurden in diesem Buch nicht gesondert besprochen.

Den höchsten Anteil an gesättigten Fettsäuren haben **Kokosöl**, **Kakaobutter** und **Sheabutter**. Sie eignen sich daher sehr gut für die heiße Küche und können auch zum Braten, Backen und Frittieren verwendet werden. Weitere hitzebeständige Öle sind **Palmkernfett** sowie **Erdnussöl**.

Macadamianussöl, **Mandelöl** und auch **Arganöl** sind reich an einfach ungesättigten Fettsäuren. Sie eignen sich zum kurzen Anbraten von Speisen. Ebenso empfehlenswert für kurzes Braten sind Olivenöl und Rapsöl.

Reich an zweifach und dreifach ungesättigten Fettsäuren sind **Nachtkerzensamenöl**, **Passionsfruchtkernöl**, **Himbeersamenöl**, **Hanfsamenöl**, **Schwarzkümmelöl**, **Wildrosenöl**, **Granatapfelsamenöl** und **Leinsamenöl**. Sie werden ausschließlich in der kalten Küche verwendet bzw. können vor dem Servieren über die noch warme Speise geträufelt werden.

Raffinierte Öle haben meist einen Rauchpunkt von über 200 °C und können somit zum Braten und Backen verwendet werden. Beispielsweise liegt der Rauchpunkt eines nativen Sonnenblumenöls bei 107 °C, raffiniertes Sonnenblumenöl kann auf 210–225 °C erhitzt werden. Raffinierte Öle bieten den Vorteil der Hitzestabilität, Geruchs- und Geschmacksneutralität (falls dies als Vorteil zu werten ist) und sie bilden beim Erhitzen auch keine schädlichen Transfette. Allerdings haben sie auch

Welche Öle kann ich wofür in der Küche einsetzen?

Native Pflanzenöle/-fette	Rauchpunkt	In der Küche geeignet?
Arganöl	180 °C	Geeignet zum kurzen Braten
Calophyllumöl	–	Nicht für die Küche geeignet
Granatapfelsamenöl		Nur für die kalte Speisenzubereitung (reich an MUFs)
Hanfsamenöl	120 °C	Nur für die kalte Speisenzubereitung (reich an MUFs)
Himbeersamenöl		Nur für die kalte Speisenzubereitung (reich an MUFs)
Johanniskrautöl		Kann theoretisch zum kurzen Braten verwendet werden, jedoch nicht gebräuchlich
Jojoba	–	Nicht für die Küche geeignet
Kakaobutter	230 °C	Geeignet zum Braten und Backen
Kokosöl	185–205 °C	Ideal geeignet zum Braten und Backen
Leinsamenöl	110 °C	Nur für die kalte Speisenzubereitung (reich an MUFs)
Macadamianussöl	200–210 °C	Geeignet zum Braten und Backen
Mandelöl	210 °C	Geeignet zum Braten und Backen
Nachtkerzensamenöl		Nur für die kalte Speisenzubereitung (reich an MUFs)
Olivenöl*	130–180 °C	Bedingt geeignet zum Braten, Backen und Frittieren
Passionsfruchtkernöl		Nur für die kalte Speisenzubereitung (reich an MUFs)
Rapsöl*	130–190 °C	Bedingt geeignet zum Braten, Backen, Frittieren
Sanddornfruchtfleischöl		Nur für die kalte Speisenzubereitung (reich an MUFs)
Schwarzkümmelöl		Nur für die kalte Speisenzubereitung (reich an MUFs)
Sheabutter	Knapp über 180 °C	Bedingt geeignet zum kurzen Braten
Sonnenblumenöl*	107 °C	Nicht geeignet zum Braten, Backen und Frittieren
Wildrosenöl		Nur für die kalte Speisenzubereitung (reich an MUFs)

Olivenöl, Rapsöl, Sonnenblumenöl werden in diesem Buch nicht gesondert besprochen.

MUFs = Mehrfach ungesättigte Fettsäuren

Die Rauchpunkte beziehen sich auf native Pflanzenöle.

keinen positiven Wert für die Gesundheit des Menschen.

Hinweis: Da sich mehrfach ungesättigte Fettsäuren in Ölen zu schädlichen Transfetten umwandeln können, bietet der Biomarkt eine gesündere Alternative mit so genannten **„high oleic"-Bratöle**. Dabei wurden bestimmte Ölpflanzen so gezüchtet, dass sie einen besonders hohen Anteil an einfach ungesättigter Ölsäure aufweisen und somit auch der Rauchpunkt ansteigt. Sonnenblumenöl enthält durchschnittlich 20 % Ölsäure, erreicht aber durch Züchtung bis zu 90 %. Weiters werden die „high oleic"-Bratöle mit Wasserdampf behandelt, wodurch fettspaltende Enzyme im Öl ausgeschaltet werden. Diese scheinbar ohne Einsatz von Gentechnologie gezüchteten Sorten dürfen bis zu 210 °C erhitzt werden, ohne dabei Transfette zu bilden.

Aber nicht nur der Rauchpunkt ist ausschlaggebend für die Hitzestabilität nativer Pflanzenöle, auch die enthaltenen Inhaltsstoffe spielen dabei eine Rolle.

Anwendung in der heißen Küche

Der Klassiker zum Braten ist natives Kokosöl. Es eignet sich sowohl zum Braten von pikanten Speisen als auch für Süßspeisen und zum Backen. Kokosöl kann sehr sparsam zum Braten eingesetzt werden. Beim Backen wird Kokosöl gerne als Butterersatz verwendet, dabei reichen zwei Drittel der im Rezept angegebenen Menge. Kokosöl verleiht Speisen einen exotischen Touch und ist dabei sehr gesund.

Kokosöl dient auch der kalorienbewussten Ernährung, da die aufgenommene Energie sofort verfügbar ist. Sportler nutzen Kokosöl als sofortigen Energielieferanten.

Rezeptidee „Knackiges Asia-Gemüse"
1 EL Kokosöl
1 Zwiebel
1 rote Paprikaschote
1 gelbe Paprikaschote
3 Tomaten
1 kleine Zucchini
200 g gekochte Fisolen (grüne Bohnen)
100 g Sojasprossen
Knoblauch, Chili, Ingwer
2–3 TL Sojasauce

Zwiebel in grobe Stücke schneiden, Paprikaschoten in Rauten schneiden, Tomaten würfeln, Zucchini in Stifte schneiden und zusammen mit den Fisolen und den Sojasprossen in Kokosöl braten. Mit Knoblauch, Chili und Ingwer würzen, mit Sojasauce ablöschen und mit Reis servieren.

TIPP: Kokosöl eignet sich sehr gut zum Braten von Gemüse, Huhn, Fisch oder asiatischen Gerichten. Aber Sie können auch Ihr Spiegelei damit braten.

Rezeptidee „Pfirsich-Topfen-Auflauf"
4 Eier
8 Tropfen ätherisches Orangenöl bio
(Citrus sinensis)
500 g Topfen (Quark)
80 g Birkenzucker (siehe Info)
50 g Grieß
40 ml Macadamianussöl
1 EL Rum
500 g reife Pfirsiche

Die Eier mit Zucker und ätherischem Orangenöl schaumig schlagen. Alle restlichen Zutaten kurz glatt rühren und danach vorsichtig unter die Eiermasse heben. Die Hälfte des Teiges in eine gefettete Auflaufform füllen und mit Pfirsichspalten belegen, dann die andere Hälfte der Masse darauf verteilen. Bei Heißluft 180 °C ca. 60 Minuten backen.

INFO: Birkenzucker ist eine gesunde Alternative zu konventionellem Zucker. Birkenzucker (Xylith oder Xylitol) ist ein natürlicher Zuckeraustauschstoff, der aus Birkenrinden gewonnen wird. Er schmeckt so süß wie herkömmlicher Zucker, ist aber gesünder und zahnpflegend. Für die kalorienbewusste Ernährung ist er bestens geeignet, weil er den Blutzuckerspiegel positiv beeinflusst. Sehr empfehlenswert ist Original Birkenzucker aus Finnland. Sie können konventionellen Zucker 1:1 (oder sogar etwas weniger) mit Birkenzucker ersetzen.

Rezeptidee „Kokostraum"

3 Eier
200 g Birkenzucker
10 Tropfen Vanille-Extrakt
(Vanilla planifolia)
100 g Kokosöl (flüssig)
250 g Sauerrahm (saure Sahne)
170 g Mehl
1 Pkg. Backpulver
120 g Kakaopulver
150 g feines Beerengelee (z. B. Johannisbeeren/Brombeeren)
5 EL Kokosflocken

Eier mit Birkenzucker schaumig rühren. Vanille-Extrakt hinzutropfen, flüssiges Kokosöl sowie Sauerrahm hinzufügen und unterrühren. Mehl, Backpulver und Kakaopulver in eine Schüssel sieben, verrühren und anschließend unter die Eier-Masse heben.

Auf einem Backblech mit Backpapier glatt streichen und bei 180 °C ca. 20 Minuten backen (Stichprobe). Den warmen Kuchen mit dem Fruchtgelee bestreichen und mit Kokosflocken bestreuen.

TIPP: Ersetzen Sie Butter durch gesundes Kokosöl. Nehmen Sie von der angegebenen Menge Butter 2/3 Kokosöl: 200 g Butter entspricht also ca. 130 g Kokosöl.

Rezeptidee „Schokoglasur mit Kokosöl"

Schokoglasuren für Kuchen, Torten und Kekse lassen sich wunderbar einfach mit Kokosöl zubereiten. Für einen Blechkuchen verwenden Sie 200 g Vollmilchschokolade, 100 g Zartbitterschokolade sowie 1 EL Kokosöl. Alles im Wasserbad schmelzen lassen, unter ständigem Rühren etwas abkühlen und auf dem Kuchen verteilen. Die Glasur verrinnt nicht, lässt sich gut schneiden, hat einen appetitlichen Glanz und duftet dabei ganz zart nach Kokos.

Weitere Rezeptideen finden Sie bei den Pflanzenporträts bzw. im Anhang auf Seite 138.

Anwendung in der kalten Küche

Öle mit einem hohen Anteil an mehrfach ungesättigten Fettsäuren sollten nicht erhitzt werden. Deren Anwendung bietet sich bei der Zubereitung von kalten Speisen an. In der gesunden Küche werden insbesondere Leinsamenöl, Hanfsamenöl, Nachtkerzensamenöl, Schwarzkümmelöl, Sanddornfruchtfleischöl und Granatapfelsamenöl verwendet.

TIPP: Sie können diese nativen Pflanzenöle auch über die noch warme Speise träufeln, so wird das Öl nicht mitgekocht, verändert seine biochemische Struktur nicht und verliert dadurch auch nichts von seinen heilsamen Kräften.

Rezeptidee „Green Smoothie"

1/2 Salatgurke
3 Stängel Stangensellerie
1 Handvoll Spinat
1 Banane
1/2 Ananas
200 ml Wasser
2 EL Leinsamenöl oder Hanfsamenöl

Gemüse und Obst gegebenenfalls schälen, waschen und schneiden. Alles zusammen pürieren, in ein Glas füllen und mit einem Stückchen Ananas garnieren.

TIPP: Native Pflanzenöle verbessern die Aufnahme von Vitaminen aus frischem Obst und Gemüse.

Rezeptidee „Fruchtiger Smoothie"

2 Äpfel
200 g Weintrauben (kernlos)
300 g Erdbeeren
1 EL Zitronensaft
2 TL Granatapfelsamenöl oder 1 TL Sanddornfruchtfleischöl
100 ml Mineralwasser

Äpfel waschen und entkernen, Weintrauben und Erdbeeren waschen, Zitrone pressen. Alle Zutaten zusammen pürieren und mit einem Minzeblatt garniert servieren.

Hinweis: Dieser fruchtige Vitamindrink kommt auch bei Kindern super an und hilft, ihnen gesunde Ernährung schmackhaft zu machen – insbesondere wenn sie

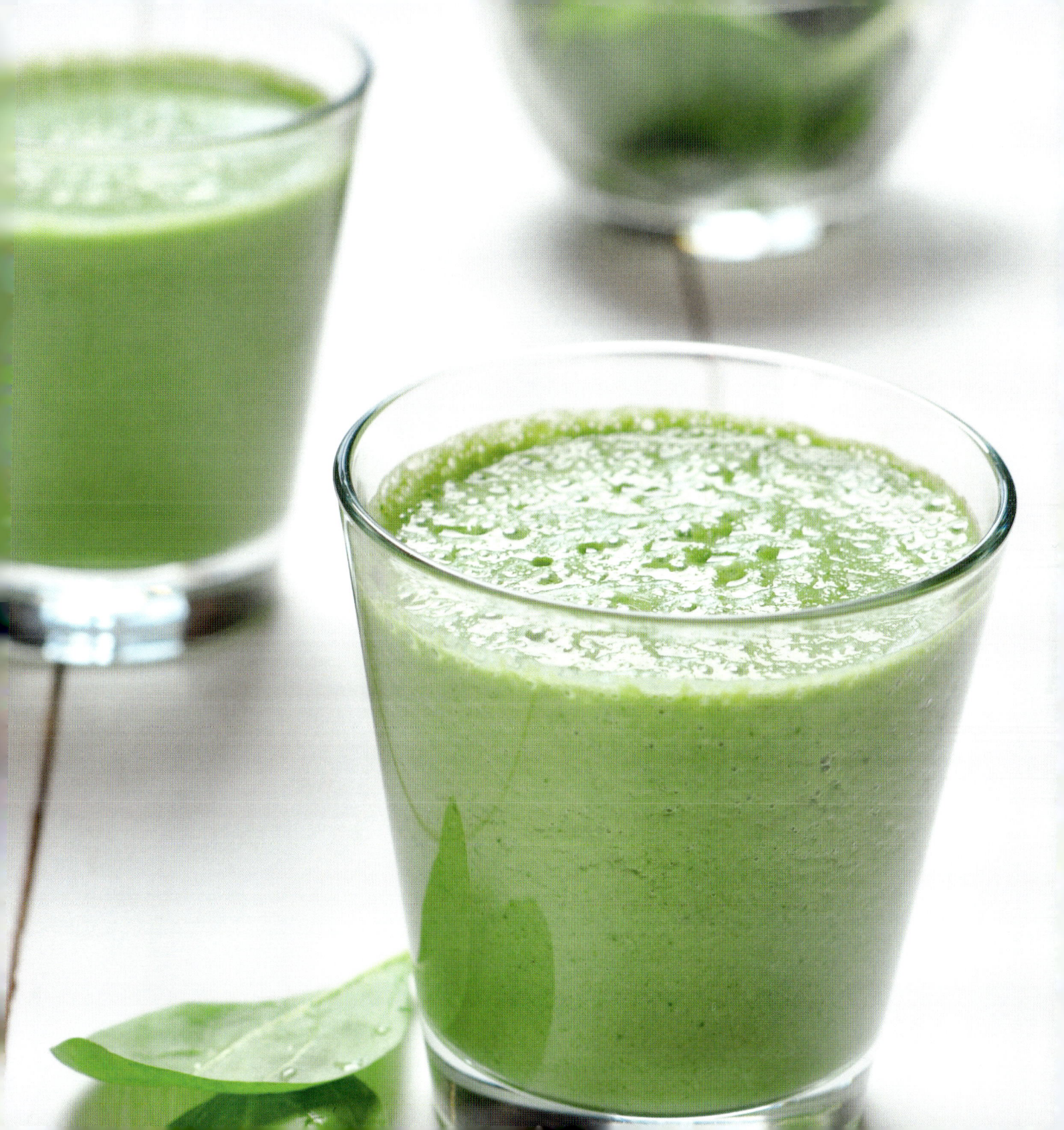

bei der Zubereitung helfen dürfen. Im Sommer bieten Smoothies mit Eiswürfeln eine wunderbare Erfrischung.

Rezeptidee „Knoblauchdip zu Gegrilltem"

250 g Sauerrahm (saure Sahne)
3 Knoblauchzehen, klein geschnitten
frische Kräuter wie Petersilie, Schnittlauch, Dille
1 TL Schwarzkümmelöl
nach Belieben etwas Chili
Meersalz, Pfeffer

Alle Zutaten miteinander verrühren, mit Meersalz und Pfeffer abschmecken.

Tipp: Das würzige Schwarzkümmelöl gibt jedem Dip eine besondere Note, die hervorragend zu gegrilltem Fleisch, Fisch und auch Gemüse passt.

Rezeptidee „Fruchtige Sauce zum Raclette"

250 g Sauerrahm (saure Sahne)
250 g Ricotta (Frischkäse)
150 g Ananas, in kleine Stücke geschnitten
1 kleine Handvoll Mandelstifte
2 TL Curry
1 Prise Cayennepfeffer
1 TL Leinsamenöl
1/2 TL Sanddornfruchtfleischöl
Meersalz, Pfeffer

Alle Zutaten miteinander verrühren und mit Meersalz und Pfeffer abschmecken.

Hinweis: Das Leinsamenöl können Sie durch Himbeersamenöl ersetzen oder sogar beide Öle (jeweils 1/2 Teelöffel) verwenden. Die Sauce kann auch als Dip für Potato Wedges verwendet werden.

Rezeptidee „Gesunder Dip für Rohkost-Sticks"

250 g Sauerrahm (saure Sahne)
frische Kräuter der Saison
2 TL Hanfsamenöl oder Leinsamenöl
etwas Zitronensaft
Meersalz, Pfeffer

Alle Zutaten miteinander verrühren und mit Salz und Pfeffer abschmecken.

Hinweis: Eignet sich ideal zum Knabbern am Abend oder als Zwischenmahlzeit am Nachmittag.

Rezeptidee „Naturjoghurt mit Sanddornfruchtfleischöl"

200 ml Naturjoghurt
frische Früchte der Saison
1–2 TL Sanddornfruchtfleischöl
nach Belieben etwas Honig
Nüsse zum Garnieren

Naturjoghurt mit klein geschnittenem Obst vermischen, Sanddornfruchtfleischöl unterrühren und nach Belieben mit etwas Honig süßen. Vor dem Servieren mit ein paar knackigen Nüssen garnieren.

Tipp: Mit Sanddornfruchtfleischöl lassen sich viele Speisen verfeinern. Insbesondere Kinder lieben den fruchtigen Geschmack und die intensive orange Färbung.

Rezeptidee „Pesto mit frischen Kräutern und Hanfsamenöl"

1 Bund Rucola
4 Zweige Majoran (Blätter und Spitzen)
5 Knoblauchzehen
8 getrocknete Tomaten
schwarze Oliven
1 Handvoll geröstete Nüsse (Pinienkerne, Walnüsse, …)
1 Tropfen ätherisches Basilikumöl bio (Ocimum basilicum)
3 Tropfen ätherisches Zitronenöl bio (Citrus limon)
1 TL Meersalz-Algen und Kräuter
3–4 TL Hanfsamenöl
nach Belieben frische Chilis
Macadamianussöl zum Bedecken

Alle Zutaten mit dem Stabmixer pürieren, in ein Glas abfüllen und mit Macadamianussöl bedecken. Passt hervorragend zu Nudeln und Gegrilltem.

Hinweis: Pesto hält sich im Kühlschrank ca. zwei Wochen. Es kann auch als Dip oder Brotaufstrich verwendet werden.

Rezeptidee „Gesundes, vitales Salatdressing"
3 EL Olivenöl oder Sonnenblumenöl
1–2 TL Leinsamenöl oder Hanfsamenöl
1 EL Apfelessig
Salz und Pfeffer

Weitere Rezeptideen finden Sie bei den Pflanzenporträts bzw. im Anhang auf Seite 138.

Native Pflanzenöle können sehr vielfältig in die gesunde, vitale Genussküche integriert werden. Manche Öle dürfen nicht stark erhitzt werden (siehe Seite 96), aber für warme und kalte Speisen können alle angegebenen Pflanzenöle verwendet werden. Sie sind gesund für Körper, Gehirn und Psyche, enthalten wichtige Vitamine und weitere spezielle Fettbegleitstoffe. Native Pflanzenöle stellen eine Bereicherung für die gesamte Familie dar. Beim Einsatz der Öle sind Ihnen dabei keinerlei Grenzen gesetzt, lassen Sie Ihrer Kreativität freien Lauf und nutzen Sie die süßlich bis würzigen Noten nach Ihren individuellen Vorlieben. Verwenden Sie täglich eine kleine Ration kaltgepresster Öle zur Geschmacksverfeinerung und zur Unterstützung Ihrer Gesundheit.

Tipp: Die einfachste Möglichkeit, native Pflanzenöle in die tägliche Ernährung einzubauen, ist die Verfeinerung von Salaten. Sie können dafür jedes native Pflanzenöl verwenden. Insbesondere eignen sich Öle mit vielen ungesättigten Fettsäuren wie Leinsamenöl, Hanfsamenöl, Himbeersamenöl, Granatapfelsamenöl und Schwarzkümmelöl. Diese Öle sind jedoch recht intensiv im Geschmack. Ersetzen Sie also nicht das gesamte Salatöl durch diese Wirkstofföle, sondern verwenden Sie davon lediglich 1–2 Teelöffel (je nach Geschmack).

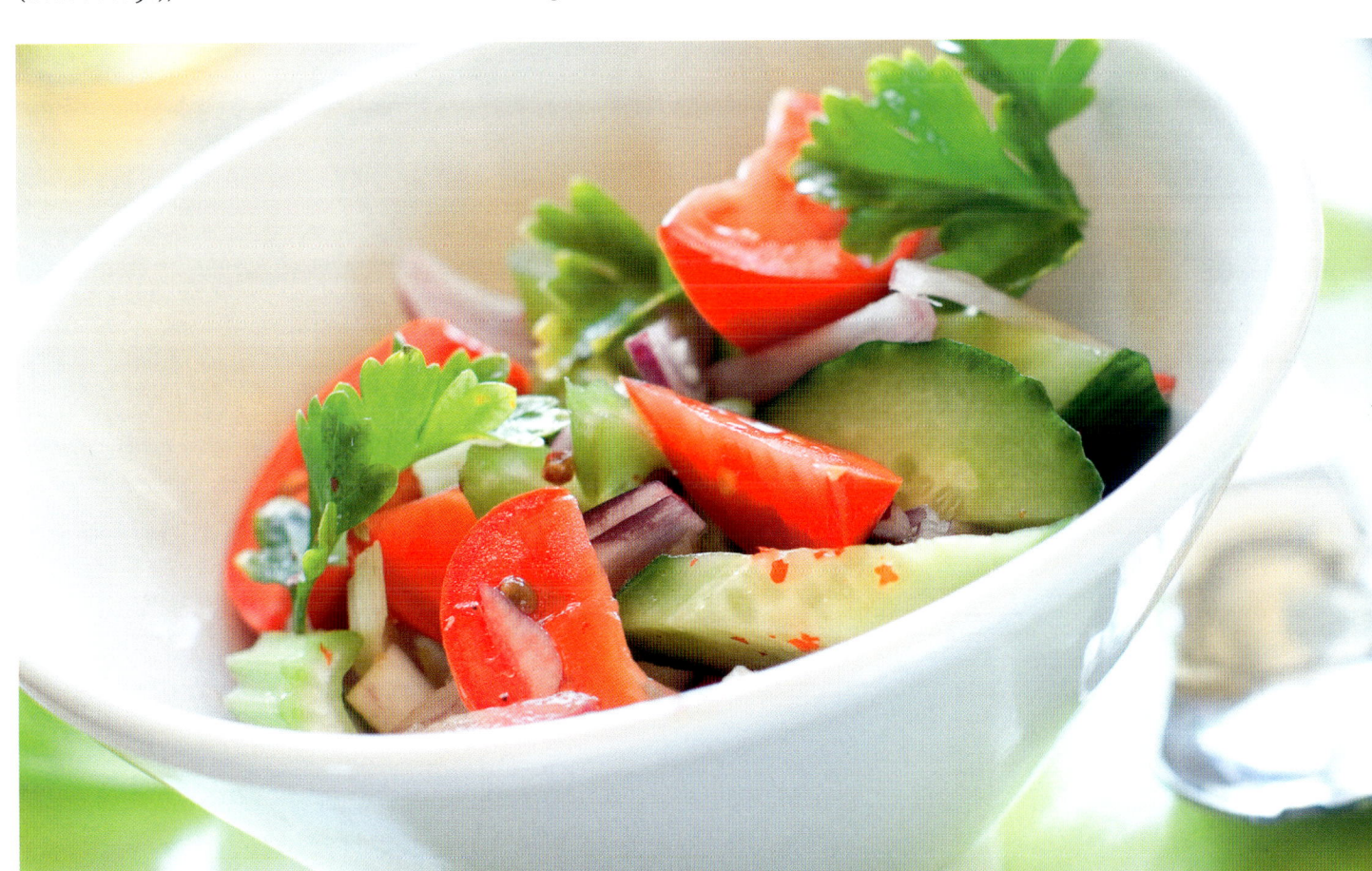

Pflanzenöle für die Psyche

Einleitung

Linda ist 53 Jahre alt, verheiratet und hat 2 Kinder, die jedoch schon ausgezogen sind. Sie war lange im Pflegebereich tätig und eigentlich immer voller Freude und Leidenschaft bei der Arbeit. Es kam schleichend, doch mittlerweile musste Linda ihren Beruf aufgeben. Sie fühlte sich lustlos, antriebslos, verbrachte die freien Tage gerne zu Hause. Sie zog sich von ihrem sozialen Umfeld zurück, machte lieber etwas alleine. Irgendwann empfand sie keine Freude mehr, nicht mal an Dingen, die sie sonst doch so gerne gemacht hatte. Ihre Tage waren geprägt von Einsamkeit, Traurigkeit und Unlust. Dies verspürte natürlich auch ihr Mann, doch mit ihm wollte oder konnte sie nicht reden. Nun konnte sie sich nicht einmal mehr an ihren Arbeitstagen aufraffen. Nach mehreren unbegründeten Fehltagen erhielt Linda ihre Kündigung. Es dauerte viele Monate der inneren Qual, bis sich Linda ihrem Hausarzt anvertraute. Einige wenige Untersuchungen später stellte man fest, dass Linda sehr hohe Werte auf der Depressionsskala hatte. Linda litt an einer Depression. Bluttests wiederum zeigten, dass sie – gemessen an ihren Blutfetten – einen sehr geringen Omega-3-Wert im Blut hatte.

Lindas Geschichte ist kein Einzelfall. Immer öfter taucht die Frage auf, ob es einen Zusammenhang zwischen der Aufnahme ungesättigter Fettsäuren und Depression gibt. Haben die Omega-3-Werte und Werte auf der Depressionsskala etwas miteinander zu tun oder ist es bei Linda nur ein Zufall? Spielen ungesättigte Fettsäuren vielleicht auch bei anderen psychischen Erkrankungen eine Rolle?

Biologische Grundlagen des Menschen

Das zentrale Nervensystem

Die Grundlage für unser Denken, unser Handeln und unser Verhalten bildet das zentrale Nervensystem (ZNS). Es ist einerseits für das Überleben des Menschen verantwortlich, andererseits werden auch Gefühle, Emotionen sowie die psychische Befindlichkeit durch das ZNS reguliert.

Das menschliche Nervensystem besteht aus Milliarden von Nervenzellen (Neuronen). Bei der Geburt haben wir ca. eine Billion Nervenzellen – und die brauchen wir auch, denn täglich sterben schätzungsweise bis zu 200.000 Nervenzellen ab. Das zentrale Nervensystem besteht aus allen Neuronen im Gehirn und im Rückenmark. Durch das ZNS werden alle Körperfunktionen koordiniert und integriert. Im ZNS werden alle einkommenden und ausgehenden Botschaften verarbeitet, es ist das Kontrollzentrum des Menschen.

Das periphere Nervensystem (PNS) beinhaltet das Netzwerk aller Neuronen außerhalb des Gehirns und des Rückenmarks, es bildet die Verbindung zwischen dem ZNS und der Körperoberfläche.

Das PNS und das ZNS stehen in ständiger Verbindung miteinander, da Informationen von den Sinnesorganen zum Gehirn geleitet werden und umgekehrt auch vom Gehirn an die Muskeln und Drüsen.

Das Gehirn dient sozusagen als Schaltzentrale und Kontrollzentrum des Menschen. Es ist in verschiedene Bereiche unterteilt (Zerebraler Kortex, Limbisches System, Thalamus, Hypothalamus, Cerebellum und Hirnstamm), die für verschiedene Aufgaben zuständig sind (Regulation innerer Vorgänge, Reproduktion, Sinnesempfindungen und Wahrnehmung, Bewegung sowie Anpassung des Organismus an sich verändernde Umweltbedingungen). All diese Teile stehen in ständiger Kommunikation miteinander.

Das Neuron

Jedem Verhalten liegt die Aktivität von Nervenzellen zu Grunde. Die Basiseinheit des Gehirns ist das Neuron – also die einzelne Nervenzelle. Deren spezielle Aufgabe ist es, Informationen zu empfangen, zu verarbeiten und/oder an andere Zellen im Körper weiterzuleiten.

Der Zellkörper enthält den Zellkern und das Zytoplasma, das für die Ernährung der Zelle sorgt. Der Zellkörper empfängt Informationen von seinen Dendriten (kurze, vielverzweigte

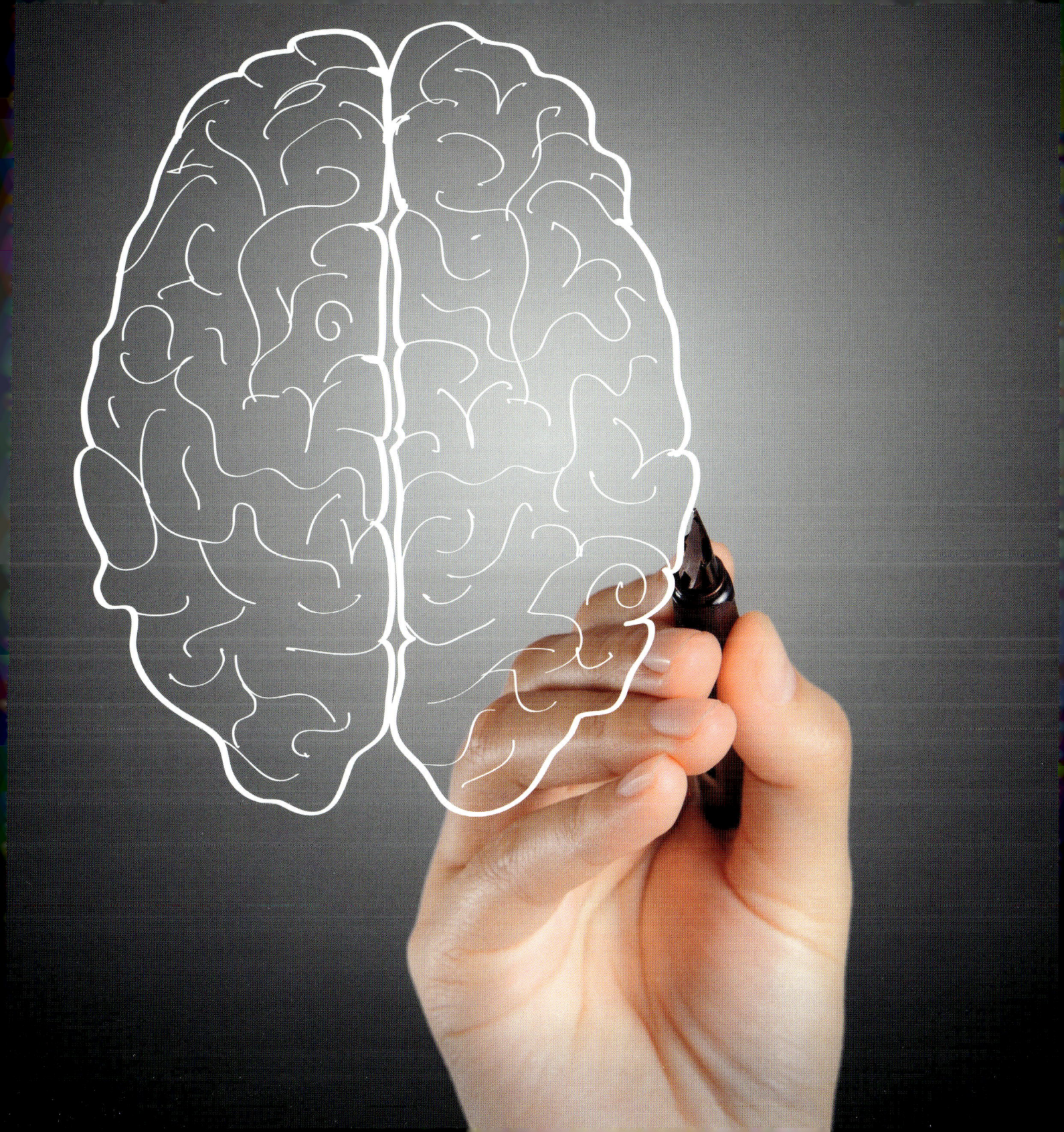

Nervenfortsätze) und leitet sie weiter über sein Axon (langer, nicht verzweigter Nervenfortsatz). Das Axon nimmt das Signal auf und leitet es weiter bis zum knollenförmigen Endköpfchen (Synapse). Über den synaptischen Spalt wird das Signal mittels Neurotransmitter an die Dendriten des nächsten Neurons weitergeleitet.

Hinweis: Die Reizleitung erfolgt bei Geschwindigkeiten von bis zu 500 km/h.

Die Gliazellen

Zwischen den Neuronen befinden sich noch etwa zehnmal so viele Gliazellen. Sie dienen als „Leim" und halten die Neuronen zusammen, ohne dass diese sich dabei direkt berühren. Gliazellen haben drei sehr wichtige Aufgaben für das Nervensystem:

- Sie entfernen „Abfälle", wenn Neuronen absterben oder überschüssige chemische Transmitterstoffe im synaptischen Spalt bleiben.
- Sie dienen dem Gehirn als isolierende Schutzschicht, die so genannte Myelinschicht, welche die langen Axone umgibt. Diese speziellen Gliazellen (Schwannsche Zellen) wickeln sich während der embryonalen Entwicklung des Nervensystems um die Axone. Durch diese fetthaltige Isolierung wird die Geschwindigkeit der Weiterleitung von Nervensignalen enorm beschleunigt. Genau jene fetthaltige Schutzschicht ist eine der großen evolutionären Errungenschaften der Wirbeltiere.
- Darüber hinaus dienen die Gliazellen auch noch der Kontrolle von Giftstoffen. Das menschliche Gehirn ist in ständiger Aktivität und braucht dadurch auch eine enorme Zulieferung von Nährstoffen. Obwohl das Gehirn nur 2 % des gesamten Körpergewichtes ausmacht, bekommt es 16 % des Blutvorrates für genügend Nährstoffe und Sauerstoff. Gliazellen verhindern, dass giftige Substanzen ins Gehirn gelangen, indem sie die Blut-Hirn-Schranke bilden: Sie umgeben die Blutgefäße im Gehirn mit einer fetthaltigen Schutzschicht, wodurch nur fettlösliche Stoffe eindringen können.

Die Rolle der Fette für das zentrale Nervensystem

Die Fette bilden die primären Grundlagen unseres Seins. Das menschliche Gehirn besteht zu rund 60 % aus Fett, zu 30 % aus Proteinen und zu 10 % aus Kohlenhydraten. Ohne Fette ist keine Reizweiterleitung möglich, d. h., unser Körper kann ohne Fette nicht funktionieren.

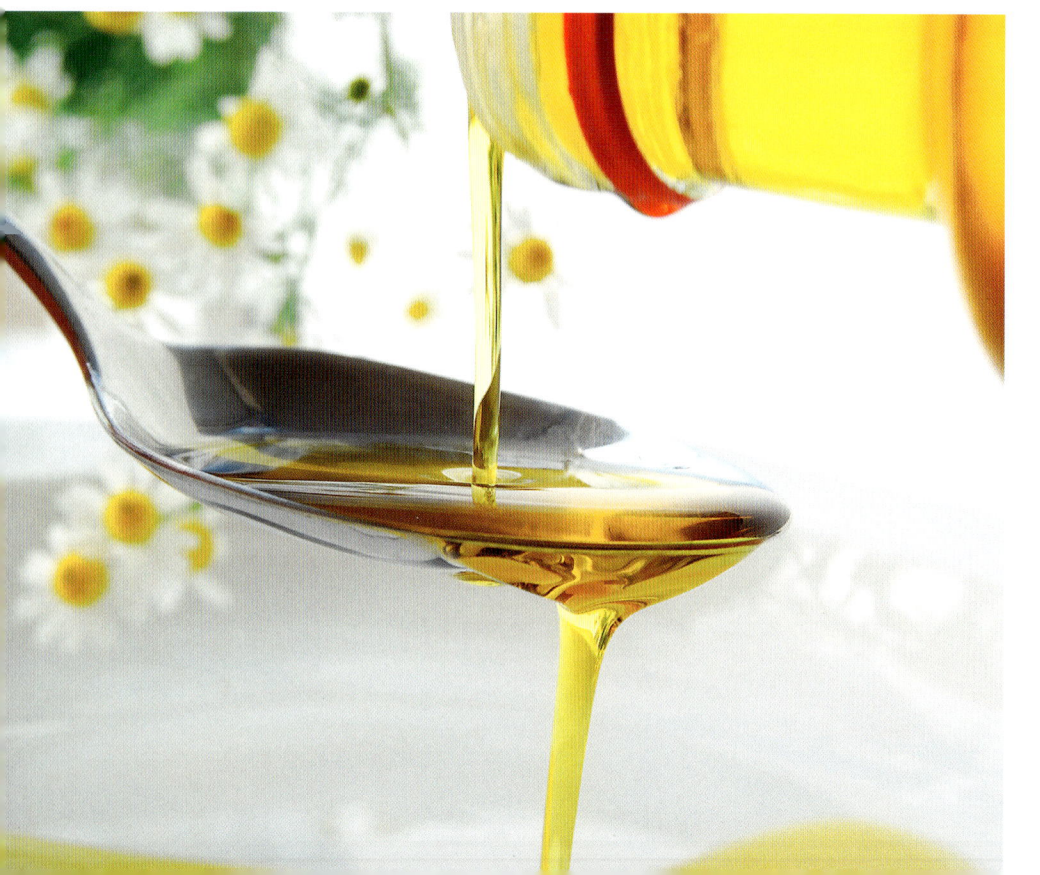

Schon Laotse sagte: „Man ist, was man isst." Führen wir unserem Körper in hohem Ausmaß gesättigte Fette sowie Transfette aus denaturierten Nahrungsmitteln zu, so werden diese in jede Zelle unseres Körpers eingebaut. Die Membran verliert an Beweglichkeit und auch die Fließeigenschaften des gesamten Kreislaufsystems werden negativ beeinflusst. Bieten wir unserem Körper jedoch mehrfach ungesättigte Fettsäuren aus nativen Pflanzenölen in einem idealen Verhältnis an, so werden natürliche, geschmeidige, aktive Formen von Fettsäuren in unserem Körper verarbeitet. Sie halten uns vital und bilden die ideale Grundvoraussetzung für Gesundheit und Wohlbefinden.

Fette Pflanzenöle und Stoffwechsel

Hauptaufgaben von Pflanzenfetten
- Energielieferant
- Depotfett zur Speicherung von Energie
- Ausgangsstoff für die Bildung von Eikosanoiden

Durch die orale Einnahme von fetten Pflanzenölen gelangen Fettsäuren ins venöse Blutsystem. **Freie, kurzkettige Fettsäuren** können direkt über die Darmwand in den Blutkreislauf aufgenommen werden und dienen als sofortiger Energielieferant. **Langkettige Fettsäuren** benötigen ein Transportersystem, mit dem sie in den Blutkreislauf gelangen können: Sie werden im Dünndarm mit Hilfe von Gallensalzen emulgiert, durch Lipasen gespalten und in Mizellen „verpackt" resorbiert. Freigesetzte Fettsäuren können von den Organzellen aufgenommen werden und können dort verwertet werden. Überschüssige Fette werden im Fettgewebe, in den so genannten Adipozyten, gespeichert. Darüber hinaus haben Fette aber noch eine weitere wichtige Funktion: **Mehrfach ungesättigte Fettsäuren** dienen als Ausgangssubstanz für die Bildung der Eikosanoide.

Als **Eikosanoide** (aus dem Griechischen für „zwanzig" ⸺⸻⸺> Fettsäuren mit 20 Kohlenstoffatomen), wissenschaftlich Eicosanoide, gemäß IUPAC-Nomenklatur Icosanoide, wird eine Gruppe von hydrophoben, hormonähnlichen Stoffen bezeichnet, die als Immunmodulatoren und Neurotransmitter wirken. Sie entstehen als Stoffwechselprodukte von mehrfach ungesättigten Fettsäuren, welche 20 Kohlenstoffatome enthalten.

Eikosanoide kommen in drei Serien vor:
- Serie-1 aus **Dihomo-Gamma-Linolensäure (DGLA)**, werden oft als die „guten" Eikosanoide bezeichnet, da sie gegen Entzündung, Schmerzleitung etc. wirken.
- Serie-2 aus **Arachidonsäure (AA)**, werden oft als die „bösen" Eikosanoide bezeichnet, da sie Entzündung, Schmerzleitung etc. verursachen.
- Serie-3 aus **Eicosapentaensäure (EPA)**, zählen ebenfalls zu den „guten" Eikosanoiden.

Eikosanoide sind Signalstoffe, welche für die Regulation von Blutgerinnung, Fieber, Allergie, Entzündung, Schmerz, Hormonproduktion etc. verantwortlich sind. Ob positiv oder negativ wirksame Eikosanoide gebildet werden, hängt von den eingenommenen Fettsäuren ab: Nehmen wir viel tierisches Fett zu uns, raffinierte Öle oder Speisen mit reichlich Transfetten, so führt dies zu „schlechten" Eikosanoiden, welche den Blutdruck und das Infarktrisiko erhöhen, den Fettstoffwechsel reduzieren sowie Entzündungen, Allergien und Schmerz fördern. Bauen wir jedoch native Pflanzenöle mit ungesättigten Fettsäuren in unsere Ernährung ein, so können wir die Fließeigenschaften des Blutes verbessern, allergische Reaktionen, Entzündungen und Schmerzen reduzieren, Hormonproduktion regulieren u. v. m. Wir können durch eine bewusste Ernährung mit nativen Pflanzenölen die Gehirnfunktionen aktivieren und auch unser seelisches Wohlbefinden stabilisieren.

Aufnahme fetter Pflanzenöle über die Nahrung bzw. als Nahrungsergänzung

Unser Gehirn besteht zu einem Großteil aus Fetten. Lipophile Stoffe sind wesentlich an der Kommunikation aller Strukturen im Gehirn beteiligt und somit die Grundlage allen Handelns, Verhaltens, unserer Gesundheit und unseres Wohlbefindens. Fette werden vom Körper aufgenommen und verstoffwechselt. Unsere Organe, unser Gehirn, unsere Zellen erneuern sich fortwährend. Unsere Zellen von morgen bestehen aus dem, was wir heute unserem Körper zuführen. All unser Handeln und Verhalten ist das Ergebnis von Input und Verarbeitung: Mit nativen Pflanzenölen können wir positiv auf unsere Gesundheit einwirken.

Die Aufnahme fetter Pflanzenöle hat sowohl kurzfristig als auch langfristig Auswirkungen auf die Gesundheit. Fehlen uns native Pflanzenöle über einen kurzen Zeitraum, so kann der Körper diese Mangelernährung eventuell noch ausgleichen. Doch führen wir unserem Körper auf die Dauer zu wenig ungesättigte Fettsäuren zu, so wird der Mangel sichtbar – er zeigt sich in Form von Unwohlsein, Müdigkeit, Konzentrationsschwäche, psychischen Befindlichkeitsstörungen, schlechtem Umgang mit Stressoren, Depression, unangepasstem Verhalten u. a.

Anhand von wissenschaftlichen Untersuchungen konnte gezeigt werden, dass sich ein **Mangel an essentiellen Fettsäuren** auf die Gesundheit auswirkt.

U. a. zeigten sich folgende Symptome:
- Störung der Herz- und Kreislauffunktionen
- schlechte Haut
- schlechte Wundheilung
- Unfruchtbarkeit (insbesondere bei männlichen Tieren)
- Entzündungen und Arthritis
- Störung der normalen Hirnentwicklung
- Austrocknung der Tränengänge und Speicheldrüsen
- geschwächte Immunfunktion

Wie weitreichend die Folgen einer gesunden (oder eben auch schlechten) Ernährung sind, ist uns noch nicht in vollem Ausmaß bewusst und wird Gegenstand weiterer Forschung in den nächsten Jahren und Jahrzehnten sein. Wir können jedoch aktiv etwas tun, um zumindest die Grundlage für Gesundheit und Wohlbefinden für Körper und Psyche zu schaffen.

Omega-3-Fettsäuren

Der tägliche Bedarf an Omega-3-Fettsäuren wird zwischen 100–600 mg angegeben. Die Europäische Behörde für Lebensmittelsicherheit (EFSA) empfiehlt eine tägliche Aufnahme von 250 mg der Omega-3-Fettsäuren EPA und/oder DHA (Stand März 2010), die Deutsche Gesellschaft für Ernährung (DGE) gibt dieselbe Empfehlung ab. Ebenso wird von der DGE für Schwangere und Stillende die Einnahme von 200 mg DHA pro Tag zur Unterstützung der gesunden Gehirnentwicklung des Babys angegeben.

> **INFO: Welche nativen Pflanzenöle sind besonders reich an Omega-3-Fettsäuren?**
> Spitzenreiter bei den nativen Ölen zur Nahrungsergänzung ist das Leinsamenöl mit 53 % Alpha-Linolensäure. Bereits 1 ml Leinsamenöl täglich reicht für die empfohlene Tagesdosis an Omega-3-Fettsäuren. Himbeersamenöl, Hanfsamenöl und Wildrosenöl bestehen zu ca. einem Viertel aus Alpha-Linolensäure, dadurch würde die Einnahme von ca. 2 ml dieser nativen Öle für die ausreichende Tageszufuhr an Omega-3-Fettsäuren genügen.

TIPP: Native Pflanzenöle können auch hervorragend in den Speiseplan eingebaut werden. So eignen sich Leinsamenöl und Hanfsamenöl mit ihrem nussigen, würzigen Aroma z. B. ideal zur Verfeinerung von kalten Gerichten wie Salaten, Dips, Vitamin-Shakes oder Smoothies.

Omega-3-Fettsäuren und Herz-Kreislauf-Erkrankungen

Es gibt bereits zahlreiche Studien zur Rolle der Omega-3-Fettsäuren bei der Prävention kardiovaskulärer Erkrankungen. So empfehlen internationale kardiologische Organisationen die tägliche Zufuhr von Omega-3-Fettsäuren zur Sekundärprävention für Patienten mit koronaren Herzerkrankungen. Insbesondere die Omega-3-Fettsäure EPA (Eicosapentaensäure) hat einen wichtigen Stellenwert, weil sie Entzündungen hemmt und Herzrhythmusstörungen entgegenwirkt. Alpha-Linolensäure (ALA), die in nativen Pflanzenölen vorkommt, ist eine unmittelbare Vorstufe von EPA.

Eine der wohl umfangreichsten Untersuchungen ist die viel beachtete GISSI-Studie, an der über 5000 Patienten teilnahmen. Über einen Zeitraum von dreieinhalb Jahren bekamen Patienten mit koronaren Herzerkrankungen eine tägliche Zufuhr von Omega-3-Fettsäuren. Es konnte beobachtet werden, dass die Gesamtsterblichkeit um 20 %

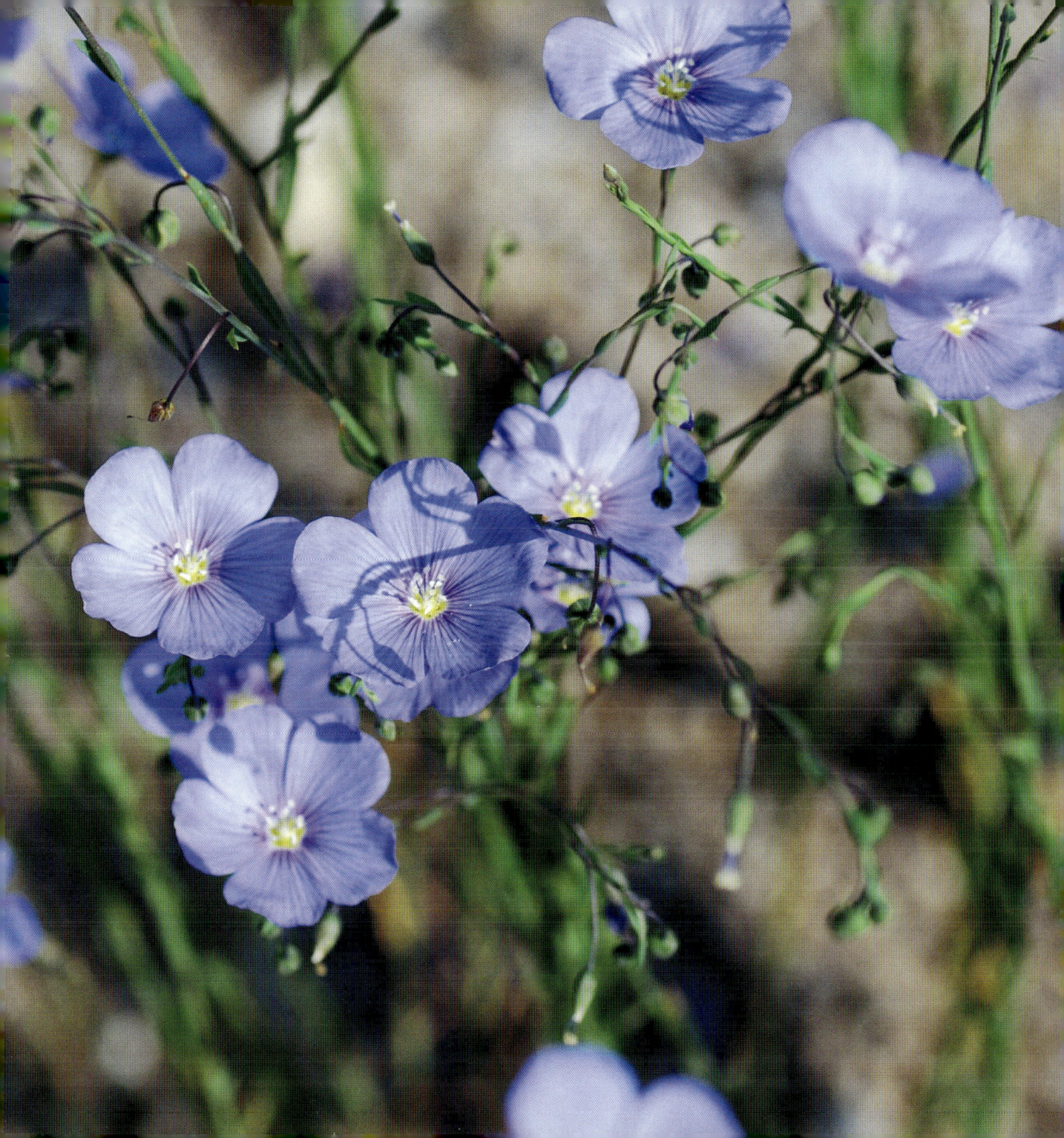

sank, das Risiko für Herz-Kreislauf-Tod sogar um 45 %.

Omega-3-Fettsäuren und Depression
Zahlreiche wissenschaftliche Untersuchungen legen die Vermutung nahe, dass die aufgenommenen Nahrungsfette auch bei der Entstehung von Depressionen eine entscheidende Rolle spielen. „Wir essen uns förmlich in eine kollektive Depression!", so bringt es der Biochemiker und Psychiater Joseph Hibbeln, Leiter des Instituts für Ernährungs-Neurowissenschaften in Bethesda, Maryland, USA, auf den Punkt.

Hinweis: Fast jeder siebte Mensch erlebt einmal in seinem Leben eine depressive Phase. In Österreich hat Depression eine Lebenszeitprävalenz von 15–17 %. Dabei sind Frauen (20–25 %) mehr als doppelt so häufig betroffen wie Männer (7–12 %).

Kernsymptome der Depression sind laut ICD-10 (*International Statistical Classification of Diseases and Related Health Problems*) gedrückte Stimmung, Interessen- und Freudlosigkeit, Antriebsstörung, Müdigkeit. Dazu kommen noch weitere Symptome wie verminderte Konzentration, vermindertes Selbstwertgefühl, Schuldgefühle, Unruhe, Schlafstörung u. a. Je nach Anzahl und Ausprägung der Symptome spricht man von einer leichten, mittelschweren oder schweren depressiven Episode.

Auch in den USA scheint das Depressionsrisiko in den letzten Jahren massiv anzusteigen. Neben genetischer Veranlagung sowie psychosozialen Faktoren sind insbesondere die veränderten Essgewohnheiten ein Grund für die wachsende Zahl der psychischen Erkrankungen, davon sind Joseph Hibbeln und sein Team überzeugt. Das Verhältnis von Omega-3- zu Omega-6-Fettsäuren verändert sich zusehends: Wir verzehren heute 16-mal mehr Omega-6- als Omega-3-Fettsäuren. Die biochemischen Folgen könnten beispielsweise die Beeinträchtigung der Kommunikation zwischen den Zellen sein.

Hinweis: Das optimale Verhältnis von aufgenommenen Omega-6- zu Omega-3-Fettsäuren beträgt 5:1.

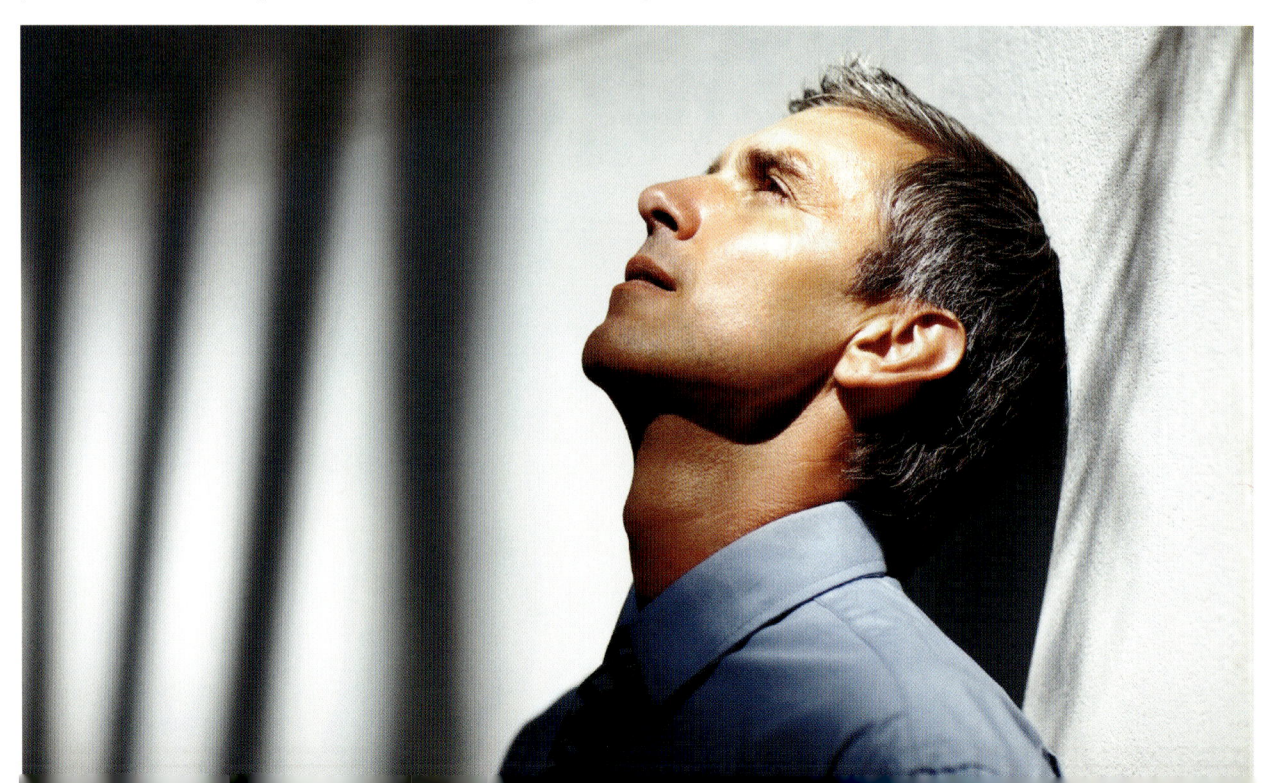

Unterstützt wird diese These auch von einer Studie des Psychiaters Boris Nemets. Er verabreichte zehn stark depressiven Patienten, bei denen weder Medikamente noch Psychotherapie geholfen hatten, hohe Dosen bestimmter Omega-3-Fettsäuren. Nach bereits einem Monat besserten sich bei sechs der zehn Patienten die Symptome der Depression im Vergleich zur Kontrollgruppe erheblich.

Im Jahr 2000 nahmen 20 Probanden mit einer depressiven Störung (drei Männer und 17 Frauen) an einer Studie an der Ben Gurion Universität in Israel teil. Vier Wochen lang bekamen sie neben ihrer üblichen Medikation zweimal täglich ein Gramm der Omega-3-Fettsäure EPA oder ein Placebo. Die Studie war doppelblind organisiert, d. h., weder Probanden noch Ärzte wussten, welcher der Patienten die Omega-3-FS bekam und welcher nur ein Scheinmedikament. Die Ergebnisse waren sehr ermutigend: Die Gabe der Omega-3-FS bewirkte eine Verbesserung der depressiven Symptome um 50–60 %.

Andrew Stoll in Harvard beschäftigt sich intensiv mit der antidepressiven Wirkung der Omega-3- Fettsäuren. Er zeigte als einer der ersten Wissenschaftler, dass eine Erhöhung an Omega-3-Fettsäuren für die Stabilisierung der Stimmung und Linderung der Depression bei manisch-depressiven Patienten eingesetzt werden kann.

Eine Erhöhung des Omega-3-Spiegels scheint einer Depression entgegenzuwirken bzw. das Risiko für diese psychische Erkrankung zu mindern.

INFO: Aromatherapie mit ätherischen Ölen bei Depression
Naturreine ätherische Öle können begleitend zur Stimmungserhellung eingesetzt werden. Dafür eignen sich z. B. Bergamotte-, Zitronen-, Mandarinen, Grapefruit-, Rosen-, Vetiver-, Weihrauch-, Muskatellersalbei-, Verbena-, Jasmin-, Ylang-Ylang- und Sandelholzöl.

Rezeptidee „Raumbeduftung zum Wohlfühlen"
5 Tropfen ätherisches Bergamotteöl (*Citrus bergamia*)
2 Tropfen ätherisches Muskatellersalbeiöl (*Salvia sclarea*)
1 Tropfen ätherisches Sandelholzöl (*Santalum album*)

TIPP: Diese Mischung ätherischer Öle kann auch als stimmungserhellendes Körperöl oder Badeöl verwendet werden. Dafür mischen Sie einfach die ätherischen Öle mit 15 ml Mandelöl süß.

Rezeptidee „Zarter Parfum-Roll-on auf Jojoba-Basis"
9 ml Jojoba
8 Tropfen ätherisches Zitronenöl (*Citrus limon*)
7 Tropfen ätherisches Orangenöl (*Citrus sinensis*)
5 Tropfen ätherisches Rosenöl in Jojoba (*Rosa damascena*), 10:90 in Jojoba
5 Tropfen ätherisches Ylang-Ylang-Öl (*Cananga odorata*)
5 Tropfen ätherisches Sandelholzöl (*Santalum album*)

Hinweis: Ätherische Zitrusöle wirken generell stimmungserhellend und psychisch ausgleichend. Sie werden in der Aromatherapie als „Lichtbringer-Öle" bezeichnet. Sie eignen sich auch pur als Riechöl für die Trockeninhalation. Einfach bei Bedarf einen Tropfen Bergamotte-, Zitronen-, Orangen- oder Grapefruitöl auf ein Tuch (Papiertaschentuch, Stofftuch) oder einen Duftstein tropfen und intensiv mit geschlossenen Augen daran riechen.

Omega-3-Fettsäuren in der Schwangerschaft und Stillzeit
Bereits in frühester Entwicklung spielt eine ausreichende Verfügbarkeit von ungesättigten Fettsäuren eine entscheidende Rolle für die Hirnentwicklung des Menschen. Während der Schwangerschaft wird der Fötus über die Plazenta der Mutter ernährt. Nach der Geburt bekommt das Baby die essentiellen Fettsäuren idealerweise über die Muttermilch. Relativ neu sind Erkenntnisse zur Omega-3-Fettsäure DHA (Docosahexaensäure), die enorm wichtig für die Funktion und Leistungsfähigkeit des Gehirns sowie die frühe Intelligenzentwicklung sein soll. Es ist also eine gezielte Zufuhr von Omega-

3-Fettsäuren während der Schwangerschaft und Stillzeit zu empfehlen.

Hinweis: DHA ist vor allem in Fischen enthalten. Aber auch Mütter, die keinen Fisch essen, können ihrem Kind diese spezielle Omega-3 Fettsäure bieten. Es findet eine Synthese von DHA aus Alpha-Linolensäure mit Eicosapentaensäure (EPA) als Zwischenstufe statt.

Native Pflanzenöle reich an Alpha-Linolensäure sind insbesondere Leinsamenöl, daneben auch Hanfsamenöl, Himbeersamenöl und Wildrosenöl.

Omega-3-Fettsäuren und postnatale Depression

Sowohl während der Schwangerschaft als auch während der Stillzeit bekommt das Baby Omega-3-Fettsäuren über die Mutter. Da jedoch auf Grund unserer Ernährung die Reserven an essentiellen Fettsäuren ohnehin schon relativ rar sind, kommt es bei der Mutter nicht selten zu einem massiven Mangel an Omega-3-Fettsäuren.

Etwa 80 % der Mütter berichten über eine Veränderung der Stimmungslage nach der Geburt eines Kindes. Gefühle von Angst, Unsicherheit, Misstrauen, Traurigkeit und Reizbarkeit machen sich mehr oder weniger stark bemerkbar – man spricht vom so genannten Babyblues. Klingen diese Symptome jedoch nach zwei bis drei Wochen nicht ab, so kann sich eine postnatale Depression entwickeln. Diese Sonderform der Depression wird meist als Folge der Veränderung des Hormonhaushaltes interpretiert. Doch es gibt klare Hinweise darauf, dass der Omega-3-Wert dabei eine entscheidende Rolle spielt.

Joseph Hibbeln führte dazu eine groß angelegte Bevölkerungsstudie durch, in welcher er die Häufigkeit von Depressionen nach Schwangerschaften in 23 Ländern analysierte. Es zeigte sich, dass in Ländern mit hohem Fischkonsum (z. B. Japan, Singapur, Malaysia) diese Form der Depression bis zu 50-mal seltener auftritt als in Ländern mit niedrigem Fischkonsum. Der ohnehin relativ leere Speicher an Omega-3-Fettsäuren wird vom Baby vor und auch nach der Geburt komplett verbraucht. Die Reserven der Mutter sind leer, deshalb kann ein Mangel an Omega-3-Fettsäuren möglicherweise als eine Ursache oder zumindest ein begünstigender Faktor für die Entstehung einer postnatalen Depression gelten.

Tipp: Die Einnahme von Leinsamenöl zur Steigerung der Omega-3-Werte: zweimal täglich 1/2 TL Leinsamenöl pur oder zu Speisen.

INFO: Aromatherapie mit ätherischen Ölen in der Schwangerschaft

Bei Stimmungsschwankungen in der Schwangerschaft leisten ätherische Öle gute Dienste.

Riechöl: Ätherisches Bergamotteöl (*Citrus bergamia*) eignet sich sehr gut als Riechöl. Einfach 1–2 Tropfen auf ein Taschentuch geben und bei geschlossenen Augen inhalieren. Die stimmungserhellende, ausgleichende Bergamotte ist auch ein feiner, erfrischender Duft für die Aromalampe.

Duftlampe: Bei Gereiztheit eignen sich ebenso die ätherischen Öle Neroli, Petitgrain, Rosengeranie und Lavendel. Sie wirken entspannend, harmonisierend und stimmungserhellend. Sie können in der Duftlampe oder als Körperöl / Badeöl angewendet werden.

Rezeptidee „Harmoniebad bei Gereiztheit und Anspannung"
1–2 EL Mandelöl süß
4 Tropfen ätherisches Mandarinenöl (*Citrus reticulata*)
2 Tropfen Petitgrainöl (*Citrus aurantium fol*)
1 Tropfen ätherisches Rosengeranienöl (*Pelargonium graveolens*)
1 Tropfen ätherisches Lavendelöl (*Lavandula angustifolia*)
1 Tropfen ätherisches Sandelholzöl (*Santalum album*)

Hinweis: Auch bei Babyblues verschaffen naturreine ätherische Öle Linderung. Neroli-, Bergamotte-, Petitgrain-, Rosengeranien-, Rosen-, Jasmin-, Atlaszedernöl eignen sich ideal zur Raumbeduftung, Inhalation, als Riechöl oder verdünnt in nativem Pflanzenöl als Massageöl.

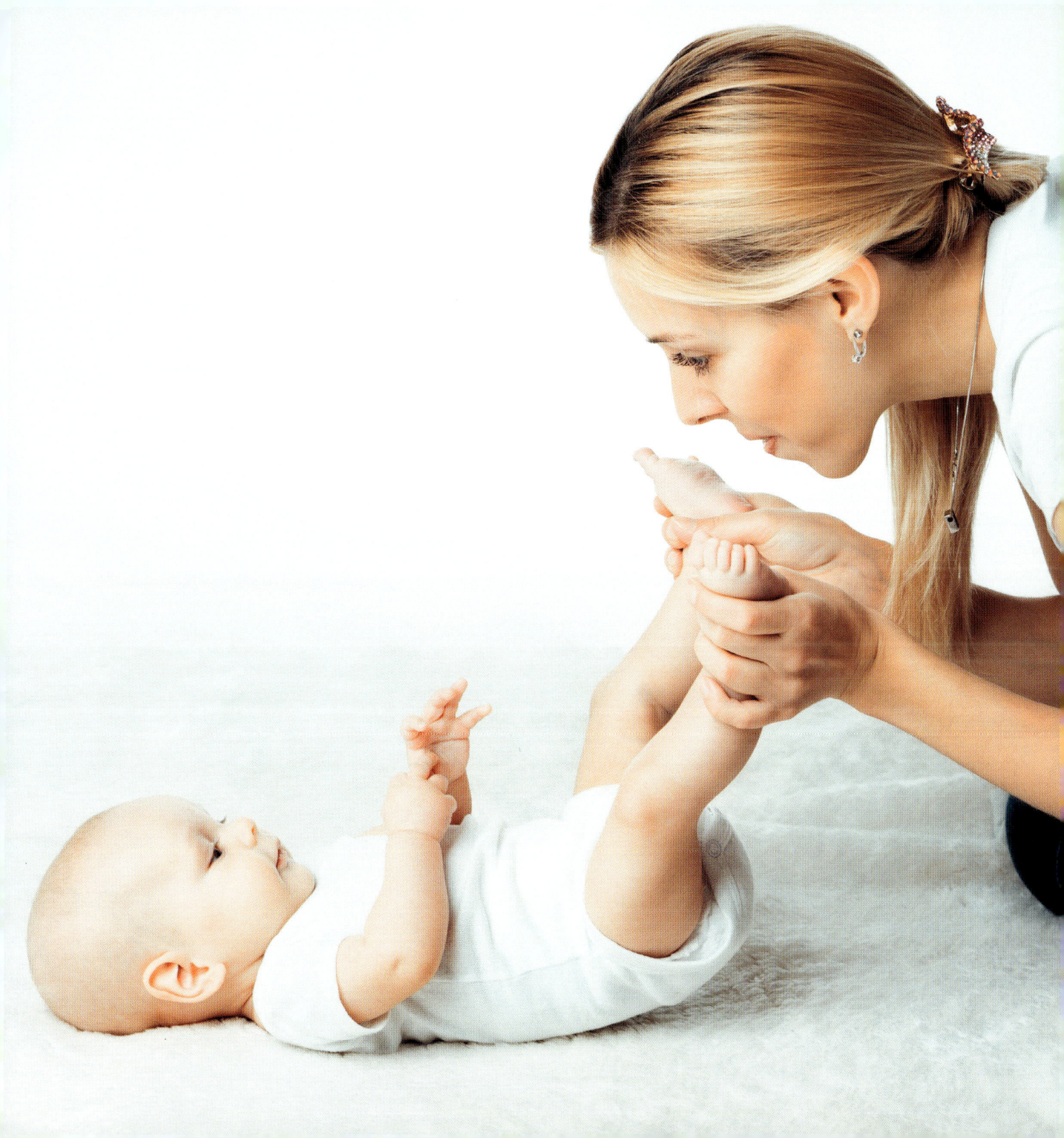

DAS WICHTIGSTE IN KÜRZE

Eine ganze Reihe von Untersuchungen zeigt, dass ein geringer Omega-3-Wert im Blut im Zusammenhang mit dem Auftreten einer Depression stehen kann. Deprimierte Menschen haben niedrigere Omega-3-Werte als gesunde Menschen. Dabei sind die Symptome der Depression umso ausgeprägter, je niedriger die Omega-3-Werte sind. Eine niederländische Studie zeigte, dass Personen mit höheren Konzentrationen an Omega-3-Fettsäuren seltener an einer Depression erkranken.

Es gibt eine Menge Hinweise darauf, dass mehrfach ungesättigte Fettsäuren zur Prävention und Behandlung von Depressionen eingesetzt werden können. Doch die Forschung steht noch am Anfang. Für seriöse Ernährungsempfehlungen sei es noch zu früh, so die Mediziner. Möglicherweise kann jedoch eine Erhöhung der Zufuhr von Omega-3-Fettsäuren zur Vorbeugung gegen depressive Erkrankungen eingesetzt werden.

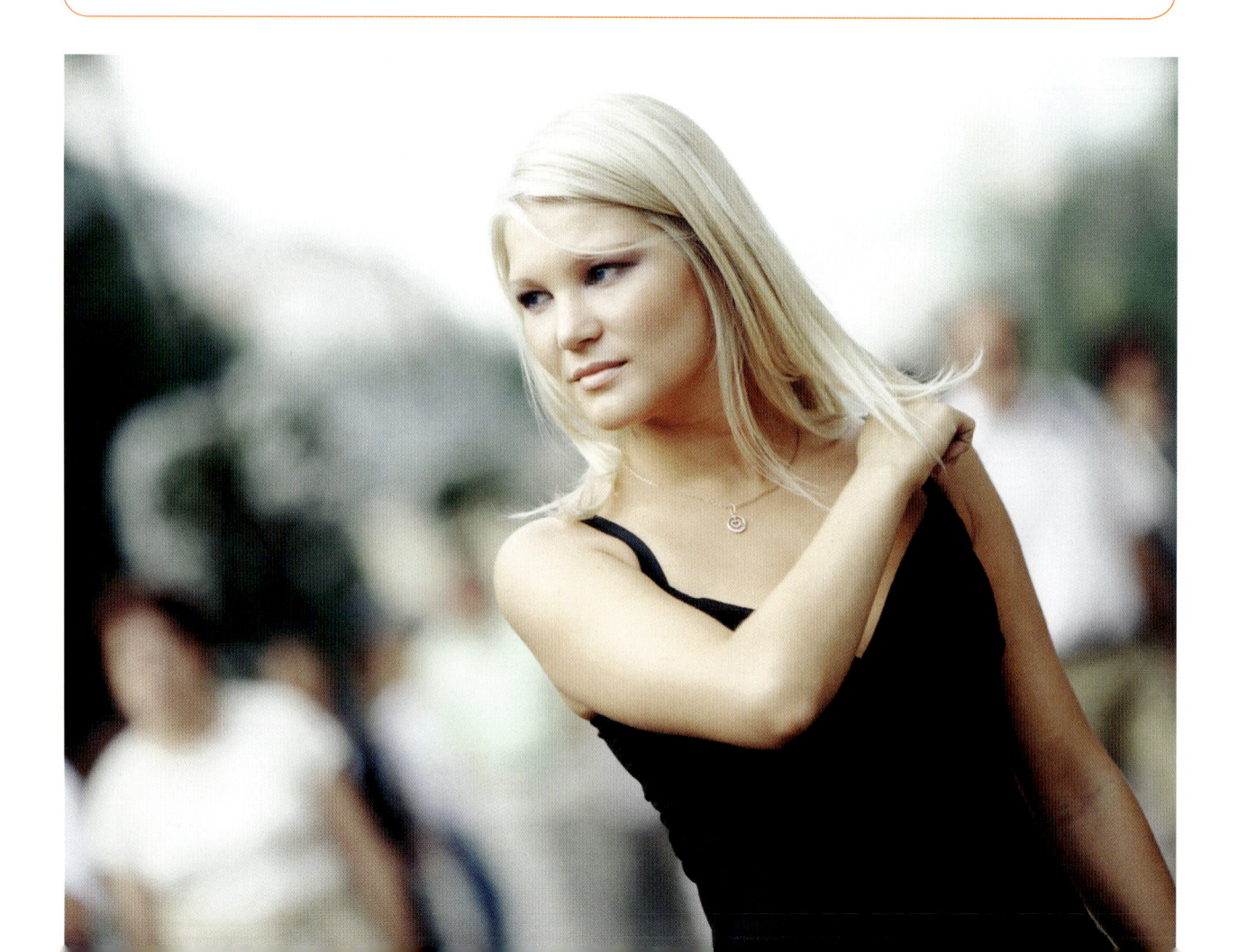

Wirkung ungesättigter Fettsäuren auf weitere psychische Störungen

Es gibt auch zahlreiche Studien, Einzelfallanalysen und Beobachtungen über die Wirkung ungesättigter Fettsäuren auf weitere psychische Erkrankungen.

Aggressives Verhalten

Eine sehr eindrucksvolle Studie wurde an 230 Gefangenen unter der Leitung von Bernard Gesch, Universität Oxford, durchgeführt. Der Hälfte der impulsiv aggressiven Gefangenen wurden Omega-3-Fettsäuren und ein Vitamincocktail verabreicht, den anderen nicht. Die Verhaltensänderungen der Probanden waren enorm. Im Zeitraum von neun Monaten sanken die Strafverstöße um rund 25 %. Bei Gewaltdelikten konnte sogar ein Rückgang um 40 % verzeichnet werden.

Aufmerksamkeitsdefizit-Hyperaktivitätssyndrom (ADHS)

Als ADHS werden verschiedene Symptome zusammengefasst, die mehr oder weniger stark ausgeprägt sein können. Die Kernsymptome sind Unaufmerksamkeit, Hyperaktivität und Impulsivität. Zwischen 2–10 % der Kinder sind von der Symptomatik betroffen. Die Ursachen für ADHS sind noch nicht hinreichend geklärt, es wird ein Zusammenspiel von neurobiologischen, erblichen und psychosozialen Faktoren vermutet.

Einige wissenschaftliche Untersuchungen legen nahe, dass die Hauptursachen für Überaktivität bei Kindern einerseits ein Mangel an essentiellen Fettsäuren und andererseits eine Empfindlichkeit gegenüber bestimmten Nahrungsmitteln und Nahrungsmittelzusätzen sein kann.

Bei der Verstoffwechselung von Linolsäure über Gamma-Linolensäure und Dihomo-Gamma-Linolensäure zu Prostaglandin E1 blockieren Inhaltsstoffe von Nahrungsmittelzusätzen den vorgesehenen Ablauf. Es gibt einige Faktoren, die die Verstoffwechselung ungesättigter Fettsäuren behindern können: Dazu gehören Transfettsäuren und gesättigte Fette einerseits sowie ein Mangel an Zink, Vitamin B_6 oder Magnesium andererseits. In der Folge entsteht ein Mangel an ungesättigten Fettsäuren. Es ist also einerseits wichtig, genug ungesättigte Fettsäuren in die Ernährung einzubauen, andererseits bereits mehrfach ungesättigte Fettsäuren wie Gamma-Linolensäure einzusetzen (um den ersten Schritt der Verstoffwechselung zu „überspringen") sowie auf denaturierte Nahrungsmittel und -zusätze zu verzichten.

Rezeptidee „Gute-Nacht-Öl"

20 ml Mandelöl süß
5 ml Nachtkerzensamenöl
3 Tropfen ätherisches Mandarinenöl rot
(*Citrus reticulata*)
3 Tropfen ätherisches Majoranöl
(*Origanum majorana*)
1 Tropfen ätherisches Lavendelöl
(*Lavandula angustifolia*)
1 Tropfen Vanille-Extrakt
(*Vanilla planifolia*)

INFO: Kur mit Nachtkerzensamenöl

Es wurden bereits in vielen Ländern Untersuchungen über die Wirkung von nativem Nachtkerzensamenöl auf hyperaktives Verhalten durchgeführt. Die Ärzte berichten durchwegs von einer gewissen Besserung. Bei ca. 2/3 der Kinder konnte eine gute Verbesserung der Symptome festgestellt werden, insbesondere Begleitsymptome wie Asthma, Allergien und Ekzeme besserten sich stark. Kindern, die keine weiteren Symptome aufwiesen, half die Therapie mit Nachtkerzensamenöl wenig bis gar nicht.

Dosierung: Laut Hyperactive Childrens's Support Group kann das Nachtkerzensamenöl sowohl in Kapseln (ab 2 Jahren 2–4 Kapseln à 500 mg) eingenommen als auch auf die Haut aufgetragen werden (zwischen 1 und 2 ml Nachtkerzensamenöl pro Tag).

Hinweis: Für epileptische Kinder ist Nachtkerzensamenöl nicht geeignet.

INFO: Aromatherapie mit ätherischen Ölen bei ADHS

Bei sehr unruhigen bis hyperaktiven Kindern sind regelmäßige, sanfte Hand- und Fußmassagen mit entkrampfenden ätherischen Ölen sehr gut geeignet. Mischen Sie dafür in 25 ml Basisöl naturreines Majoranöl (*Origanum majorana*), das sehr entkrampfend wirkt, und lassen Sie Ihr Kind ein bis zwei dieser Öle dazuwählen: Mandarinenöl rot, Kamillenöl römisch, Neroli-, Petitgrain-, Rosengeranien-, Vanille-, Lavendel-, Ylang-Ylang- oder Sandelholzöl. Verwenden Sie insgesamt nicht mehr als 8 Tropfen ätherische Öle.

Hinweis: Eine abendliche Massage von Händen und Füßen (oder auch nur ganz sanfte, langsame Streichungen) bei ruhiger Atmosphäre wirkt entspannend und schafft zudem Raum für Gespräche. Diese Massage kann ideal in das Zu-Bett-Geh-Ritual integriert werden.

Entwicklungsstörungen bei Kindern

Die britische Wissenschaftlerin Alexandra J. Richardson von der Universität Oxford beschäftigt sich intensiv mit dem Fettsäurehaushalt bei Kindern mit psychischen Erkrankungen. Sie untersucht, welche Rolle Fettsäure- und Phospholipidhaushalt bei bestimmten psychiatrischen und neurologischen Störungen sowie Entwicklungsstörungen spielen. Ihr Fokus liegt dabei auf Entwicklungsstörungen bei Dyslexie und Dyspraxie sowie schizophrenen Erkrankungen.

Auf dem ersten internationalen Kongress für hoch ungesättigte Fettsäuren stellte Richardson ihre Ergebnisse vor. Bereits als erwiesen gilt, dass mehrfach ungesättigte Fettsäuren (*HUFA, Highly Unsaturated Fatty Acid*) die Flexibilität der Zellmembranen verbessern, was für die Signalübertragung grundlegend ist. Auch für die frühkindliche Entwicklung und das Wachstum des Gehirns sind die hoch ungesättigten Fettsäuren von großer Bedeutung, ebenso wie für die Bildung von Eikosanoiden sowie deren Metaboliten, welche das System der Gewebshormone bilden.

Ein Mangel an essentiellen Fettsäuren kann Komplikationen während der Schwangerschaft, niedriges Geburtsgewicht, Allergien und Autoimmunkrankheiten, motorische Koordinations-, Aufmerksamkeits-, Schlaf-, Stimmungs- und Verhaltensstörungen zur Folge haben.

Auf Grund der vorliegenden Studien zur positiven Wirkung von Omega-3- und Omega-6 Fettsäuren bei Entwicklungsstörungen und psychischen Erkrankungen wie Schizophrenie, Depression und Aggressivität auffällig gewordener Jugendlicher empfiehlt Richardson eine Gabe von hoch ungesättigten Fettsäuren insbesondere bei folgenden Auffälligkeiten:

- körperlichen Zeichen von Fettsäuremangel (stumpfes Haar, leicht splitternde Fingernägel, trockene, rissige Haut)
- Aufmerksamkeitsstörungen
- Stimmungsschwankungen, emotionale Labilität
- Schlafproblemen
- Problemen im visuellen Bereich
- Neigung zu Angst und sozialem Rückzug

Die Dosierung scheint dabei sehr individuell zu sein. Richardson spricht von 500 mg bis 1 g Eicosapentaensäure (EPA) pro Tag oder mehr. Die Wirkung ungesättigter Fettsäuren hängt nicht nur von der verabreichten Menge, sondern auch vom individuellen Stoffwechsel ab.

Bipolare Störung

Die bipolare Störung ist eine Affektstörung und zeigt sich durch episodische, nicht willentlich kontrollierbare, entgegengesetzte (bipolare) Extreme von Antrieb, Aktivität und Stimmung. Die Störung ist charakterisiert durch **Episoden der Depression**, geprägt von überdurchschnittlich gedrückter Stimmung, Verminderung des Antriebes bis hin zu Suizidgedanken, sowie **Episoden der Manie** mit gesteigertem Antrieb, Rastlosigkeit, euphorischer bis gereizter Stimmung. Zwischen diesen Phasen der Depression oder Manie verhält sich der Patient relativ unauffällig.

Forscher der Harvard Medical School in Boston führten eine Untersuchung an 30 manisch-depressiven Patienten durch. Während des Untersuchungszeitraumes von vier Monaten bekamen die Patienten täglich 9,6 Gramm Omega-3-Fettsäuren oder ein entsprechendes Placebo verabreicht. Sie konnten feststellen, dass sich durch die Gabe der Omega-3-Fettsäuren die symptomfreie Zeit zwischen den Schüben deutlich verlängerte.

Eine weitere US-Studie der Universität von Missouri von 2005 zeigte, dass durch eine Dosis von ein bis zwei Gramm Omega-3-Fettsäuren pro Tag die Reizbarkeit manisch-depressiver Patienten gesenkt werden konnte.

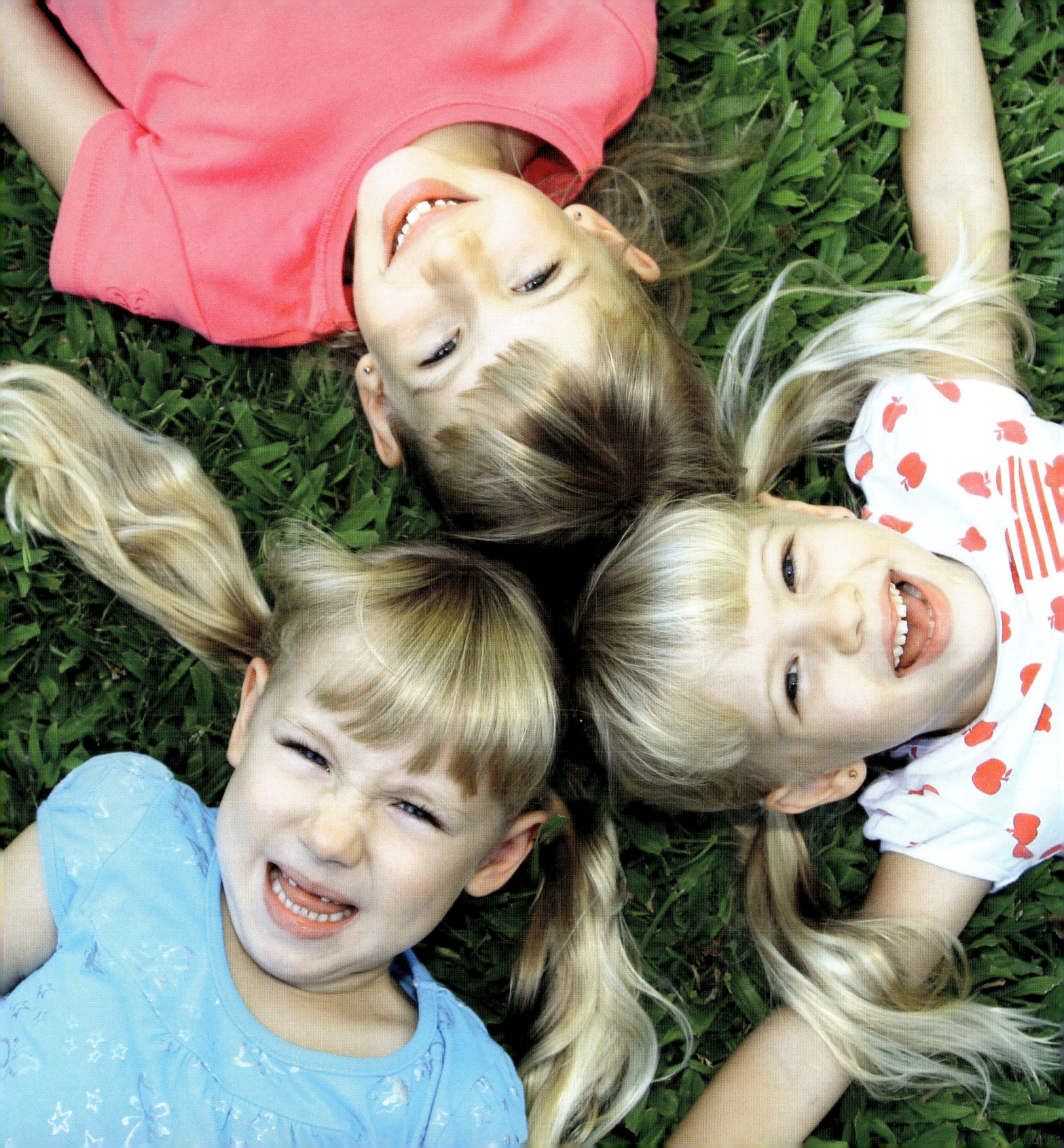

Hinweis: Aus den zahlreichen Studien über den Zusammenhang von Omega-3-Fettsäuren und psychischen Erkrankungen geht nicht immer klar hervor, in welcher Form die Omega-3-Fettsäuren dargeboten wurden – Alpha-Linolensäure aus Leinsamenöl oder EPA, DHA aus Fischöl (welches der Körper jedoch auch aus Alpha-Linolensäure herstellen kann) oder gar synthetisch hergestellt als Einzelstoff? Als vollständiges, gesamtes Öl mit seinen individuellen Fettbegleitstoffen oder als Auszug, in Kapselform oder pur? All dies muss bei der Interpretation der Ergebnisse beachtet werden.

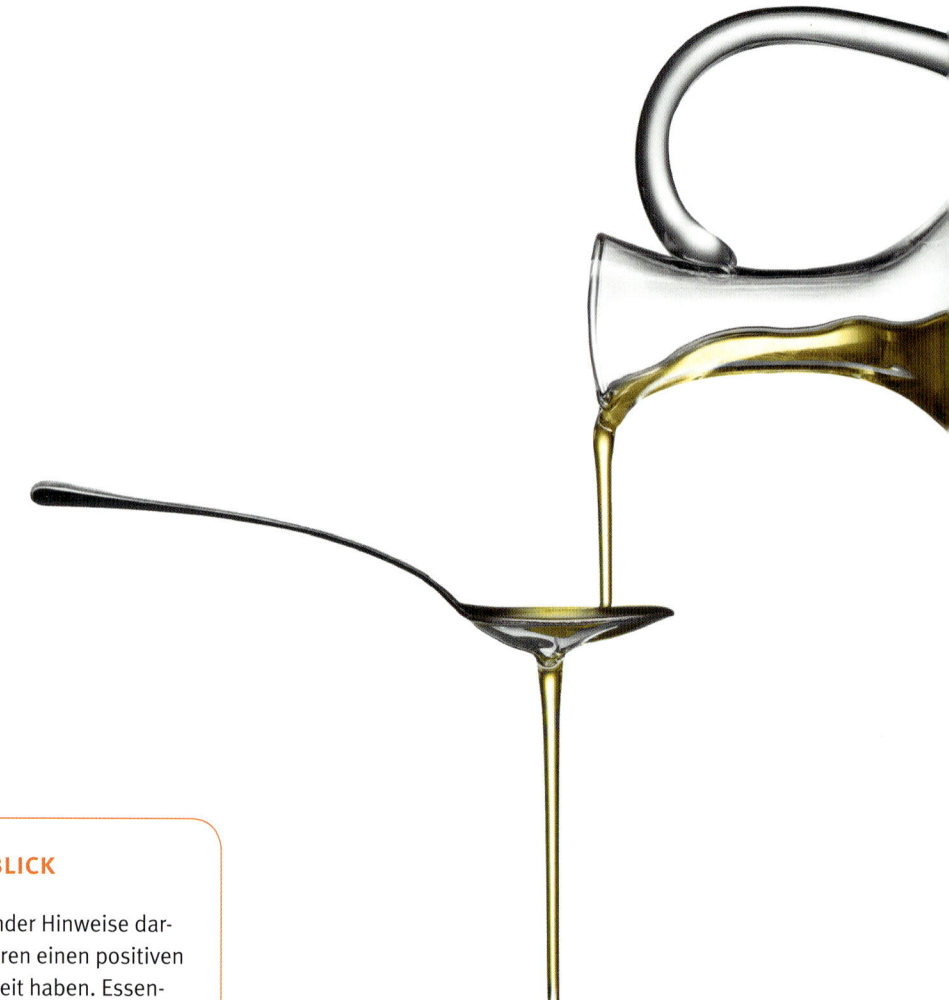

ZUSAMMENFASSUNG UND AUSBLICK

Es gibt eine ganze Reihe vielversprechender Hinweise darauf, dass mehrfach ungesättigte Fettsäuren einen positiven Einfluss auf unsere psychische Gesundheit haben. Essentielle Fettsäuren könnten nicht nur zur Prävention psychischer Störungen, sondern auch zur natürlichen Behandlung bei Depression, Schizophrenie, ADHS und anderen psychischen Störungen eingesetzt werden. Der Grund dafür, dass dies nicht schon längst geschehen ist, liegt vermutlich nicht daran, dass keine Erfolge zu erwarten sind, sondern eher an den fehlenden finanziellen Mitteln für groß angelegte Studien, denn Omega-3-Fettsäuren lassen sich nicht wie neuartige Substanzen patentieren.

Schon jetzt aber zeigen die bereits durchgeführten Untersuchungen, dass so einfache Mittel wie native Pflanzenöle mehr zu unserer Gesundheit und unserem Wohlbefinden sowohl auf psychischer als auch auf physischer Ebene beitragen, als wir es aktuell schon abschätzen können.

Pflanzenöle zur Hautpflege

Pflanzenöle und -fette versorgen die Haut mit nützlichen Wirkstoffen und unterstützen sie in ihrer Barrierefunktion. Im Gegensatz zu Mineralölen können sie gut in die Hautschichten einziehen und dabei sogar andere Stoffe „miteinschleusen".

Unser größtes Organ: die Haut

Die Funktionsweise der Haut
Die Haut ist mit einem Anteil von ca. 7–8 % der Gesamtkörpermasse flächen- und gewichtsmäßig unser größtes Organ und erfüllt folgende Aufgaben:
- **Schutz** nach innen und außen (UV-Licht, Wasser, Chemikalien, Hitze, Kälte, Druck und Stöße, Krankheitserreger)
- **Kommunikationsmittel** nach innen (Sinnesfunktion) und nach außen (Erröten, Erblassen, Schwitzen)
- **Temperaturregulation** (z. B. Schwitzen, Verengen der Blutgefäße)
- **Stoffwechsel** (z. B. Energie- bzw. Fettdepots, Wasserhaushalt, Aufnahmeorgan für bestimmte Stoffe)

Der Aufbau der Haut
Die Haut besteht im Wesentlichen aus drei Schichten (von innen nach außen): Die **Unterhaut** (Subcutis) besteht aus lockerem Bindegewebe, in das Fettdepots eingelagert sind. Sie dient der Wärmeisolierung und als mechanischer Schutz. Fasern der Lederhaut durchziehen die Unterhaut und reichen bis zur darunter liegenden Körperfaszie. Die Unterhaut ist für die Verschieblichkeit der Haut verantwortlich.

TIPP: Um der Verwulstung von Narben entgegenzuwirken, empfiehlt es sich, die Haut sofort nach Abheilung der Kruste vorsichtig und mehrmals täglich leicht zu verschieben. Anschließend mit nativen Pflanzenölen pflegen.

Die **Lederhaut** (Dermis oder Corium) stellt das Bindegewebe dar, das zwischen der Oberhaut und dem subkutanen Fettgewebe liegt. In dieser Hautschicht befinden sich neben Kollagen-, Netz- und elastischen Fasern zahlreiche Blut- und Lymphgefäße, Nervenfasern, Sinnesrezeptoren, Haare, Talg- und Schweißdrüsen.

TIPP: Bei blasenbildenden Erkrankungen (z. B. Sonnenbrand) ist es ganz besonders hilfreich, native Pflanzenöle (anstelle von Mineralölprodukten) zu verwenden, die in diese Hautschicht vordringen können. Ölsäurereiche Pflanzenöle und -fette ziehen langsam, aber tief in die Haut ein. Bei Sonnenbrand sind somit Johanniskrautmazerat und Macadamianussöl sehr zu empfehlen.

In der **Oberhaut** (Epidermis) entfalten Kosmetikprodukte ihre Wirkung. Die Oberhaut wird von der Dermis versorgt und besteht primär aus Keratinozyten, die das mehrschichtige, verhornende Plattenepithel bilden. Sie enthält pigmentbildende Zellen (Melanozyten), Immunzellen der Haut (Langerhans-Zellen) und vereinzelt Merkel-Zellen (Druckrezeptoren). Schleimhäute besitzen keine Hornschicht und keine Haare. Die oberste der fünf Schichten (Hornschwiele) ist für den mechanischen Schutz wichtig (stark ausgeprägt an Handinnenflächen und Fußsohlen). Die unterste, einzellige Schicht bildet die Barriere zur darunter liegenden Dermis. Sie enthält Stammzellen, die zur stetigen Regeneration beitragen. Die Keratinozyten wandern also von der untersten Schicht nach außen zur Hornschwiele und werden dann abgestoßen. Der Prozess dauert bei gesunder Haut etwa vier bis sechs Wochen.

Bei Psoriasis (Schuppenflechte) erfolgt diese Zellerneuerung viel schneller als bei gesunder Haut. Im Alter hingegen verlangsamt sich die Zellerneuerung und die Epidermis wird dünner (so genannte Altersatrophie der Haut).

Substanzen können durch die Hornschicht entweder durch die Zellen (transzellulär), entlang der Zellzwischenräume (interzellulär), oder – am schnellsten – entlang der Poren (Haarfollikel, Talgdrüsen) bzw. Schweißdrüsen in die Haut eindringen. Wärme und Feuchtigkeit beschleunigen die Aufnahme.

Hinweis: Durch photosensibilisierend wirkende Substanzen wird die Haut lichtempfindlicher. Vorsicht ist besonders bei ätherischen Ölen aus Zitrusschalen und bestimmten Doldenblütlern (z. B. Angelikawurzel) gegeben, wenn diese dem Pflanzenöl als duftende Wirkstoffkomponenten hinzugefügt wurden.

Haare, Haut und Co. (Hautanhangsgebilde)

Unsere **Haare** sind lange „Hornfäden", die hauptsächlich aus Keratin bestehen. Mit Ausnahme der Schleimhäute, Hand- und Fingerinnenflächen, Fußsohlen, Brustwarzen und Lippen ist die Haut des Menschen behaart. Die Haarwurzel befindet sich in der Lederhaut. Im Bildungsbereich geben Melanozyten Pigmente an das entstehende Haar ab. Haare (mit Talgdrüsen) dienen den Menschen als Lichtschutz, zur Feuchtigkeitsregulierung, Wärmedämmung, Tastempfindung und zur Verbreitung von körpereigenen Duftstoffen.

Unsere **Nägel** sind „Keratinplatten" auf der Oberseite von Finger- und Zehenspitzen. Sie haben vor allem eine mechanische Schutzfunktion, dienen aber auch zum Tasten, Ritzen, Zupfen und Kratzen. Fingernägel wachsen schneller als Fußnägel. Der Wachstumsprozess findet hinter dem Nagelfalz statt, das verhornte Keratin wird allmählich nach vorne geschoben.

In der Lederhaut befinden sich **Hautdrüsen**: Die **Schweißdrüsen** sind über den gesamten Körper verteilt und verantwortlich für die Temperaturregulation. Die **Duftdrüsen** hingegen befinden sich insbesondere im Genitalbereich, um die Brustwarzen und in den Achselhöhlen. Sie produzieren ein fetthaltiges Sekret, das durch bakterielle Zersetzung u. a. den typischen Schweißgeruch hervorruft. Das Sekret von **Talgdrüsen** wird über das Haar auf die Haut geleitet. Sie sind v. a. auf der Kopfhaut, im Genitalbereich, im Gesicht und am Rumpf zu finden. Auf den Fußsohlen und Handinnenflächen sind keine Talgdrüsen vorhanden.

Wohltuend für die Haut: Massagen und Einreibungen

Berührung ist Leben. Die Sehnsucht nach Berührung ist ein grundlegendes menschliches Bedürfnis. Ihre Bedeutung wurde für die geistige und körperliche Gesundheit intensiv erforscht. Die Massage zählt zu den ältesten Behandlungsformen, die je von Menschen praktiziert wurde.

„Massage ist möglicherweise die einzige instinktive therapeutische Maßnahme: Wir halten und streicheln diejenigen, denen wir Trost zusprechen möchten." (Andrew Vickers)

Massagen und Einreibungen mit nativen Pflanzenölen in Kombination mit naturreinen ätherischen Ölen sind ein ganz besonders wertvolles Erlebnis – auch für den Menschen, der massiert und dabei die Substanzen bei jeder Anwendung ebenso aufnimmt.

Massagearten

Massagen im **therapeutischen** Sinn: Dazu zählen Anwendungen, die von ausgebildeten Masseur/innen durchgeführt werden und der Gesundheitsvorsorge wie auch der Beschwerdelinderung (z. B. Schmerzen) dienen.

Institute setzen zunehmend anstelle von Mineralölen auch native Pflanzenöle für Massagen ein. Diese sind zwar etwas teurer, aber das Angebot steigt aufgrund der zunehmenden Nachfrage nach diesen Naturprodukten. Es spricht nichts dagegen, wenn Sie Ihr selbst erstelltes Massageöl zur nächsten Therapie mitbringen und sich mit diesem Öl massieren lassen.

Massagen im **kosmetischen** Sinn: Dazu zählen Anwendungen, die von Kosmetiker/innen durchgeführt werden, um kosmetische Produkte in die Haut einzuarbeiten.

Auch die Kosmetikindustrie reagiert zunehmend auf die Nachfrage nach Naturprodukten. Der Anteil an Pflanzenölen anstelle oder in Kombination mit Mineralölen steigt auch in kosmetischen Produkten.

Massagen im **pflegerischen** Sinn: In der klinischen Arbeit sind ausgedehnte Massagen leider nicht möglich, aber kurze Einreibungen am Rücken, an den Händen und Füßen unterstützen den Regenerationsprozess, wirken angstlindernd und stimmungsaufhellend. Die sanften Streichungen (v. a. ohne Handschuhe) lösen nicht nur bei

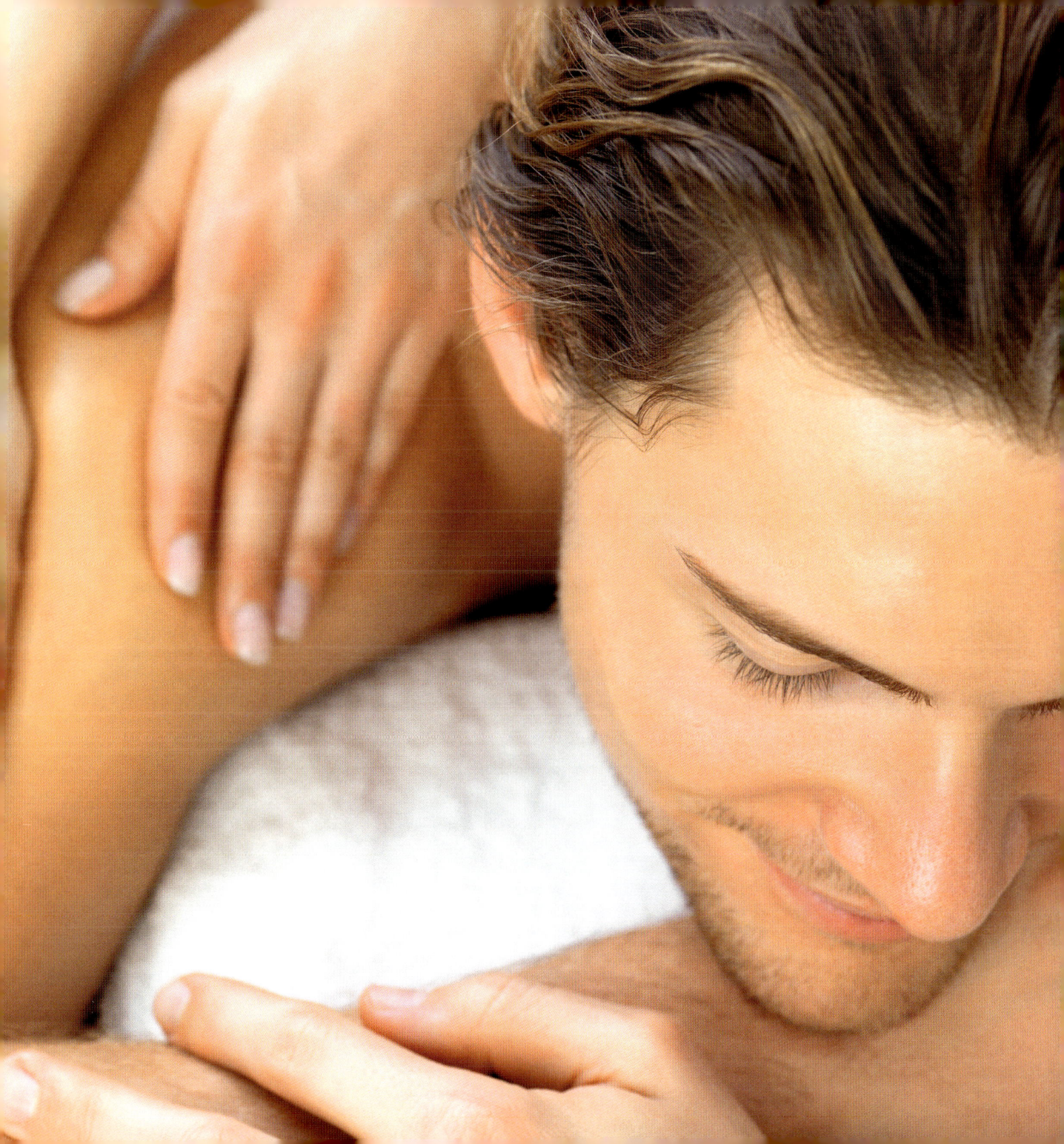

den Behandelten Wohlbefinden aus, sondern auch bei den Pflegenden. Auch Angehörige übernehmen diese Streichungen gerne für ihre Lieben. Es entsteht ein Gefühl der Verbundenheit, Fürsorge und in manchen Fällen auch des Loslassens und der Verzeihung.

Tipp: Besonders beliebt sind diese Anwendungen bei Geburten, bei Säuglingen, Kindern und Jugendlichen, vor Operationen, in der Onkologie, Geriatrie- und Palliativpflege. Auch im Hospizbereich gewinnen Massagen zunehmend an Bedeutung.

Massagen zu Hause: Für sanfte Massagen und Einreibungen – auch „Salbungen" – zu Hause benötigt man keine spezielle Ausbildung: Einfühlungsvermögen, Achtsamkeit, Respekt hinsichtlich Vorlieben und Abneigungen, Zärtlichkeit und Freude am Wohlbefinden des Angehörigen reichen dazu völlig aus. Erfahrungen zeigen, dass Kinder, die regelmäßig massiert werden, ausgeglichener sind, besser schlafen und sich beim Lernen besser konzentrieren können. Auch Eltern sind weniger besorgt und entspannter. Partnerschaften, in denen sich Mann und Frau durch ausgedehnte und regelmäßige Streicheleinheiten verwöhnen, sollen harmonischer und liebevoller sein. Das gegenseitige Vertrauen und die Verbundenheit werden gestärkt.

Tipp: Abendliche Fußmassagen mit hochwertigen Pflanzenölen tragen dazu bei, dass Sie und Ihre Kinder besser schlafen und besser abschalten können. Sie schaffen ein Gefühl der Verbundenheit, Fürsorge und Aufmerksamkeit. Ganz wichtig dabei ist, dass beide die Massage mögen. Es kommt nicht auf die Dauer und auf die Häufigkeit, sondern auf die Regelmäßigkeit (z. B. einmal in der Woche) an.

Wichtiges rund um Massageöle

Zubereitung mit fetten Pflanzenölen
- Verwenden Sie Pflanzenöle in höchster **Qualität**, die den Einkaufskriterien entsprechen (siehe Seite 20).
- Bereiten Sie nur **kleine Mengen** für Einzelanwendungen zu. 5 bis 10 ml (z. B. ein bis zwei Esslöffel, ein halber Eierbecher oder ein halbes Schnapsglas voll) reichen für eine Teilanwendung völlig aus.
- **Erwärmen** Sie die Öle vor der Anwendung (max. auf Körpertemperatur). Stellen Sie z. B. das Schnapsglas mit dem Öl kurz vor der Anwendung in ein warmes Wasserbad oder auf die Heizung.
- Sorgen Sie für eine **angenehme Atmosphäre**: Leise Musik, ein angenehm temperierter Raum (mind. 22 °C), gedämpftes Licht, warme, saubere Hände und kurze Nägel tragen zum Erfolg der Anwendung bei. Schmuck an den Händen und Handgelenken (z. B. Armbanduhr) sollte abgelegt werden. Jene Stellen, die nicht massiert werden, sollten zugedeckt werden (gerade im Liegen kühlt man rasch aus).

Mischungen mit ätherischen Ölen
- Weniger ist mehr. Achten Sie auf die genaue Dosierung:
  Kinder: 5 ml + max. 1 Tropfen ätherisches Öl
  Erwachsene: 5 ml + max. 3 Tropfen ätherisches Öl
- Die Mischung muss für alle Beteiligten gut duften: Verpacken Sie heilende, aber weniger beliebte Düfte in angenehmen Noten (z. B. Zitrusöle oder Blütenöle).

Durch die Kombination von ausgewählten ätherischen Ölen mit fetten Pflanzenölen unterstreichen Sie den gewünschten Effekt (z. B. Entspannung, Konzentrationssteigerung, tiefere Atmung, Erhöhung des Muskeltonus vor dem Sport u. v. m.).

Hinweis: Beachten Sie die Vorsichtsgebote bei den einzelnen ätherischen Ölen. Nicht jedes ätherische Öl ist für jeden geeignet. In der Schwangerschaft, bei Säuglingen und kleinen Kindern, bei Asthma, Epilepsie, Allergie (v. a. Korbblütler), bei sehr hohem oder sehr niedrigem Blutdruck und bei alten, gebrechlichen Menschen ist Vorsicht geboten (siehe Seite 132).

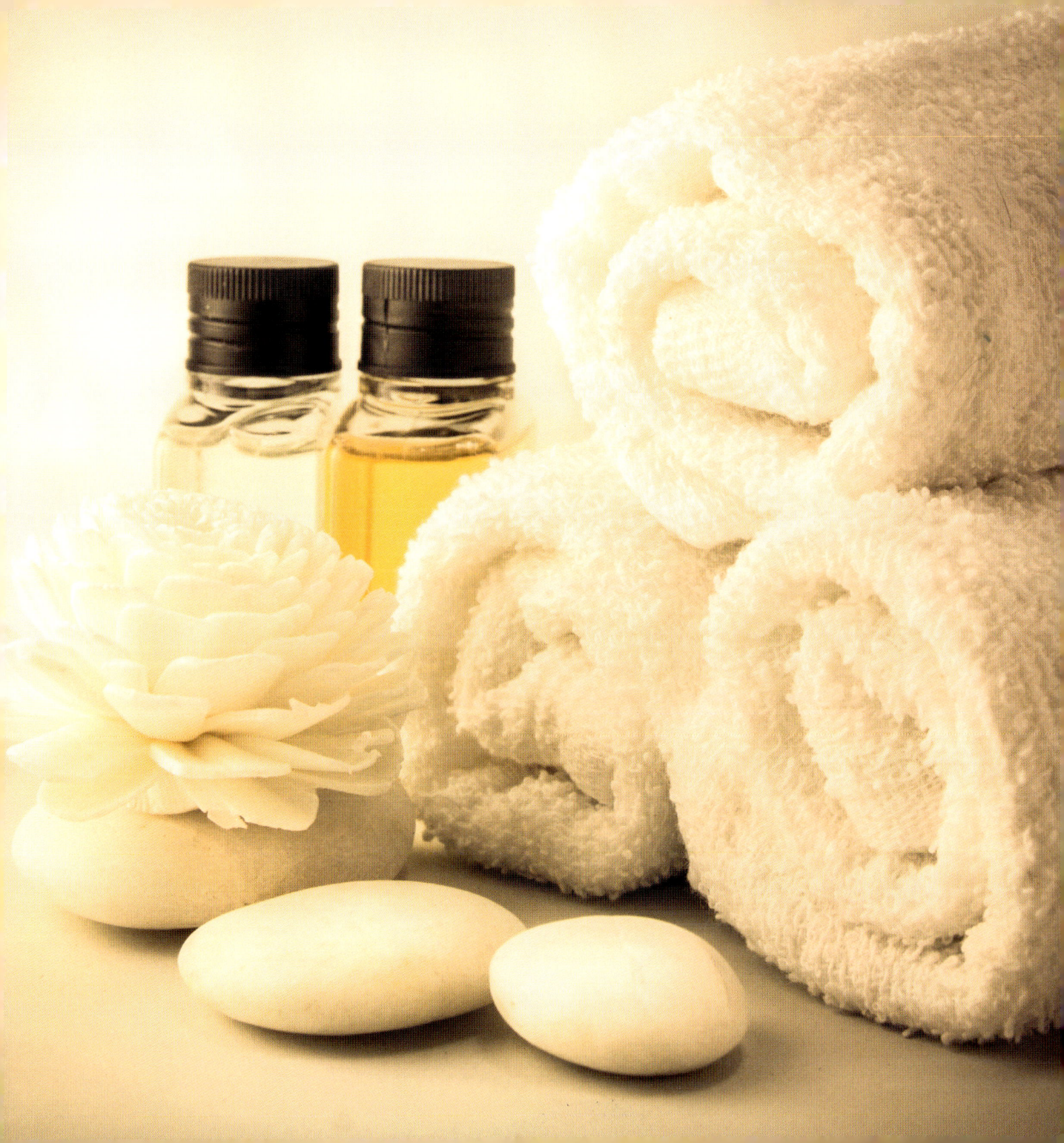

Von Kopf bis Fuß – Körperpflege mit Pflanzenölen

Die folgenden Rezepte sind kein Ersatz für ärztliche Therapien. Bei Hautproblemen ist **immer** ein Arzt zu konsultieren und die Anwendung nur unter fachlicher Aufsicht durchzuführen. Die Rezepturen stellen keinerlei Ersatz für schulmedizinische Empfehlungen dar.

Bitte beachten Sie bei den Zubereitungen die Vorsichtsgebote hinsichtlich ätherischer Öle. Nicht jede Mischung ist für jeden Menschen geeignet. Details können Sie ab Seite 133 unter „Duftende Geschenke aus der Natur – ätherische Öle" nachlesen. Bevor Sie größere Mengen des Öls herstellen, führen Sie bitte einen Allergietest durch, indem Sie ein wenig der Mischung auf der Innenseite Ihres Unterarms auftragen und zwölf Stunden warten.

Die nachstehenden Rezeptideen sind für den privaten Gebrauch und die privaten Gegebenheiten zur Herstellung von eigenen Körperpflegeprodukten gedacht. Da im privaten Gebrauch in der Regel keine mg-genauen Waagen zur Hand sind, die für so geringe Herstellungsmengen benötigt werden, enthalten die Rezepturen Tropfen-Angaben. Arbeiten Sie bitte sehr sorgfältig bzw. mit sauberen (mit 70 %igem Weingeist desinfizierten) Gefäßen und ausschließlich mit frischen Zutaten, die den angegebenen Qualitätskriterien entsprechen.

Gesichtsöle

Die folgenden Rezeptvorschläge können auch als Maske oder zum Abreinigen dekorativer Kosmetik (auch wasserfester Wimperntusche) verwendet werden. Wenn Sie die Haut vorher mit einem Hydrolat (z. B. Rosenhydrolat) besprühen und das Öl auf die noch nasse Haut auftragen, ziehen die Öle besser ein. Die nachstehenden Rezepturen sind jeweils für ca. fünf Anwendungen berechnet und sollten innerhalb von drei Wochen verbraucht werden. Füllen Sie die Mischungen in saubere Glasflaschen ab (diese erhalten Sie im Fachhandel und in Apotheken).

Rezeptidee „Morgendlicher Jungbrunnen für die Frau"

- 10 ml Jojoba
- 10 ml Kokosöl (vorsichtig schmelzen)
- 1 Tropfen ätherisches Ho-Blätter-Öl (*Cinnamomum camphora ct. Linalool*)
- 1 Tropfen ätherisches Rosenöl (*Rosa damascena*)
- 1 Tropfen ätherisches Weihrauchöl (*Boswellia sacra*)

Rezeptidee „Abendlicher Jungbrunnen für die Frau"

- 10 ml Hanfsamenöl
- 5 ml Granatapfelsamenöl
- 5 ml Nachtkerzensamenöl
- 3 Tropfen Sanddornfruchtfleischöl
- 1 Tropfen ätherisches Lavendelöl (*Lavandula angustifolia*)
- 2 Tropfen ätherisches Orangenöl (*Citrus sinensis*)
- 1 Tropfen ätherisches Weihrauchöl (*Boswellia sacra*)

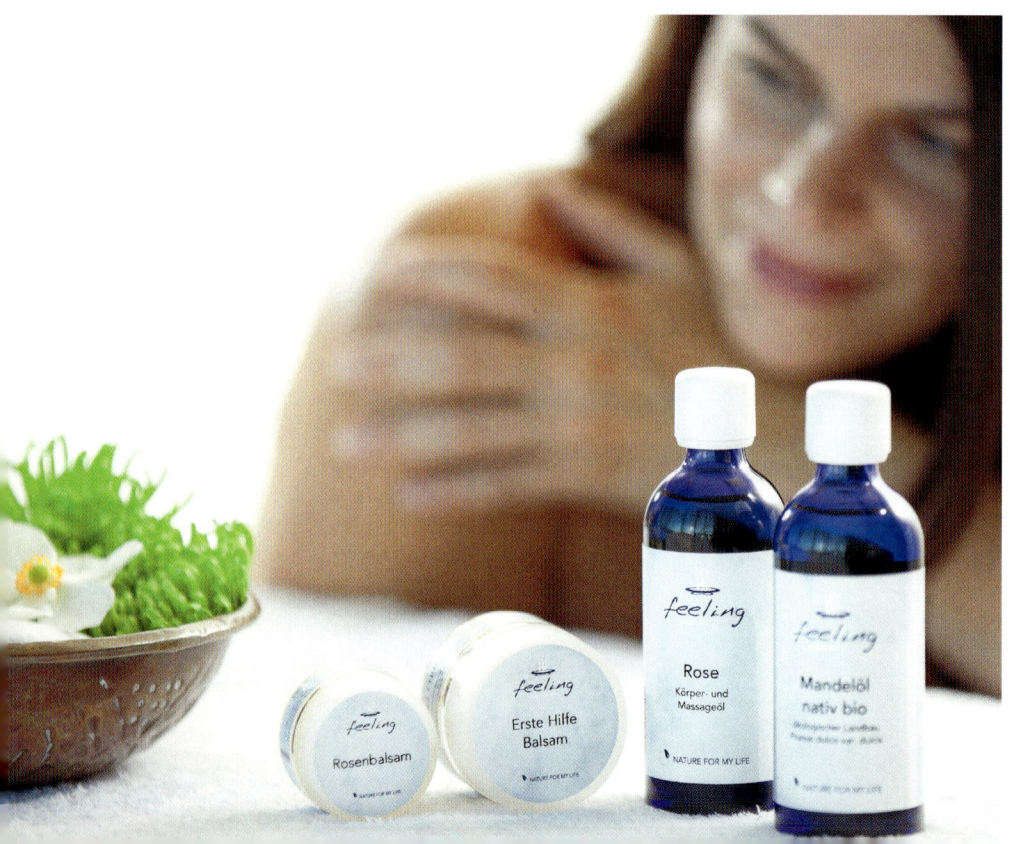

Rezeptidee „Morgendlicher Jungbrunnen für den Mann"
- 10 ml Jojoba
- 10 ml Macadamianussöl
- 1 Tropfen ätherisches Lemongrassöl (*Cymbopogon flexuosus*)
- 1 Tropfen ätherisches Kiefernnadelöl (*Pinus sylvestris*)
- 1 Tropfen ätherisches Weihrauchöl (*Boswellia sacra*)

Rezeptidee „Abendlicher Jungbrunnen für den Mann"
- 10 ml Hanfsamenöl
- 5 ml Macadamianussöl
- 5 ml Wildrosenöl
- 3 Tropfen Sanddornfruchtfleischöl
- 1 Tropfen ätherisches Lavendelöl (*Lavandula angustifolia*)
- 2 Tropfen ätherisches Sandelholzöl (*Santalum album*)
- 1 Tropfen ätherisches Weihrauchöl (*Boswellia sacra*)

Rezeptidee „Teenie-Morgenpflege"
- 15 ml Jojoba
- 4 ml Mandelöl süß
- 1 ml Calophyllumöl
- 1 Tropfen ätherisches Ho-Blätter-Öl (*Cinnamomum camphora* ct. Linalool)
- 1 Tropfen ätherisches Rosengeranienöl (*Pelargonium graveolens*)
- 1 Tropfen ätherisches Rosmarinöl (*Rosmarinus officinalis* ct. Cineol)

Rezeptidee „Teenie-Abendpflege"
- 10 ml Hanfsamenöl
- 5 ml Himbeersamenöl
- 4 ml Wildrosenöl
- 1 ml Calophyllumöl
- 3 Tropfen Sanddornfruchtfleischöl
- 1 Tropfen ätherisches Melissenöl (*Melissa officinalis*)
- 1 Tropfen ätherisches Kamillenöl blau (*Matricaria recutita* 10:90 in Jojoba)
- 1 Tropfen ätherisches Thymianöl (*Thymus vulgaris* ct. Linalool)

Augenpflege

Die nachstehenden Rezepturen sind jeweils für ca. 20 Anwendungen berechnet und sollten innerhalb von drei Wochen verbraucht werden. Füllen Sie die Mischungen in saubere Glasflaschen ab (diese erhalten Sie im Fachhandel und in Apotheken). Tupfen Sie die Mischungen abends auf die (vorzugsweise mit Rosenhydrolat) leicht befeuchtete Augenpartie auf.

Rezeptidee „Augenfältchen"
- 5 ml Hanfsamenöl
- 3 ml Granatapfelsamenöl
- 2 ml Nachtkerzensamenöl
- 1 Tropfen ätherisches Rosenöl (*Rosa damascena*)

Rezeptidee „Gerötete Augen"
- 4 ml Johanniskrautöl
- 3 ml Granatapfelsamenöl
- 3 g Kokosöl (vorsichtig schmelzen)
- 1 Tropfen ätherisches Kamillenöl blau (*Matricaria recutita* 10:90 in Jojoba)

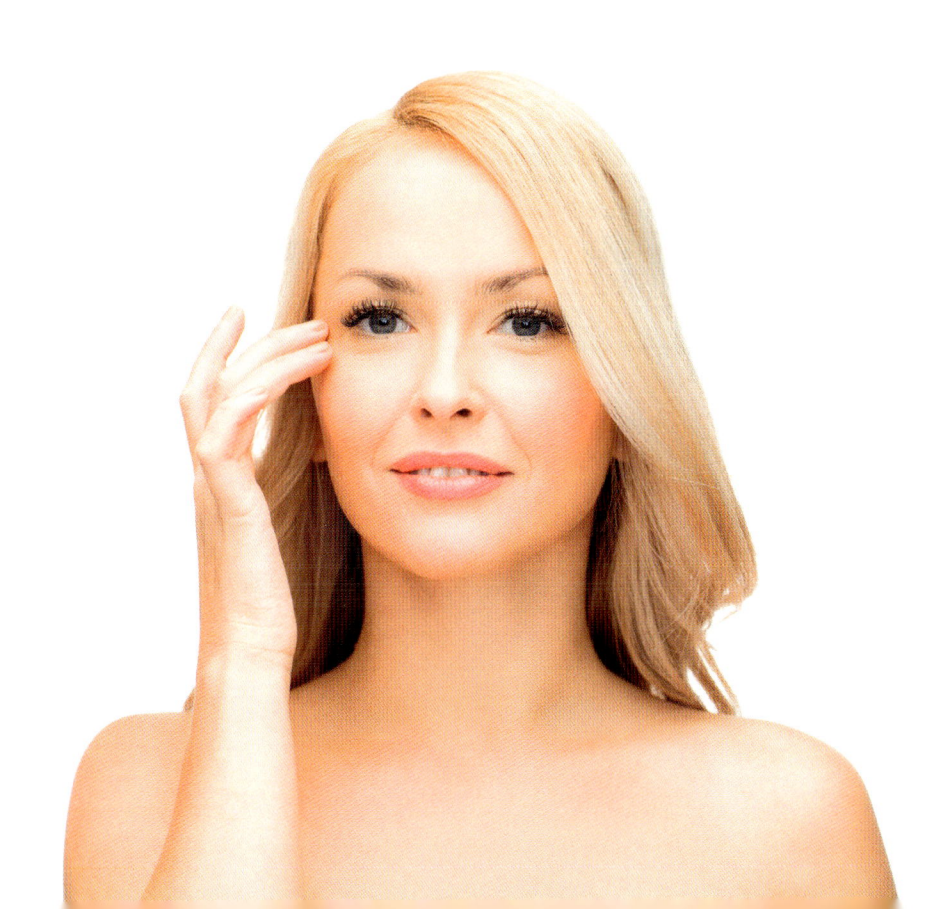

Haarmasken

Tragen Sie die Mischungen auf das (vorzugsweise mit Hydrolaten) leicht befeuchtete Haar auf, wickeln Sie ein Handtuch darüber und lassen Sie die Maske mindestens 20 Minuten (oder auch über Nacht) einwirken. Anschließend spülen Sie die Haare mit einem milden Haarshampoo gut aus. Die Dosierungen bei den Haarmasken beziehen sich jeweils auf Einzelanwendungen. Diese Mischungen sollten somit immer frisch zubereitet und nicht gelagert werden.

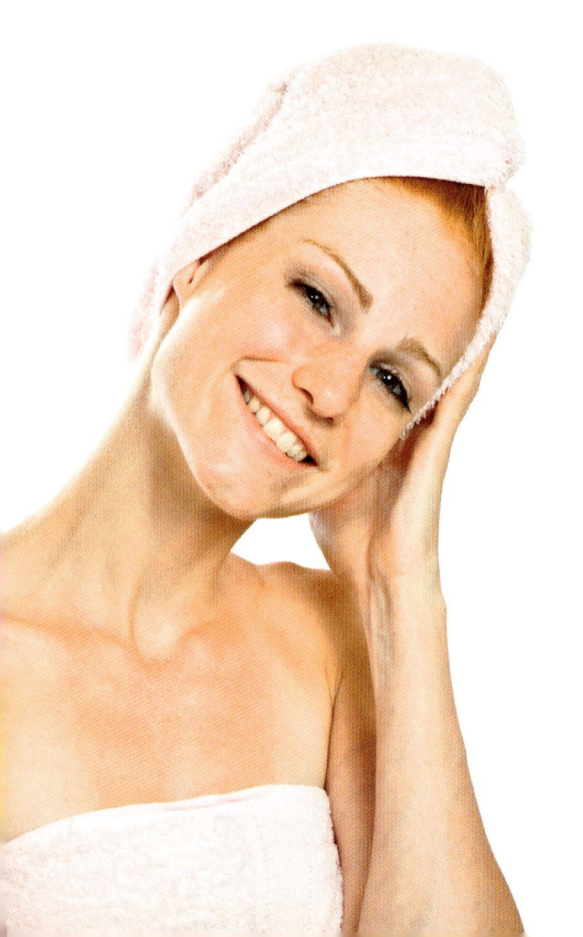

Rezeptidee „Haarmaske bei Spliss"
- 10 ml Arganöl
- 5 ml Kokosöl (vorsichtig schmelzen)
- 2 Tropfen ätherisches Lavendelöl (*Lavandula angustifolia*)
- 1 Tropfen ätherisches Atlaszedernöl (*Cedrus atlantica*)

Rezeptidee „Haarmaske bei Haarausfall"
- 15 ml Johanniskrautöl
- 2 Tropfen ätherisches Rosmarinöl (*Rosmarinus officinalis*)
- 1 Tropfen ätherisches Nelkenknospenöl (*Syzygium aromaticum*)

Rezeptidee „Haarmaske für luxuriösen Glanz"
- 5 ml Arganöl
- 10 ml Kokosöl (vorsichtig schmelzen)
- 3 Tropfen ätherisches Orangenöl (*Citrus sinensis*)

Rezeptidee „Haarmaske bei Neigung zu Schuppen"
- 5 ml Johanniskrautöl
- 3 ml Hanfsamenöl
- 2 ml Wildrosenöl oder Nachtkerzensamenöl
- 1 Eigelb (Eidotter)
- 1 EL Apfelessig
- 1 Tropfen ätherisches Lavendelöl (*Lavandula angustifolia*)
- 1 Tropfen ätherisches Atlaszedernöl (*Cedrus atlantica*)

Körper-/Massageöle

Die nachstehenden Rezepturen sind jeweils für eine Ganzkörper-Anwendung (oder drei Teilanwendungen – z. B. Rücken oder Beine) berechnet und sollten innerhalb von zwei Wochen verbraucht werden. Füllen Sie die Mischungen in saubere Glasflaschen ab (diese erhalten Sie im Fachhandel und in Apotheken).

Rezeptidee „Massageöl zum Relaxen"
- 5 ml Mandelöl süß
- 5 ml Arganöl
- 5 ml Johanniskrautöl
- 2 Tropfen ätherisches Mandarinenöl (*Citrus reticulata*)
- 1 Tropfen ätherisches Orangenöl (*Citrus sinensis*)
- 1 Tropfen ätherisches Lavendelöl (*Lanvandula angustifolia*)
- 1 Tropfen ätherisches Melissenöl (*Melissa officinalis*)
- 1 Tropfen ätherisches Weihrauchöl (*Boswellia sacra*)

Rezeptidee „Körperöl gegen Erkältung" (medizinischer Duft)
- 10 ml Leinsamenöl
- 5 ml Schwarzkümmelöl
- 3 Tropfen ätherisches Zitronenöl (*Citrus x limon*)
- 2 Tropfen ätherisches Eukalyptusöl (*Eucalyptus globulus*)
- 1 Tropfen ätherisches Kiefernöl (*Pinus sylvestris*)

Rezeptidee „Körperöl gegen Erkältung" (warmer, balsamischer Duft)
- 10 ml Leinsamenöl
- 5 ml Schwarzkümmelöl
- 3 Tropfen ätherisches Orangenöl (*Citrus sinensis*)
- 2 Tropfen ätherisches Gewürznelkenknospenöl (*Syzygium aromaticum*)
- 1 Tropfen ätherisches Weihrauchöl (*Boswellia sacra*)

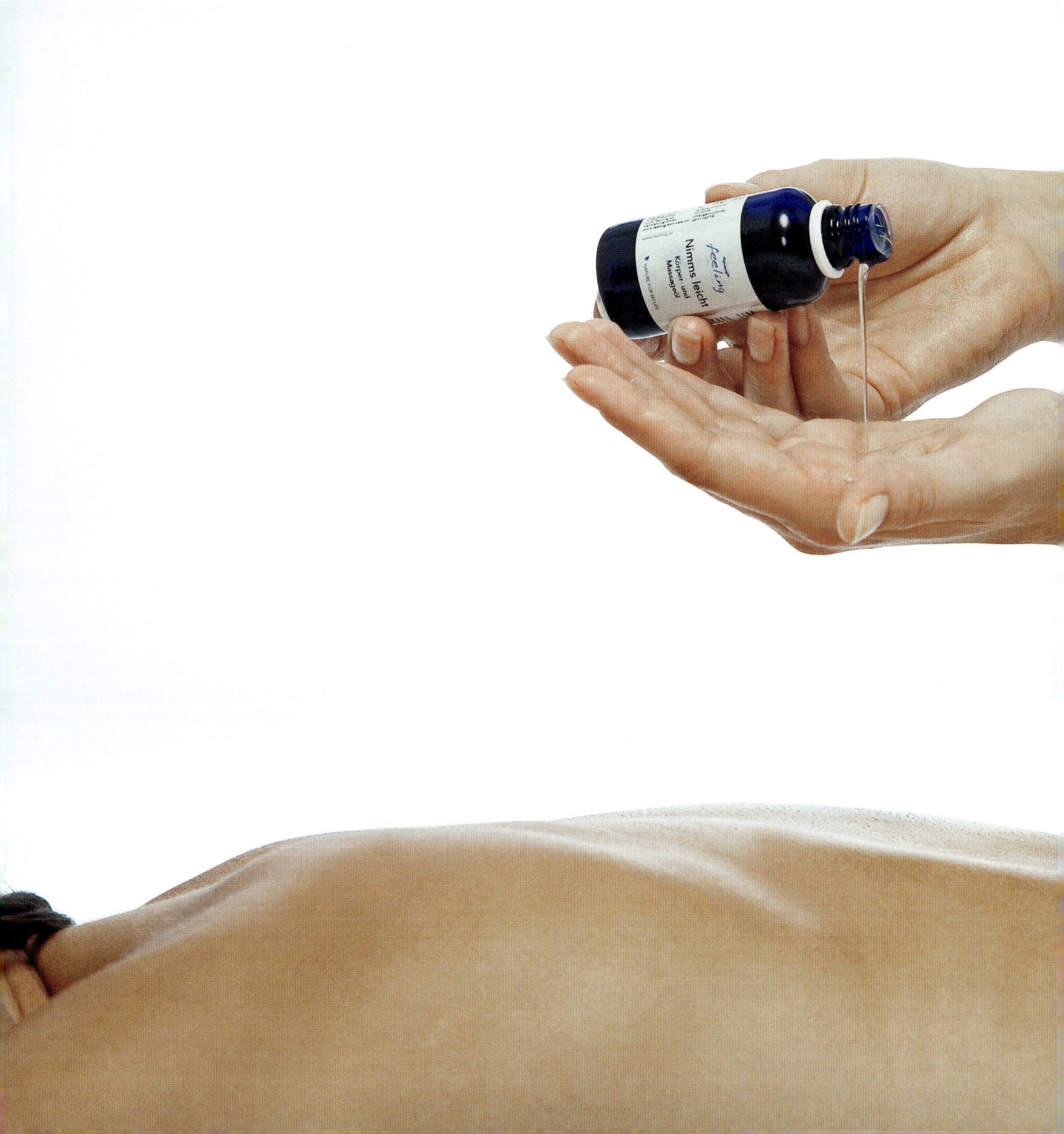
feeling
Nimms leicht
Körper- und
Massageöl

Rezeptidee „Bäuchleinöl bei Verdauungs- und Menstruationsproblemen"
- 10 ml Schwarzkümmelöl
- 5 ml Johanniskrautöl
- 3 Tropfen ätherisches Mandarinenöl (*Citrus reticulata*)
- 2 Tropfen ätherisches Lavendelöl (*Lavandula angustifolia*)
- 2 Tropfen ätherisches Majoranöl (*Origanum majorana*)

Rezeptidee „Lernöl zur Konzentrationssteigerung"
- 10 ml Mandelöl süß
- 5 ml Hanfsamenöl
- 3 Tropfen ätherisches Zitronenöl (*Citrus x limon*)
- 2 Tropfen ätherisches Pfefferminzöl (*Mentha x piperita*)
- 1 Tropfen ätherisches Weihrauchöl (*Boswellia sacra*)

Rezeptidee „Körperbutter für Urlaubsfeeling"
- 50 g Kakaobutter
- 2 g Kokosöl
- 3 Tropfen ätherisches Mandarinenöl (*Citrus reticulata*)
- 1 Tropfen ätherisches Ylang-Ylang-Öl (*Cananga odorata*)
- 1 Tropfen ätherisches Lemongrassöl (*Cymbopogon flexuosus*)
- 1 Tropfen ätherisches Sandelholzöl (*Santalum album*)

Kakaobutter und Kokosöl vorsichtig schmelzen (nicht erhitzen) und die ätherischen Öle hinzugeben. In mit Weingeist (70%ig) desinfizierte Eiswürfelformen gießen und fest werden lassen. Nach dem Duschen über die nasse Haut gleiten lassen. Die Mischung rasch aufbrauchen.

Hand- und Fußpflege

Rezeptidee „Nagelöl bei brüchigen Nägeln"
- 5 ml Arganöl
- 2 Tropfen ätherisches Zitronenöl (*Citrus x limon*)

Pflegebalsam zur Fußpflege

Zur Herstellung von Pflegebalsamen die festen Bestandteile im Wasserbad vorsichtig schmelzen (nicht erhitzen!), auf handwarme Temperatur abkühlen lassen, fette Pflanzenöle und ätherische Öle hinzugeben und in saubere, mit Weingeist (70%ig) desinfizierte Leerbehälter abfüllen. Immer mit einem sauberen Spatel entnehmen (Spatel erhält man in Apotheken) und innerhalb von drei Monaten aufbrauchen.

Rezeptidee „Fußbalsam bei rissigen Fersen oder diabetischem Fuß"
- 25 g Sheabutter
- 5 g Johanniskrautöl
- 5 g Calophyllumöl
- 5 g Wildrosenöl
- 3 Tropfen Sanddornfruchtfleischöl
- 10 Tropfen ätherisches Neroliöl (*Citrus aurantium flos*), 10:90 in Jojoba oder 1 Tropfen pur
- 2 Tropfen ätherisches Lavendelöl (*Lavandula angustifolia*)
- 2 Tropfen ätherisches Myrtenöl (*Myrtus communis ct. Myrtenylacetat*)
- 2 Tropfen ätherisches Kiefernöl (*Pinus sylvestris*)
- 2 Tropfen ätherisches Atlaszedernöl (*Cedrus atlantica*)

TIPP: Der Balsam kann auch für die Hände (z. B. bei rissigen Fingerknöcheln) oder als Kälteschutz im Winter verwendet werden.

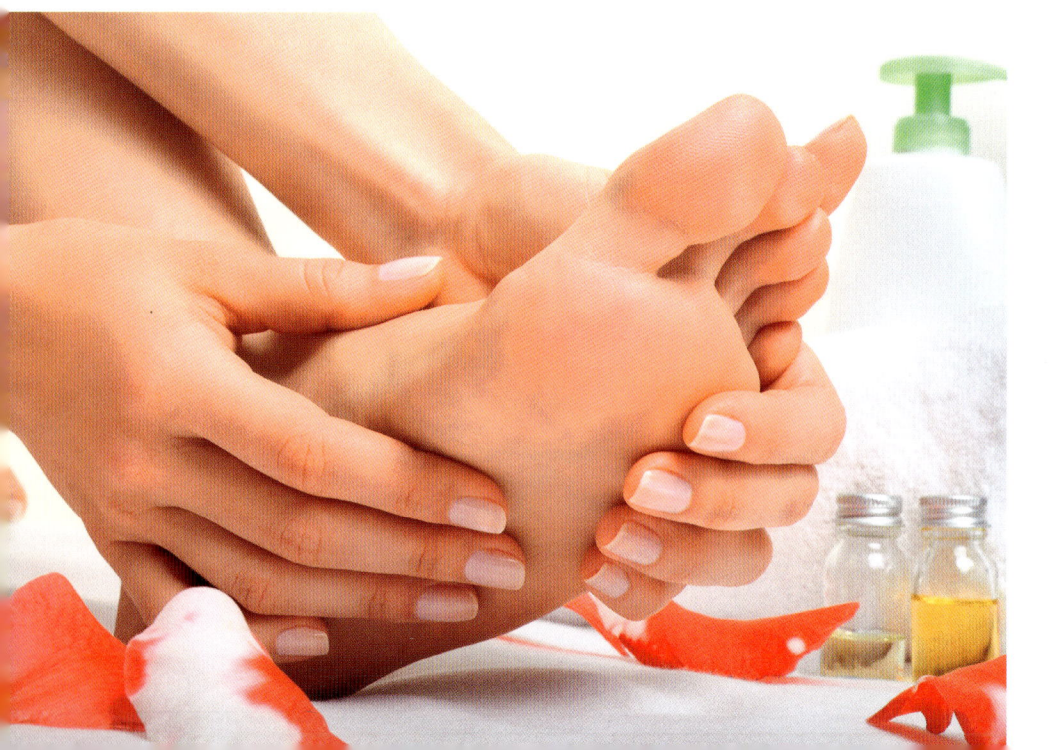

Duftende Geschenke aus der Natur – ätherische Öle

Ätherische Öle („Aetherolea") werden aus den verschiedensten Pflanzenteilen (z. B. Blüten, Blättern, Wurzeln, Harze u. a.) entweder durch Destillation mit Wasser oder Dampf oder durch mechanisches Verarbeiten (z. B. Pressung der Zitrusschalen) gewonnen. Die Pflanze produziert diese Duftstoffe, um ihr Überleben zu sichern: um sich vor Krankheiten oder Schädlingen zu schützen, um Nützlinge anzulocken und um mit anderen Pflanzen zu kommunizieren.

Wesentliche Unterschiede zu einem fetten Öl oder Pflanzenfett

- Ätherische Öle besitzen einen sehr starken Eigenduft (daher bedarf es einer extrem niedrigen – tröpfchenweisen – Dosierung).
- Sie sollten keinesfalls großflächig pur auf die Haut aufgetragen werden.
- Sie fetten nicht (hinterlassen keinen Fettfleck, nur unter Umständen Farbrückstände, wenn man sie auf ein Taschentuch träufelt) und sind daher auch nicht als Gleitmittel geeignet.
- Sie besitzen eine völlig andere Zusammensetzung (Inhaltsstoffe: Terpene und Phenylpropane) als fette Öle.
- Sie sind eine Mischung aus hunderten verschiedenen flüchtigen Wirkstoffen. „Ätherisch" bedeutet „himmlisch" – sie lösen sich förmlich „in Luft auf".

Was sind Extrakte, Absolues oder Resinoide?

Wenn sich eine Pflanze ihren Duft mittels Destillation oder mechanischer Verfahren nicht entziehen lässt (z. B. Vanille, Benzoe, Flieder, Kaffee oder Jasmin), so bedient sich der Mensch anderer Methoden (z. B. CO_2-Extraktion, Lösungsmittelextraktion, Enfleurage), um ihren natürlichen Duft „einzufangen". Das Endergebnis ist dann per Definition kein ätherisches Öl, sondern beispielsweise ein Extrakt, Absolue oder ein Resinoid.

Was sind Chemotypen (Abkürzung „ct.")?

Je nachdem welchen Standortbedingungen eine Pflanze ausgesetzt ist, produziert sie unterschiedlich zusammengesetzte ätherische Öle, um ihre Art zu erhalten. Die Inhaltsstoffe des ätherischen Öls aus einer botanisch und sichtbar gleichen Pflanze, die Frost ausgesetzt ist, können somit völlig anders sein als bei einer Pflanze, die nicht mit Frost, aber dafür mit starker Hitze konfrontiert ist. Besonders davon betroffen sind ätherische Kräuteröle und jene des Kampferbaumes. Diese Information ist wichtig für den sicheren Einsatz ätherischer Öle und erkennbar am Etikett der Fläschchen bestimmter ätherischer Öle durch die Angabe des Herkunftslandes und/oder des Chemotypen.

Was ist beim Einkauf ätherischer Öle zu beachten?

Achten Sie beim Einkauf ätherischer Öle auf das Etikett. Folgende Informationen sollten unbedingt enthalten sein, wenn Sie ätherische Öle für kulinarische Zwecke und/oder zur Anwendung auf der Haut verwenden möchten:

- 100 % naturreines (echtes) ätherisches Öl
- Zur Aromapflege (Aromatherapie) geeignet
- Botanischer Name
- Aufbrauchsfrist/Haltbarkeit
- Herkunftsland und Chargennummer
- Kosmetische Anwendungsempfehlung (z. B. „4 Tropfen mit 10 ml Mandelöl mischen")
- Pflanzenteil, Gewinnungsmethode, Lagerhinweise, auszuweisende Allergene laut Kosmetikverordnung (z. B. Citral, Linalool, Citronellol, Cinnamal)
- Bei bestimmten Ölen: Chemotyp (z. B. Kräuteröle, Kampferöle)

Beispiel: Thymus vulgaris

Bezeichnung am Etikett	Wirkung in der Hautpflege
Thymian ct. Linalool	sehr pflegend, auch für Kinder und empfindliche Haut gut geeignet
Thymian ct. Thymol	haut- und schleimhautreizend, stark antibakteriell

Hinweis: Die Zubereitungen in diesem Buch beziehen sich ausschließlich auf 100 % naturreine (echte) ätherische Öle, nicht auf synthetisch hergestellte Düfte oder Duftkompositionen.

Steckbriefe

Im Folgenden finden Sie eine Übersicht über Anwendung und Wirkung der verschiedenen ätherischen Öle sowie einen Hinweis zu Vorsichtsgeboten. Weitere und detaillierte Informationen finden Sie in der Fachliteratur zu ätherischen Ölen.

Atlaszeder *(Cedrus atlantica)*
Anwendungsgebiete: Atemwegsbeschwerden, Allergien, Haut- und Haarpflege (v. a. Haarausfall), Cellulite sowie zur psychischen Unterstützung bei Ängsten, Minderwertigkeitsgefühlen, aber auch bei chronischen Beschwerden u. v. m.
Vorsichtsgebote: Bei fachgerechter Anwendung sind keine bekannt.

Bergamotte *(Citrus bergamia)*
Anwendungsgebiete: Stimmungstiefs, stressbedingte Beschwerden, Lethargie, Nervosität, Suchtverhalten, zum Aromatisieren von Tee, in der Aromapflege bei Halsschmerzen u. v. m.
Vorsichtsgebote: Phototoxisch und eventuell in Verbindung mit warmem Wasser hautreizend; nach dem Öffnen nur etwa ein Jahr zur Aromapflege geeignet.

Eukalyptus *(Eukalyptus globulus)*
Anwendungsgebiete: Insektenabwehr, Raumluftreinigung, in der viele Aromapflege bei Erkältungssymptomen und bakteriellen Infektionen (u. a. im HNO-Bereich) u. v. m.
Vorsichtsgebote: Nicht geeignet für Säuglinge, Kleinkinder, bei Asthma und bei spastischen Atemwegserkrankungen.

Gewürznelkenknospen *(Syzygium aromaticum)*
Anwendungsgebiete: Insektenabwehr, Verspannungen, Schmerzen (insbesondere Zahnbeschwerden), bei kalten Händen und Füßen, in der Geburtshilfe, Raumluftreinigung, gegen Mikroorganismen, in der Aromaküche u. v. m.
Vorsichtsgebote: Nicht geeignet für Schwangere und Kinder, bei Blutgerinnungsstörungen, bei empfindlicher Haut.

Kamille blau *(Matricaria recutita)*
Anwendungsgebiete: Akne, Ekzeme, Hämorrhoiden, Karpaltunnelsyndrom, Menstruationsschmerzen, in der Aromapflege bei Magengeschwüren und Verbrennungen u. v. m.
Vorsichtsgebote: Nicht verwenden bei Allergien gegen Korbblütler; möglicherweise Antidot (Homöopathie).

Kamille römisch *(Chamaemelum nobile)*
Anwendungsgebiete: Ängste, nervöses Bauchweh, Asthma, ADHS, Unruhe, Krämpfe, Nervosität, PMS, Schlafstörungen u. v. m. – **das** „Psycho-Öl".
Vorsichtsgebote: Nicht bei Allergien gegen Korbblütler; möglicherweise Antidot (Homöopathie).

Kiefer *(Pinus sylvestris)*
Anwendungsgebiete: Erkältungssymptome, rheumatische Erkrankungen, Muskelkater, entzündliche und allergische Prozesse, Existenzängste u. v. m.
Vorsichtsgebote: Eventuell hautreizend in Verbindung mit warmem Wasser, keine Einnahme, nach dem Öffnen nur etwa ein Jahr zur Aromapflege geeignet.

Echter Lavendel *(Lavandula angustifolia)*
Anwendungsgebiete: Hautpflege, Schlafstörungen (gering dosiert), Insektenabwehr, Insektenstiche (pur), Menstruationsbeschwerden, Ängste, Schockzustände, Raumluftreinigung, zur Entspannung u. v. m.
Vorsichtsgebote: Die beruhigende Wirkung entfaltet Lavendel nur in geringer Dosierung.

Lemongrass *(Cymbopogon flexuosus)*
Anwendungsgebiete: Raumluftreinigung, Insektenabwehr, Fieber, Ödeme, Schmerzen, stressbedingte Beschwerden, Schwarzschimmel (Aspgerillus niger) u. v. m.
Vorsichtsgebote: Eventuell hautreizend in Verbindung mit warmem Wasser, keine Langzeitanwendung bei Glaukom.

Majoran *(Origanum majorana)*
Anwendungsgebiete: Herz-, Kreislauf-, Verdauungsbeschwerden, Angst- und Schlafstörungen sowie unterstützend bei Verspannungen, ADHS u. v. m. – **das** Migräne-Öl.
Vorsichtsgebote: Bei fachgerechter Anwendung sind keine bekannt.

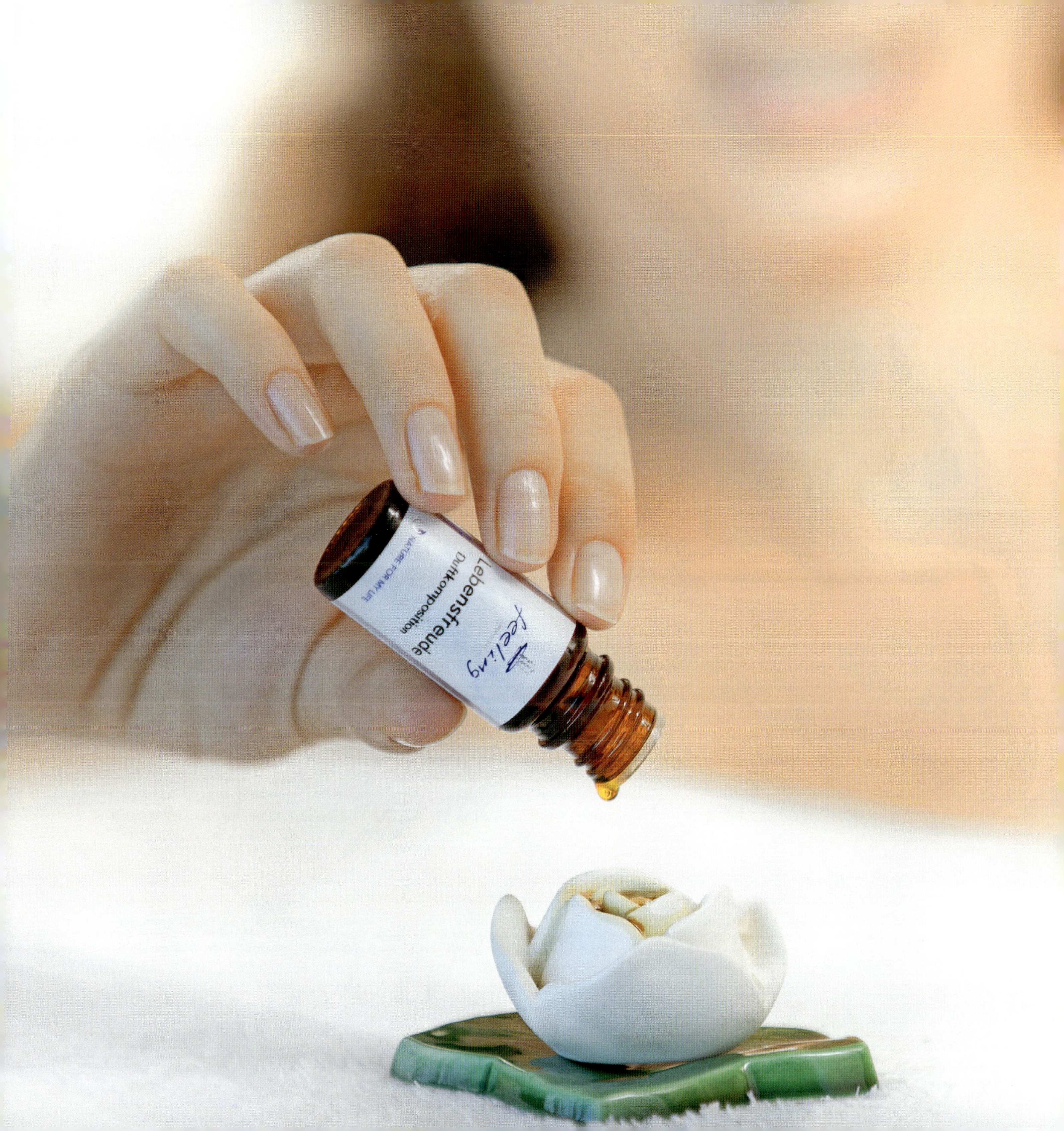
NATURE FOR MY LIFE
Lebensfreude
Duftkomposition
feeling

Mandarine
(Citrus reticulata, C. deliciosa)
Anwendungsgebiete: ADHS, Ängste, Blähungen und Bauchschmerzen, Magenkrämpfe, Stresssymptome, Nervosität, Muskelkrämpfe, Verdauungsbeschwerden u. v. m.
Vorsichtsgebote: Leicht photosensibilisierend und eventuell in Verbindung mit warmem Wasser hautreizend; nach dem Öffnen nur etwa ein Jahr zur Aromapflege geeignet.

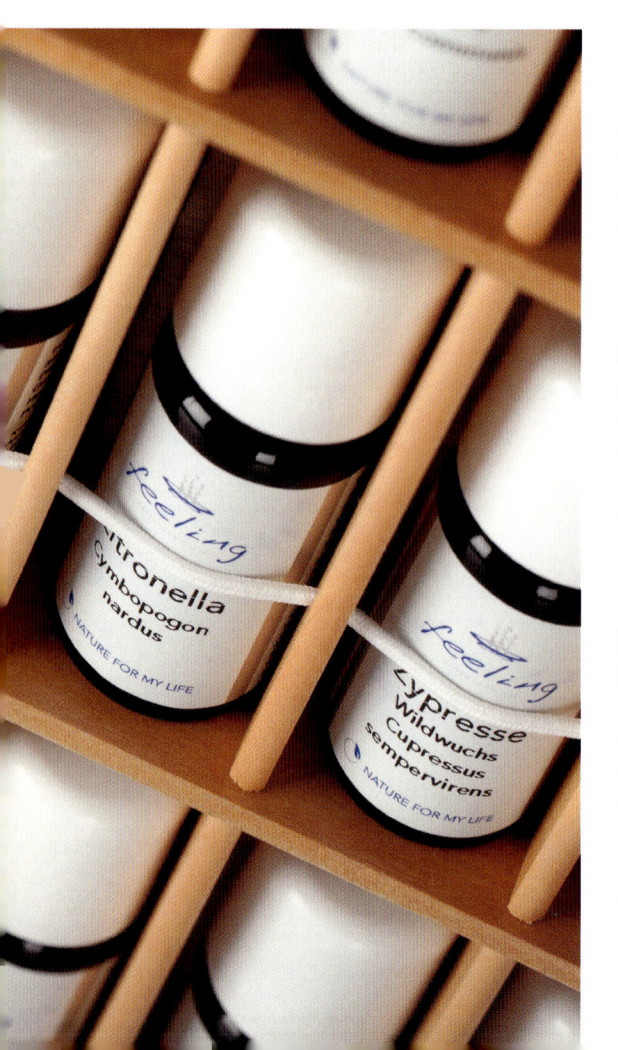

Melisse *(Melissa officinalis)*
Anwendungsgebiete: Prüfungsangst, Herzprobleme, Fieberblasen, Konzentrationsstörungen, Nervosität, Schlafstörungen, in der Aromapflege bei Gürtelrose u. v. m.
Vorsichtsgebote: Eventuell hautreizend in Verbindung mit warmem Wasser, keine Langzeitanwendung bei Glaukom, achten Sie beim Einkauf unbedingt auf die botanische Bezeichnung.

Muskatellersalbei *(Salvia sclarea)*
Anwendungsgebiete: Disstress, Wechseljahresbeschwerden, PMS, für mehr Leichtigkeit, Kreativität und Freude u. v. m. – **das** „Loslassen-Öl".
Vorsichtsgebote: Nicht für Schwangere oder während starker Menstruation, kann die Wirkung von alkoholischen Getränken verstärken, nicht bei oder nach östrogenabhängigen Kanzerosen.

Myrte
(Myrtus communis ct. Myrtenylacetat)
Anwendungsgebiete: Asthma, Allergien, Atemwegsinfektionen, Hautpflege, Raumluftreinigung, für mehr Kreativität, zum Loslassen, bei Süchten u. v. m.
Vorsichtsgebote: Bei fachgerechter Anwendung sind keine bekannt.

Neroli oder auch Orangenblüte
(Citrus aurantium flos)
Anwendungsgebiete: ADHS, Ängste (auch während der Schwangerschaft und bei der Geburt), Erschöpfung, Hautpflege, Prüfungsangst, Nervosität, Narben, Schock, Traurigkeit u. v. m.
Vorsichtsgebote: Bei fachgerechter Anwendung sind keine bekannt.

Orange süß *(Citrus sinensis)*
Anwendungsgebiete: Cellulite, Verdauungsprobleme, Übelkeit, Disstress, für „süße Träume", mehr Lebensfreude und Genussfähigkeit, in der Aromaküche u. v. m.
Vorsichtsgebote: Photosensibilisierend und eventuell in Verbindung mit warmem Wasser hautreizend; nach dem Öffnen nur etwa ein Jahr zur Aromapflege geeignet.

Pfefferminze *(Mentha x piperita)*
Anwendungsgebiete: Kopfschmerzen, Konzentrationsstörungen, Insektenabwehr, Schnittwunden, Müdigkeit, Verdauungsbeschwerden, Übelkeit u. v. m.
Vorsichtsgebote: Nicht für Kinder unter sechs Jahren und bei Epilepsie, in der Schwangerschaft und für Stillende nur unter fachlicher Aufsicht, möglicherweise Antidot (Homöopathie).

Rose *(Rosa x damascena)*
Anwendungsgebiete: Ängste, Traurigkeit, mangelnde (Selbst)-Liebesfähigkeit, Hautpflege, zum Loslassen, für die Fülle und den Genuss im Leben, für Sinnlichkeit u. v. m.
Vorsichtsgebote: Bei fachgerechter Anwendung sind keine bekannt.

Rosengeranie
(Pelargonium graveolens)
Anwendungsgebiete: Disstress, Hämorrhoiden, Cellulite, Insektenabwehr, Pilzinfektionen, Ödeme, zur Erzeugung einer harmonischen Stimmung u. v. m. – **das** „Ausgleichs-Öl".
Vorsichtsgebote: Bei fachgerechter Anwendung sind keine bekannt.

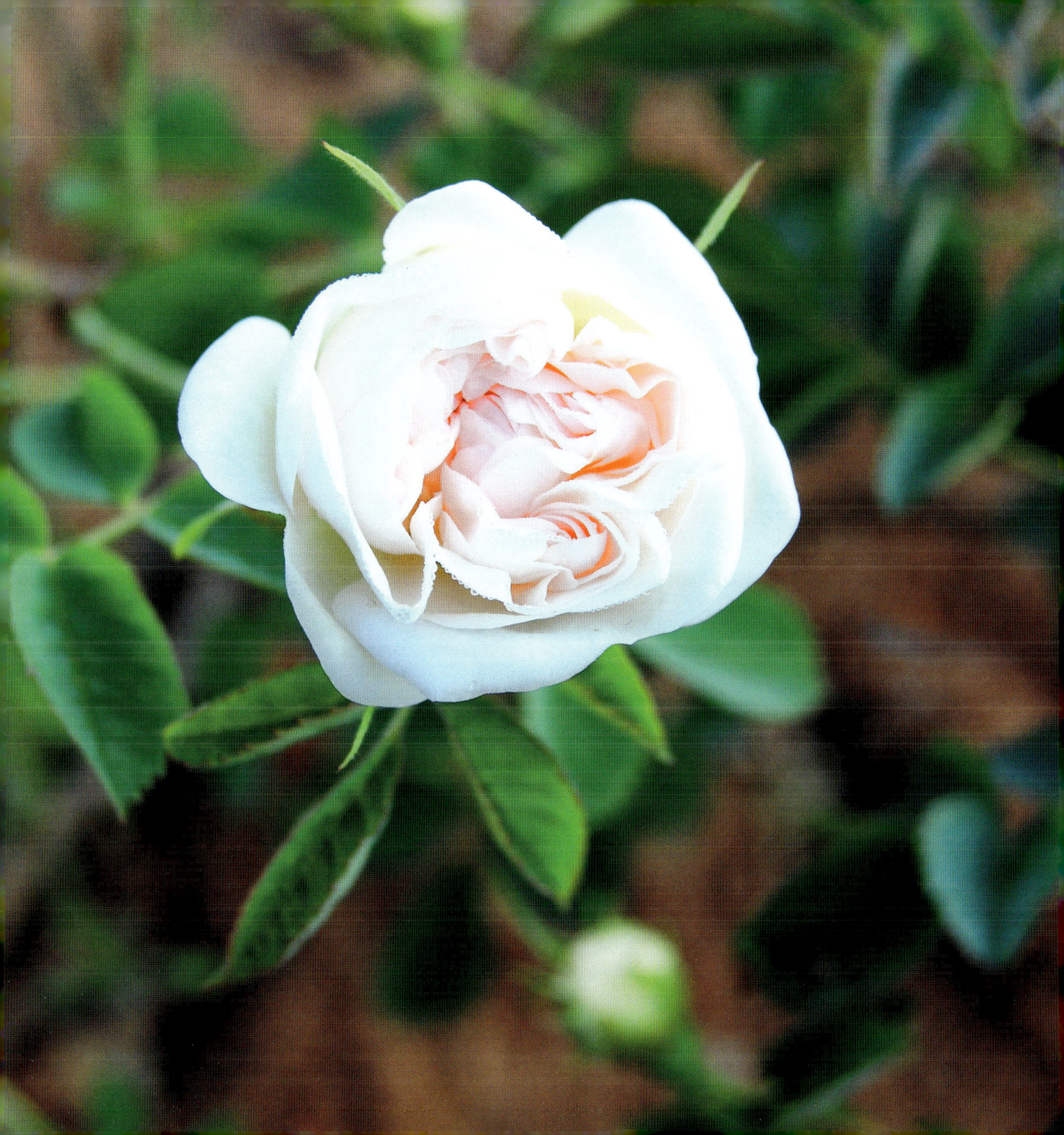

Rosmarin
(Rosmarinus officinalis ct. Cineol)
Anwendungsgebiete: Erkältungssymptome, bei kalten Händen und Füßen, zur Konzentrationssteigerung u. v. m. – das „Guten-Morgen-Öl" zum Aktivieren der Kräfte und Energie (z. B. Sport).
Vorsichtsgebote: Nicht für Säuglinge, Kleinkinder, bei Asthma und bei spastischen Atemwegserkrankungen und Epilepsie, Vorsicht bei Bluthochdruck.

Sandelholz *(Santalum album)*
Anwendungsgebiete: ADHS, Milchschorf, Psoriasis, Sodbrennen, „Haut- und Seelenschmeichler"-Öl, für mehr Stabilität, aphrodisisch auf Männerhaut u. v. m.
Vorsichtsgebote: Bei fachgerechter Anwendung sind keine bekannt.

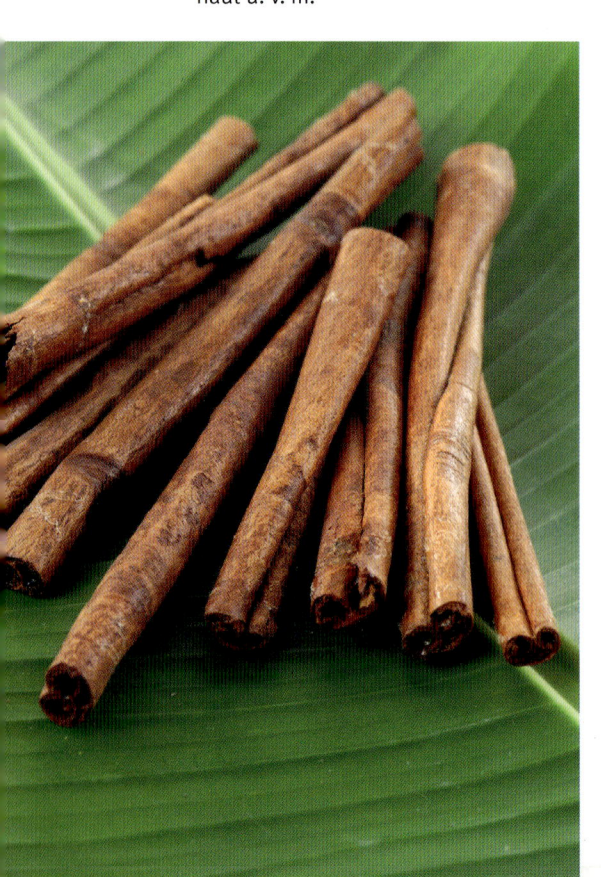

Thymian *(Thymus vulgaris ct. Linalool)*
Anwendungsgebiete: Raumluftreinigung, in der Aromapflege bei bakteriellen Infektionen im Hals-Nasen-Ohren-, aber auch im Urogenitaltrakt (wie z. B. Harnwegsinfektionen) sowie bei Pilzerkrankungen u. v. m.
Vorsichtsgebote: Bei fachgerechter Anwendung sind keine bekannt. Beachten Sie aber, dass Sie den richtigen Chemotypen (hier Linalool) verwenden, da die Wirkungen sehr unterschiedlich sind.

Vetiver *(Vetiveria zizanoides)*
Anwendungsgebiete: Aggressionen, Disstress, unterstützend, um sich zu „verwurzeln" (z. B. bei Jobwechsel, Übersiedlung, aber auch bei Unsicherheit und Mutlosigkeit), zur Hautpflege u. v. m.
Vorsichtsgebote: Bei fachgerechter Anwendung sind keine bekannt.

Weihrauch *(Boswellia sacra)*
Anwendungsgebiete: Aggressionen, rheumatische Erkrankungen, Gedächtnisschwäche, Ängste, Albträume, Hautpflege reifer Haut u. v. m.
Vorsichtsgebote: Bei Überdosierung können Kreislaufbeschwerden auftreten.

Ylang Ylang *(Cananga odorata)*
Anwendungsgebiete: Ängste, Disstress, hoher Leistungsdruck, PMS, zur Haut- und Haarpflege, in der Aromapflege bei Bluthochdruck, Essstörungen, Suchterkrankungen u. v. m.
Vorsichtsgebote: Nicht zur regelmäßigen Anwendung bei niedrigem Blutdruck geeignet.

Zimtrinde *(Cinnamomum zeylanicum)*
Anwendungsgebiete: Erkältungssymptome, bei kalten Füßen und kalten Händen, zur Raumluftreinigung, in der Aromapflege zur Geburtseinleitung, bei Verdauungsbeschwerden u. v. m.
Vorsichtsgebote: Keine Daueranwendung, nicht bei empfindlicher Haut, nicht während der Schwangerschaft, nicht bei gleichzeitiger Einnahme von blutverdünnenden Medikamenten bzw. bei Blutgerinnungsstörungen, nicht für Kleinkinder.

Zitrone *(Citrus x limon)*
Anwendungsgebiete: Pigmentflecken, Verdauungsbeschwerden, um einen Raum hell und sauber erscheinen zu lassen (Raumbeduftung), Produktivitätssteigerung durch bessere Konzentration und geringere Fehler u. v. m.
Vorsichtsgebote: Photosensibilisierend und eventuell in Verbindung mit warmem Wasser hautreizend; nach dem Öffnen nur etwa ein Jahr zur Aromapflege geeignet.

Zypresse *(Cupressus sempervirens)*
Anwendungsgebiete: Zerstreutheit, Cellulite, starkes Schwitzen, Konzentrationssteigerung, in der Aromapflege bei Venenbeschwerden, Hämorrhoiden, Ödemen u. v. m.
Vorsichtsgebote: Nicht für Kleinkinder und keine Einnahme empfohlen; nach dem Öffnen nur etwa ein Jahr zur Aromapflege geeignet.

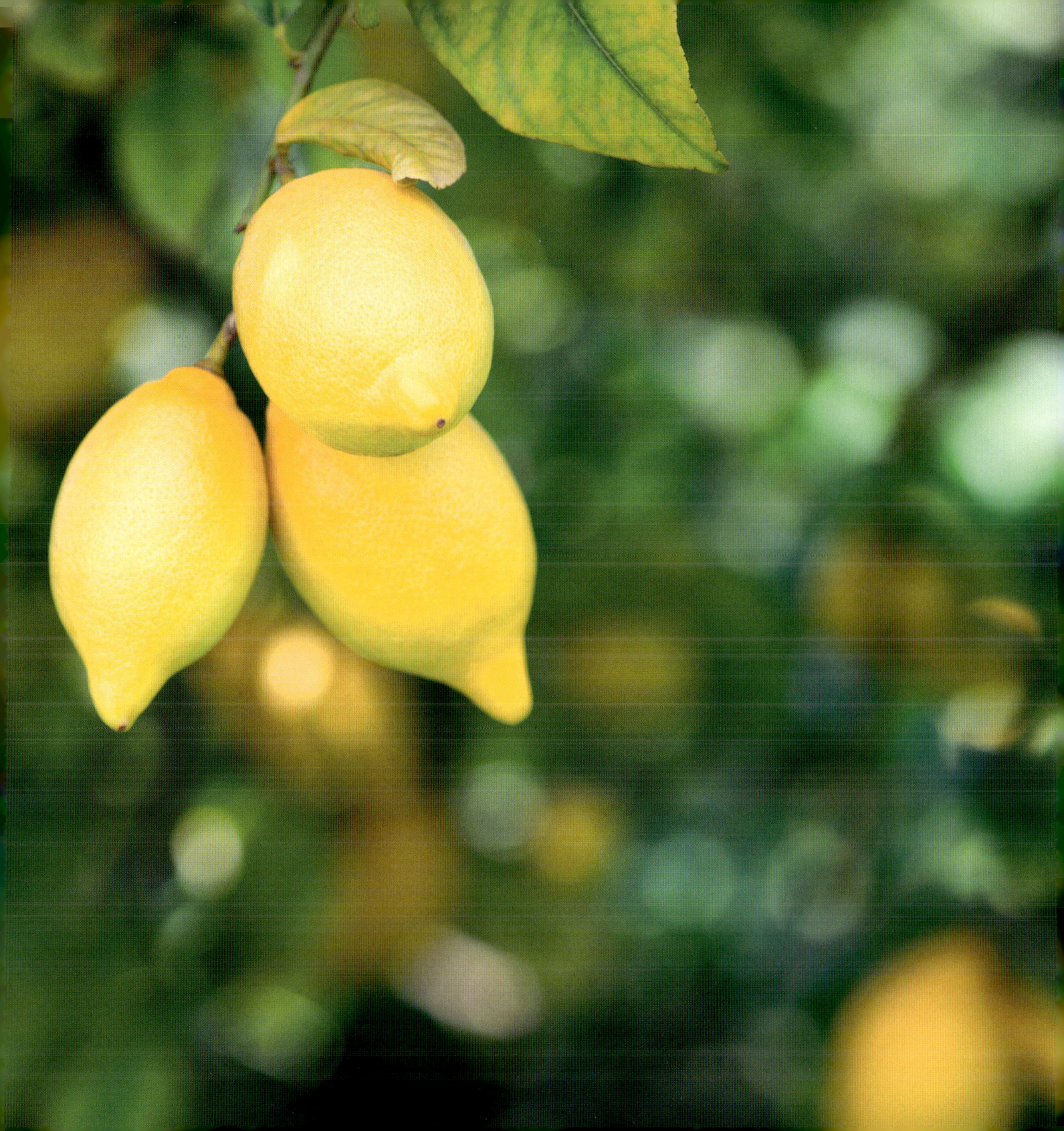

INDEX

Äußerliche Anwendung

Bessere Atmung & Schutz vor Erkältungen
Rezeptidee „Leinsamenöl-Kompresse für freie Atemwege" (S. 68)
Rezeptidee „Körperöl gegen Erkältung" (medizinischer Duft, S. 128)
Rezeptidee „Körperöl gegen Erkältung" (warmer, balsamischer Duft, S. 128)

Augen
Rezeptidee „Augenfältchen" (S. 127)
Rezeptidee „Gerötete Augen" (S. 127)

Babypflege
Rezeptidee „Babymassageöl" (S. 74)

Baden
Rezeptidee „Entspannungsbad am Abend" (S. 74)
Rezeptidee „Fruchtiges Badeöl" (S. 79)

Haare
Rezeptidee „Haarwachs" (S. 65)
Rezeptidee „Haarmaske bei Spliss" (S. 128)
Rezeptidee „Haarmaske bei Haarausfall" (S. 128)
Rezeptidee „Haarmaske für luxuriösen Glanz" (S. 128)
Rezeptidee „Haarmaske bei Neigung zu Schuppen" (S. 128)

Hand- & Fußpflege
Rezeptidee „Pflegender, fein duftender Handbalsam" (S. 71)
Rezeptidee „Nagelöl bei brüchigen Nägeln" (S. 130)
Rezeptidee „Fußbalsam bei rissigen Fersen oder diabetischem Fuß" (S. 130)

Haut (Gesicht)
Rezeptidee bei irritierter Haut (S. 44)
Rezeptidee „Pickel adé" (S. 46)
Rezeptidee „Abendliche Gesichtspflege" (S. 48)
Rezeptidee „Hautpflege für irritierte Haut" (S. 51)
Rezeptidee bei trockener Haut (abends) (S. 53)
Rezeptidee „Mildes Reinigungsfluid zur Gesichtsreinigung" (S. 74)
Rezeptidee „Sanfter Hautpflegebalsam" (S. 79)
Rezeptidee „Nachtöl zur Hautregeneration und Pflege" (S. 91)
Rezeptidee „Morgendlicher Jungbrunnen für die Frau" (S. 126)
Rezeptidee „Abendlicher Jungbrunnen für die Frau" (S. 126)
Rezeptidee „Morgendlicher Jungbrunnen für den Mann" (S. 127)
Rezeptidee „Abendlicher Jungbrunnen für den Mann" (S. 127)
Rezeptidee „Teenie-Morgenpflege" (S. 127)
Rezeptidee „Teenie-Abendpflege (S. 127)

Haut (Körper/Massage)
Rezeptidee „Venus-Körperöl" (S. 58)
Rezeptidee „Straffungsöl" (S. 58)
Rezeptidee „Wohlfühl-Körperöl für die Tagespflege" (S. 71)
Rezeptidee „Hautpflegeöl bei Neurodermitis oder trockener Haut" (S. 77)
Rezeptidee „Suncare-Körperöl zur Vorbereitung und Pflege der Haut im Sommer" (S. 82)
Rezeptidee „Körperbutter/Bodybutter für schöne und geschmeidige Haut im Alter" (S. 89)
Rezeptidee „Kalt gerührte Shea-Creme" (S. 89)
Rezeptidee „Massageöl zum Relaxen" (S. 128)
Rezeptidee „Körperöl gegen Erkältung" (medizinischer Duft, S. 128)
Rezeptidee „Körperöl gegen Erkältung" (warmer, balsamischer Duft, S. 128)

Haut (Prellungen, Verletzungen etc.)
Rezeptidee „Sportmassageöl" (S. 56)
Rezeptidee „Narbenöl für schöne Narbenbildung" (S. 91)

Lippen
Rezeptidee „Lippenbalsam" (S. 62)

Wohlfühlen & Entspannen
Rezeptidee „Raumbeduftung zum Wohlfühlen" (S. 113)
Rezeptidee „Zarter Parfum-Roll-On auf Jojoba-Basis" (S. 113)
Rezeptidee „Gute-Nacht-Öl" (S. 117)
Rezeptidee „Körperbutter für Urlaubsfeeling" (S. 130)
Rezeptidee „Bäuchleinöl bei Verdauungs- und Menstruationsproblemen" (S. 130)
Rezeptidee „Lernöl zur Konzentrationssteigerung" (S. 130)

Innerliche Anwendung

Entgiften
Rezeptidee „Ölziehkur mit Schwarzkümmelöl" (S. 86)

Kochen
Rezeptidee „Veganer Reiskuchen mit Kakaobutter" (S. 62)
Rezeptidee „Selbstgemachte Schokolade" (S. 62)
Rezeptidee „Kaiserschmarren tropic" (S. 64)
Rezeptidee „Macadamianussöl-Dressing für Feldsalat mit Birnen" (S. 70)
Rezeptidee „Knackiges Asia-Gemüse" (S. 101)
Rezeptidee „Pfirsich-Topfen-Auflauf" (S. 101)
Rezeptidee „Kokostraum" (S. 102)
Rezeptidee „Schokoglasur mit Kokosöl" (S. 102)
Rezeptidee „Green Smoothie" (S. 102)
Rezeptidee „Fruchtiger Smoothie" (S. 102)
Rezeptidee „Knoblauchdip zu Gegrilltem" (S. 104)
Rezeptidee „Fruchtige Sauce zum Raclette" (S. 104)
Rezeptidee „Gesunder Dip für Rohkost-Sticks" (S. 104)
Rezeptidee „Naturjoghurt mit Sanddornfruchtfleischöl" (S. 104)
Rezeptidee „Pesto mit frischen Kräutern und Hanfsamenöl" (S. 104)
Rezeptidee „Gesundes, vitales Salatdressing" (S. 105)

Zubereitung von Körperölen für den privaten Gebrauch

Bei der Kreation individueller Körper-, Massage- und Badeöle werden fette Pflanzenöle mit 100 %igen ätherischen Ölen gemischt und in saubere (mit Weingeist desinfizierte) Gefäße aus Glas abgefüllt. Bitte verwenden Sie ausschließlich 100 % naturreine Öle und halten Sie sich an die angegebene Dosierung: Körperöle können bis zu ca. 2–3 % ätherische Öle enthalten, Badeöle bis zu ca. 5 %.

Mischen von Balsamen und Körperbutter für den privaten Gebrauch

Bei der Zubereitung von Balsamen werden die Basisöle (z. B. Mandelöl, Arganöl, Jojoba u. a.) vorsichtig im Wasserbad erwärmt. Anschließend werden die festen Fette (z. B. Sheabutter, Kokosöl, Bienenwachs u. a.) im warmen Öl geschmolzen. Unter ständigem Rühren wird die flüssige Masse auf ca. 40 °C abgekühlt und die Wirkstofföle sowie die ätherischen Öle werden untergerührt. Der flüssige Balsam wird nun schnell in die bereits vorbereiteten Glastiegel (mit Weingeist desinfiziert) gefüllt.

TIPP: Sollte der Balsam während des Abfüllens bereits zu dickflüssig bzw. fest werden, kann er nochmals vorsichtig im Wasserbad erwärmt werden, damit man ihn problemlos abfüllen kann.

Literaturquellen

(1) Von Braunschweig R., Pflanzenöle, Qualität, Anwendung und Wirkung, Stadelmann Verlag, 4. Auflage, Wiggensbach, 2012
(2) Krist S., Buchbauer G., Klausberger C., Lexikon der pflanzlichen Fette und Öle, Springer Verlag, Wien, 2008
(3) Käser H., Naturkosmetik selber machen – Das Handbuch, Verlag Freya, 1. Auflage, Linz, 2012
(4) Gröber U., Orthomolekulare Medizin, Wissenschaftliche Verlagsgesellschaft, Stuttgart, 2000
(5) Schiller G., Hiller K., Arzneidrogen, Spektrum Akademischer Verlag, 4. Auflage, 1999
(6) Hager ROM 2002, Hagers Handbuch der Drogen und Arzneistoffe, Springer Verlag, London, 2001
(7) Hahn A., Nahrungsergänzungsmittel, Paperback APV Band 41, Wissenschaftliche Verlagsgesellschaft Stuttgart, 2001
(8) Roth L., Kormann K., Ölpflanzen-Pflanzenöle, Ecomed Verlag, Landsberg am Lech, 2000
(9) Pintar S., „Geschichte, Pharmakologie und moderne klinische Anwendung von Cannabis sativa und seinen Wirkstoffen", Diplomarbeit eingereicht bei der Universität Graz, Institut für experimentelle und klinische Pharmakologie unter der Anleitung von Ass.-Prof. Priv.-Doz. Mag. Dr. Rudolf Schicho, 2011
(10) Earleywine, M., Understanding Marijuana, A New Look at the Scientific Evidence, hrsg. von Earleywine, M. Oxford University Press, 2002
(11) Guy, G. W., A., Whittle B. und J., Robson P., The Medicinal Uses of Cannabis and Cannabinoids, hrsg. von Guy, G. W., A., Whittle B. und J., Robson P. Pharmaceutical Press, 2004
(12) Grotenhermen, F., Brenneisen, R., Cannabis und Cannabinoide: Pharmakologie, Toxikologie und therapeutisches Potenzial, hrsg. von Grotenhermen, F. Verlag Hans Huber, 2004
(13) Albrecht, P., Giger, A., Joset, P., Kessler, T., Kind, H., Leu, D., Liggenstorfer, R., Manz, A., Morgenthaler, T. und Rätsch, C., Neue Wege in der Drogenpolitik – Geschichte des Hanfs und der Drogenprohibition, hrsg. von Liggenstorfer, R. Nachtschatten Verlag, 1991
(14) Bräutigam, B., Naturkosmetik – Das Rezeptebuch, Anaconda Verlag GmbH, Köln, 2012
(15) Charrouf, Z., Guillaume, D., Ethnoeconomical, ethnomedical and phytochemical study of Argania spinosa (L.) Skeels, Journal of Ethnopharmacology, 67, 1999, S. 7–14,
(16) Ladetb, S., Godfreya, D., Liangc, J., Girard, B, Characteristics of raspberry (Rubus idaeus L.) seed oil, Food Chemistry, Volume 69, Issue 2, 1 May 2000, S. 187–193
(17) Parry J., Su L., Luther M., Zhou K., Yurawecz MP., Whittaker P., Yu L., Fatty acid composition and antioxidant properties of cold-pressed marionberry, boysenberry, red raspberry, and blueberry seed oils, J Agric Food Chem. 2005 Feb 9; 53(3): 566–73.
(18) Oleador UG, Hannover, Arganöl-Spezifikation; im Internet: http://www.sebapoznanie.sk/fotky16548/fotov/_ps_7Argan_oil_Oleador_specifications.pdf
(19) Klotz M., Nachweis von Johanniskrautwirkstoffen in öligen Zubereitungen, Diplomarbeit, Universität Wien, 2002
(20) Rauscher K., Heilkräuter – Geschenke Gottes für deine Gesundheit, Verein Freunde der Heilkräuter, Karlstein an der Thaya, 1978
(21) Union zur Förderung von Öl- und Proteinpflanzen e.V.; im Internet: http://www.ufop.de/rapsoel-and-ernaehrung/ernaehrungsinfos-fuer-experten/rapsoel-informationen/alpha-linolensaeure-wichtig-wie-nie/
(22) Mantzioris E., James M. J., Gibson R. A., Cleland L. G., Dietary substitution with an alpha-linolenic acid-rich vegetable oil increases eicosapentaenoic acid concentrations in tissues; in: The American journal of clinical nutrition. Band 59, Nummer 6, Juni 1994, S. 1304–1309
(23) Steflitsch W., Wolz D., Buchbauer G., Aromatherapie in Wissenschaft und Praxis, Stadelmann Verlag, Wiggensbach, 2013
(24) Käser H., Naturkosmetik selber machen – Das Handbuch, Verlag Freya, Linz, 2012
(25) Wissenschaft online, http://www.wissenschaft-online.de/sixcms/media.php/370/Leseprobe.529299.pdf
(26) Vickers, A., Aromatherapy and massage. A guide for health professionals, Chapman & Hall, London, 1996
(29) Montagu, A., Touching – the human significance oft the skin, Harper & Row, New York, 1986
(30) Sacena R. C., Nath R., Palit G., Nigam S. K., Bhargava K. P., Effect of calophyllolide, a nonsteriodal anti-inflammatory agent, on capillary permeability, Planta Medica, 1982
(31) Michael K., Förster H., Rohstoffe der Speisenproduktion, VEB Fachbuchverlag, Leipzig, 1988
(32) Science daily, http://www.sciencedaily.com/releases/2012/09/120902222459.htm; Coconut Oil Could Combat Tooth Decay
(33) Deutsche Gesellschaft für Ernährung e.V.; im Internet: http://www.dge.de/modules.php?name=News&file=article&sid=1123
(34) Zimmermann E., Aromatherapie für Pflege- und Heilberufe, Haug Verlag, 5. Auflage, Stuttgart, 2011
(35) Sterry W., Kurzlehrbuch Dermatologie, Thieme, Stuttgart, 2011
(36) Schempp Ch. M., Winghofer B., Lüdtke R., Simon J.C., Schöpf E., Photosensibilisierende und immunmodulierende Eigenschaften von Johanniskrautcreme und Johanniskrautöl; im Internet: http://www.carstens-stiftung.de/wissen/phyto/pdf/jahrbuch_johanniskraut_schempp.pdf
(37) Schauder S., Photosensitivität – Wenn Arzneimittel und Licht unverträglich sind, Pharmazeutische Zeitung online, Ausgabe 19/2009, http://www.pharmazeutische-zeitung.de/?id=29754
(38) Römpp H., Falbe J., Regitz M., Römpp Chemie Lexikon, Thieme Verlag, Stuttgart, 1996
(39) Vitalstoff-Journal; im Internet: http://www.vitalstoff-journal.de/vitalstoff-lexikon/l/leinoel-leinsamen/
(40) Leinöl gesund; im Internet: http://www.leinoel-gesund.de/Lignane/lignane.html
(41) Grimm H.-U., Ubbenhorst B., Röttgers J., Leinöl macht glücklich: Das blaue Ernährungswunder, Knaur MensSana HC, München, 2010
(42) Kerschbaum S., Untersuchungen über die Fettsäure- und Tocopherolgehalte von Pflanzenölen, Landesanstalt für Pflanzenbau, Forchheim, 2000
(43) Palmitoleinsäure – Wissenswertes und Hitlisten; im Internet: http://ever.ch/PDF/Hitliste_Palmitoleinsaeure.pdf
(44) Pilognosie – Mandelöl gegen trockene Haut und splissige Haare; im Internet: http://www.philognosie.net/index.php/tip/tipview/390/
(48) Forum Naturheilkunde – Nachtkerze, Geschöpfe der Nacht …, http://www.forum-naturheilkunde.de/phytotherapie/heilpflanzen/nachtkerze.html
(49) Graham J., Das Nachtkerzenöl, Seine bemerkenswerten Eigenschaften und seine Verwendungsmöglichkeiten zur Behandlung zahlreicher Erkrankungen, Semmelweis-Verlag, Hoya, 1999

(50) Steiner, N., Einfluss der Ernährung auf die Entstehung von AD(H)S bei Kindern – Nährstoffe als Therapiealternative, Diplomarbeit Universität Wien, 2012

(51) Luetjohann, S., Sanddorn, Starke Frucht und heilsames Öl, Windpferd VerlagsgesmbH, Oberstdorf, 2004

(52) Sanddornfruchtfleisch CO2-to Extrakt, Allgemeine Spezifikation; im Internet: http://www.flavex.com/naturextrakte/produkte/pflanzenextrakte/artikel/sanddornfruchtfleisch-co2-to-extrakt/

(53) Omega-7-Fettsäuren; im Internet: http://www.lifeline.de/ernaehrung-fitness/gesund-essen/omega-7-fettsaeuren-id109465.html

(54) Schleicher P., Natürlich heilen mit Schwarzkümmel: Die besten Anwendungen, um körpereigene Abwehrkräfte zu aktivieren, Südwest Verlag, 4. Auflage, 2007

(55) Kohlenhydrate, Fette und Eiweiße: Energielieferanten und Grundbaustein des Körpers; im Internet: http://www.wissen.de/thema/kohlenhydrate-fette-und-eiweisse-energielieferanten-und-grundbausteine-des-koerpers

(56) Die „natürliche" Nahrung des Homo sapiens; im Internet: http://www.vegan.at/warumvegan/tierrechte/die_natuerliche_nahrung_des_homo_sapiens.html

(57) Lebensstationen; im Internet: http://www.oel-eiweiss-kost.de/_oel_eiweiss_kost/oekost_einl1_dr_johanna_budwig.html

(57) http://de.wikipedia.org/wiki/Ern%C3%A4hrungspyramide

(58) Bockisch M., Nahrungsfette und -öle, Verlag Eugen Ulmer, Stuttgart, 1993

(59) Geschichte der Öl- und Fettherstellung, Deutsche Gesellschaft für Fettwissenschaft e.V.; im Internet: http://www.dgfett.de/material/gesch.php

(58) https://www.statistik.at/web_de/statistiken/gesundheit/gesundheitsdeterminanten/bmi_body_mass_index/index.html

(59) Swidersky P., Hochdruckextraktion mit Kohlendioxid als Lösungsmittel, Fachhochschule Lübeck, Fachbereich Angewandte Naturwissenschaften; im Internet: http://www.hs-merseburg.de/physchem/SCFE_Swidersky.pdf

(60) Gonder U., Lemberger H., Worm N., Fett Guide, Wie viel Fett ist gesund? Welches Fett wofür?, Systemed Verlag, 1. Auflage, Lünen, 2012

(61) Göppel H., Kirschner S., Handbuch der Pflanzenöle: für Praxis, Wellness und Hausapotheke, Param-Verlag, 1. Auflage, Ahlerstedt, 2013

(62) Group A., Werner M., Bracher F., Trivialnamen und Namen von Arzneistoffen; im Internet: http://www.cup.uni-muenchen.de/ph/aks/bracher/de/download/Trivialnamen.pdf

(63) IUPAC-Nomenklatur; im Internet: https://www.uni-due.de/imperia/md/content/akschmuck/teaching/nomenklatur-regeln.pdf

(64) Richtig essen von Anfang an! Kooperationsprojekt AGES, BMGFJ und HV der Sozialversicherungsträger 2008; im Internet: http://www.ages.at/uploads/media/Projektgesamtdokument_kurz2_Update_06.PDF

(65) Wissenschaftliche Aufbereitung für Empfehlungen „Ernährung im Alter in verschiedenen Lebenssituationen", AGES, Bundesministerium für Gesundheit; im Internet: http://www.ages.at/uploads/media/ernaehrungimalter_20131031.pdf

(66) aid, DGE (Deutsche Gesellschaft für Ernährung), Ernährung im hohen Alter. 3. überarbeitete Auflage, Bonn 2010

(67) DGE (Deutsche Gesellschaft für Ernährung), evidenzbasierte Leitlinie „Fettkonsum und Prävention ausgewählter ernährungsbedingter Krankheiten" 2006

(68) Eichhorn J., Das Fettsäuren Profil, Labor: Unilabs St. Gallen – Fettsäuren Status", April 2013; im Internet: http://ever.ch/PDF/Unilabs_Fettsaeuren_Wissenswertes.pdf

(69) Bäumler S., Heilpflanzen Praxis heute, Elsevier Verlag, 2. Auflage, München, 2012

(70) Flemmer, A., Nervennahrung: Das richtige Essen für starke Nerven und ein gutes Gedächtnis, Schlütersche Verlag, 2. aktualisierte Auflage, 2011

(71) Zimbardo, P. & Gerrig, R., Psychologie Lehrbuch, Springer Verlag, 7. Auflage, 1996

(72) Kahle, W. & Frotscher, M., Taschenatlas Anatomie in 3 Bänden. Nervensystem und Sinnesorgane, Thieme Verlag, 9. überarbeitete Auflage, 2005

(73) Koolman, J. & Röhm, K., Taschenatlas der Biochemie, Thieme Verlag, 3. vollständig überarbeitete und erweiterte Auflage, 2002

(74) Hummel, C., Metabolismus von lipophilen Substanzen, Forum Essenzia Ausgabe 37, 2011

(75) Eikosanoide; im Internet: http://de.wikipedia.org/wiki/Eicosanoid

(76) Graham, J., Das Nachtkerzenöl, Seine bemerkenswerten Eigenschaften und seine Verwendungsmöglichkeiten zur Behandlung zahlreicher Erkrankungen, Semmelweis Verlag, 3. Auflage, 2007

(77) Klör, H.-U., Einfluss der Nahrungsfette auf den Hirnstoffwechsel, Medizinische Klinik und Poliklinik, Universitätsklinikum Gießen und Marburg GmbH; im Internet: http://www.lipid-liga.de/cms/images/stories/pdf/abstract%20prof.%20kl%F6r.pdf

(78) Eichhorn, J., Fischöl (EPA, DHA) und der Gegenspieler Arachidonsäure; im Internet: http://ever.ch/PDF/EPA_Fischoel_Wirkungen.pdf

(79) Zeitschrift „Management der Depression in der allgemeinmedizinischen Praxis", ÖGAM, Österreichische Gesellschaft für Allgemein- und Familienmedizin, 2. Auflage, 2010

(80) Grimm, H.-U., Leinöl macht glücklich: Das blaue Ernährungswunder, Knaur MensSana, März 2012

(81) Krupalija, T., Prozedurale Gedächtniskonsolidierung bei Patienten mit Schizophrenie in Remission und gesunder Kontrollgruppe, Diplomarbeit an der Leopold-Franzens Universität Innsbruck, 2007

(82) Servan-Schreiber, D., Die Neue Medizin der Emotionen: Stress, Angst, Depression: Gesund werden ohne Medikamente, Goldmann Verlag, 9. Auflage, 2006

(83) Kohlenhydrate, Eiweiß und Fette; im Internet: http://www.fitforfun.de/abnehmen/gesunde_ernaehrung/gesunde-ernaehrung-die-rolle-der-naehrstoffe-eiweiss-fett-und-kohlenhydrate_aid_10133.html

(84) Bundesministerium für Gesundheit. Ernährungspyramide; im Internet: http://bmg.gv.at/home/Schwerpunkte/Ernaehrung/Empfehlungen/

(85) Welches Fett und Öl zu welchem Zweck? Merkmale und Spezifikationen von Ölen und Fetten, Bertrand Matthäus, Institut für Chemie und Physik der Fette; im Internet: http://www.dgfett.de/material/welches_fett.pdf

(86) Optimal Frittieren – Empfehlungen der Deutschen Gesellschaft für Fettwissenschaft; im Internet: http://www.dgfett.de/material/frittierempfehlungen_dgf.pdf

(87) Bratöle, Nadine Lämmerhirt, Unabhängige Gesundheitsberatung; im Internet: http://www.ugb.de/lebensmittel-zubereitung/bratoele-vorsicht-heiss-fettig/

(88) König, P., Das Kokos-Buch: Natürlich heilen und genießen mit Kokosöl und Co, VAK Verlag, 4. Auflage, 2012

(89) Gonder, U., Worm, N., Mehr Fett!, systemed Verlag, 2. Auflage, 2010

(90) Inoussa, D., Sheabutter, Das heilige Geschenk Afrikas, Europäischer Hochschulverlag, 2009

(91) Krumbholz, C., Omega-3-Fettsäuren in der Psychiatrie, GOVI-Verlag, 2003

(92) CosIng-Suchmaske zum Auffinden von CAS-Nummern: http://ec.europa.eu/consumers/cosmetics/cosing/

(93) AGES – Sicherheitsbewertung für kosmetische Mittel: http://www.ages.at/ages/ages-akademie/archiv/dokumentation/programm-2009/sicherheitsbewertung-fuer-kosmetische-mittel-24112009/

Naturprodukte für Gesundheit, Schönheit und Wohlbefinden

- **Naturreine ätherische Öle**
  für die Aromapflege und zur Raumbeduftung

- **Native Pflanzenöle**
  zur Speisenzubereitung, Nahrungsergänzung & Körperpflege

- **Ausgewählte Hydrolate ohne Alkohol**
  zur sanften Hautpflege

- **Exklusive Naturkosmetik und Pflegeprodukte**
  für höchste Ansprüche

- **Rohstoffe und Leerbehälter**
  für kreative Selberrührer

- **Kompetente und indivuduelle Beratung**
  durch AromafachberaterInnen

- **Unkomplizierter Einkauf und schnelle Lieferung**
  im übersichtlichen feeling Onlineshop

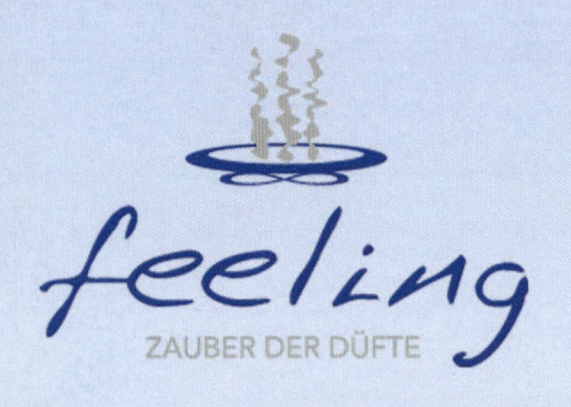

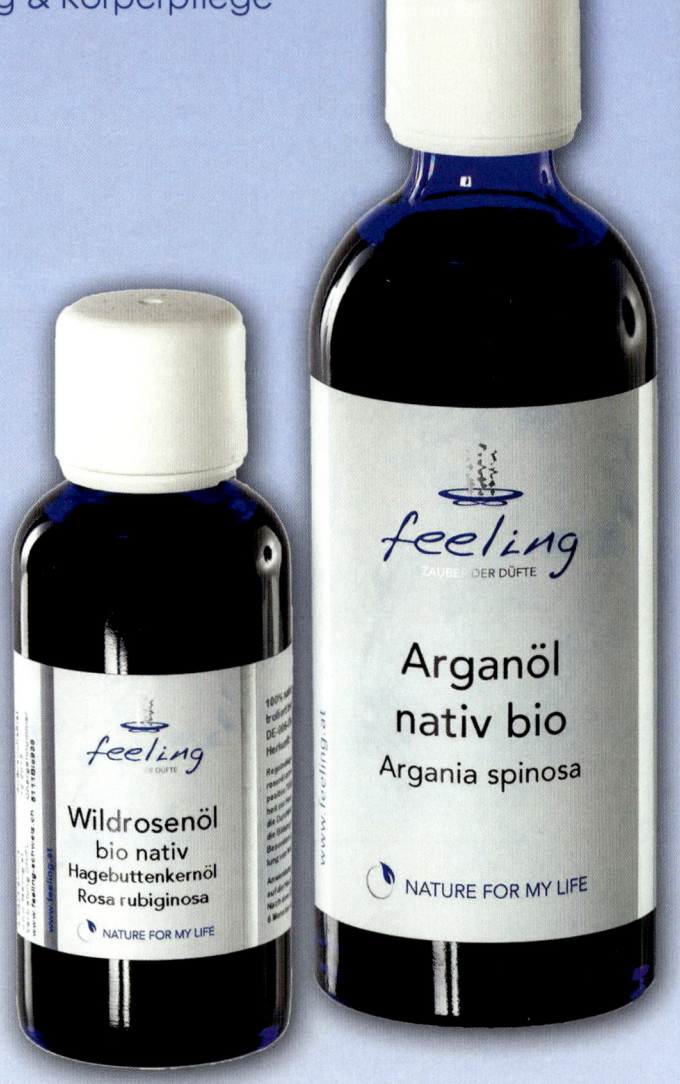

feeling
ZAUBER DER DÜFTE

feeling - Zauber der Düfte | Walgaustraße 22 | 6824 Schins
Tel. +43 (0) 5524 / 22399 | Email. feeling@feeling.at

NATURE FOR MY LIFE

feeling
ZAUBER DER DÜFTE

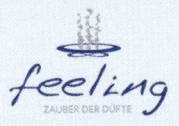

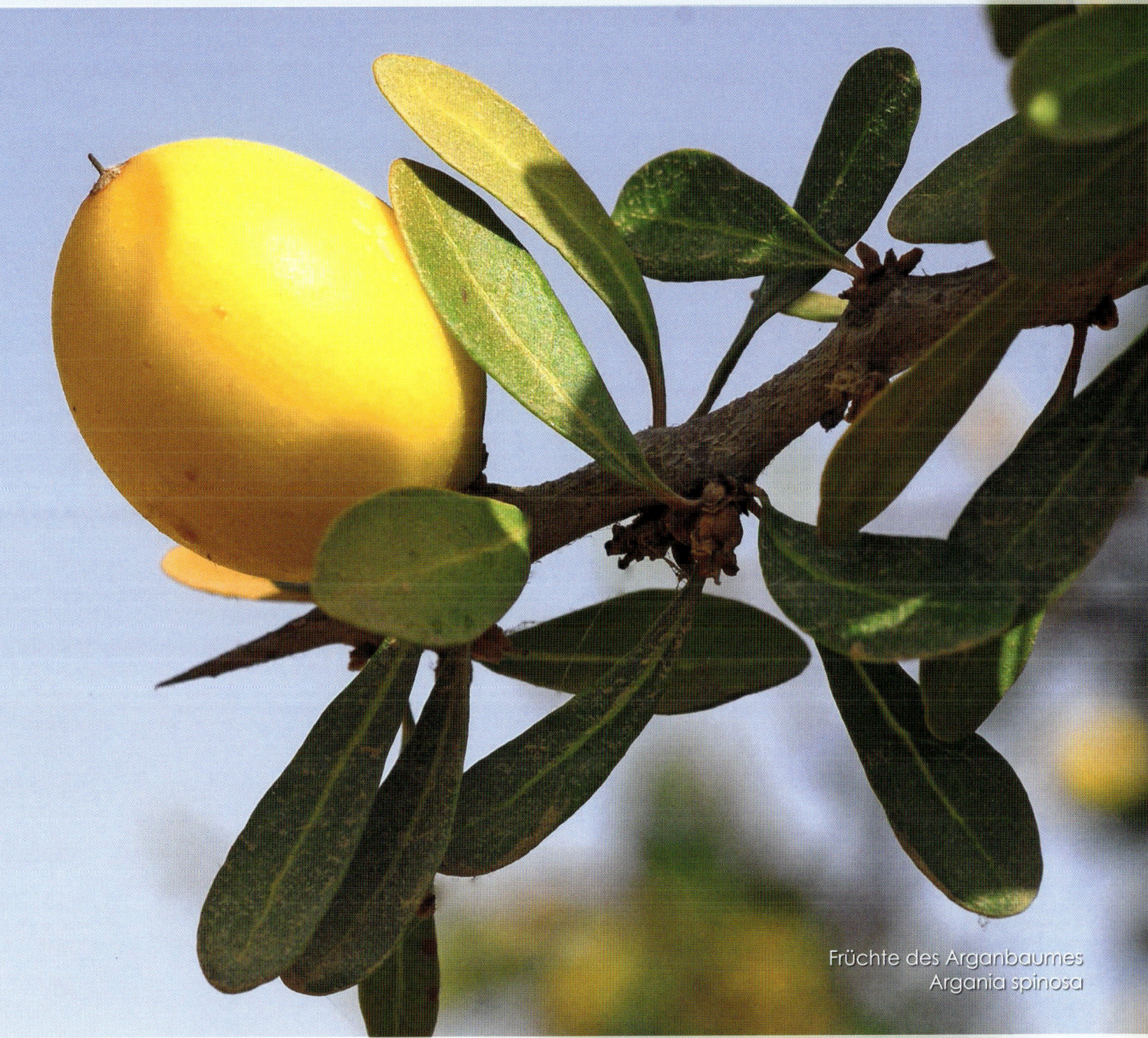

Früchte des Arganbaumes
Argania spinosa

Besuchen Sie uns im Internet auf **www.feeling.at** !